D1696873

Stellpflug
Niederlassung für Psychotherapeuten

Niederlassung für Psychotherapeuten

Berufs- und vertragsarztrechtliche Fragen

von

Dr. jur. Martin H. Stellpflug, M.A. (Lond.)

R. v. Decker's Verlag

Bibliografische Informationen Der Deutschen Bibliothek

Die Deutsche Bibliothek verzeichnet diese Publikation in der Deutschen Nationalbibliografie; detaillierte bibliogragfische Daten sind im
Internet über <http://dnb.dbb.de> abrufbar.

© 2005 R. v. Decker, Verlagsgruppe Hüthig Jehle Rehm,
Heidelberg
Printed in Germany
Satz: Strassner ComputerSatz, Leimen
Druck: J. P. Himmer, Augsburg
ISBN 3-7685-0537-5

Geleitwort

Seitdem der eigenständige Beitrag der akademischen Heilberufe der Psychologischen Psychotherapeuten und der Kinder- und Jugendlichenpsychotherapeuten zu einem zeitgemäßen, am Leitbild eines bio-psycho-sozialen Gesundheits- und Krankheitsverständnisses orientierten Gesundheitssystem durch das Inkrafttreten des Psychotherapeutengesetzes im Jahre 1999 seine gesellschaftliche Anerkennung erfahren hat, unterliegt die rechtliche Normierung der psychotherapeutischen Berufsausübung einem dynamischen Entwicklungsprozess. Neben der sozialrechtlichen Integration der Psychotherapeuten in die ärztliche Selbstverwaltung und der damit verbundenen Einbindung in komplexe Regelsysteme zur Normierung vertragsärztlicher Rechte und Verpflichtungen generieren die in immer kürzeren Zeitabständen erfolgenden gesundheitspolitischen Eingriffe zur Stabilisierung der Einnahme und Ausgabensituation des Gesundheitssystems und zur Förderung von Systeminnovationen zusätzliche Rechtsänderungen, die Ärzten wie Psychotherapeuten erhebliche berufliche Anpassungsleistungen abverlangen. Dazu kommen berufsrechtliche Ausdifferenzierungen, wie sie von den Landespsychotherapeutenkammern im Rahmen ihrer Selbstverwaltungsautonomie satzungsrechtlich in Form von Berufs-, Fortbildungs- und Weiterbildungsordnungen vorgenommen werden.

Vielen Berufsangehörigen bereitet die fortschreitende Verrechtlichung ihrer beruflichen Praxis größeres Unbehagen, wird dies doch häufig mit einer Beschränkung der freien Berufsausübung gleichgesetzt. Dass rechtliche Normierungen auch neue berufliche Gestaltungsspielräume eröffnen können, wird in diesem Zusammenhang aus Rechtsunkenntnis bedauerlicherweise häufig übersehen.

Die von Dr. Martin Stellpflug, einem ausgewiesenen Kenner des für Psychotherapeuten maßgeblichen Berufs- und Sozialrechts, vorgelegte Einführung in das Recht der Niederlassung verspricht hier wirksame Abhilfe. Ausgehend von der Leitvorstellung, dass das Berufsbild und das Kompetenzprofil der Psychologischen Psychotherapeuten und der Kinder- und Jugendlichenpsychotherapeuten zentrale Merkmale eines freien Berufs umfasst, ist es ein besonderes Anliegen des Autors, trotz der gegebenen sozialrechtlichen Regelungsdichte, welche die Berufsausübung in der ambulanten Versorgung kennzeichnet, auf berufliche Gestaltungsspielräume aufmerksam zu machen. Dabei werden alle zentralen Fragen, die sich bei einer Niederlassung stellen (wie das Zulassungs- und das Vergütungsrecht der Psychotherapeuten, die Pflichten der Vertragspsychotherapeuten, die sich aus dem Bundesmantelvertrag der Ärzte und Krankenkassen ergeben, Fragen der Altersgrenze und der Praxisaufgabe und -übernahme anhand der Rechtsgrundlagen und der aktuellen Rechtsprechung der Sozialgerichtsbarkeit) in einer auch für rechtsunkundige Laien gut verständlichen Form abgehandelt. Als besonders verdienstvoll hervorzuheben ist dabei, dass der Autor seine Expertise als Justiziar der Bundespsychotherapeutenkammer nutzt, um die Leserinnen und Leser auf die vielfältigen Verschränkungen aufmerksam zu machen, die sich aus dem Berufsrecht der Psychotherapeuten und sozialrechtlichen Regelungen ergeben. Insbesondere im Zusammenhang mit den rechtlichen Gestaltungsmöglichkeiten der Kooperation zwischen Berufsangehörigen und Angehörigen anderer Heil- und Gesundheitsberufe dürfte dies für Berufsanfänger vor dem Hintergrund der gesundheitspolitisch geförderten Etablierung von integrierten Versorgungssystemen und Medizinischen Versorgungszentren von besonderem Interesse sein. Aber nicht nur dieser Leserkreis, sondern auch ältere Berufsangehörige werden nach der Lektüre dieser Einführung in das Recht der Niederlassung feststellen können, dass sich ihr Verständnis von den rechtlichen Rahmenbedingungen ihrer beruflichen Praxis zu ihrem Vorteil erheblich erweitert hat.

Stuttgart/Berlin, *Dipl.-Psych. Detlev Kommer*
November 2004 *Präsident der Landespsychotherapeutenkammer*
Baden-Württemberg
und der Bundespsychotherapeutenkammer

Inhaltsübersicht

1   Einführung und Grundlagen

Auch wenn der Psychotherapeut einen „freien Beruf"[1] ausübt, so mag   **1**
er sich bei der Vielzahl vertragsarztrechtlicher und berufsrechtlicher
Restriktionen mitunter ausgesprochen unfrei vorkommen. Tatsächlich
ist rechtlich ohnehin unklar, ob dem freien Beruf „seiner Natur nach"
Freiheiten zukommen, die anderen Berufen fehlen oder ausdrücklich
eingeräumt werden müssten.

Jeder Psychotherapeut unterliegt dem **Berufsrecht**. Die in der Berufs-   **2**
ordnung zusammengefassten Regeln (Berufspflichten) entsprechen der
Überzeugung der Psychotherapeutenschaft zum Verhalten von Psychotherapeuten gegenüber den Patienten, den Kollegen, den anderen Partnern im Gesundheitswesen sowie zum Verhalten in der Öffentlichkeit.
Die Einhaltung der Berufspflichten soll das Vertrauen zwischen Psychotherapeut und Patient erhalten und fördern, die Qualität der psychotherapeutischen Tätigkeit sicherstellen und gleichzeitig die Freiheit
und das Ansehen des Psychotherapeutenberufes wahren.

Das **Vertragsarztrecht** bindet den Psychotherapeuten darüber hinaus   **3**
dann, wenn er an der vertragsärztlichen Versorgung der GKV teilnimmt. Zur Erfüllung der Aufgaben der vertragsärztlichen Versorgung
bilden   sich   Kassenärztliche   Vereinigungen   (vgl.   §77   des
5. Sozialgesetzbuches – SGB V), deren Mitgliedschaft der Psychotherapeut durch die Zulassung erlangt (§95 Abs. 3 SGB V). Durch diese
Zwangsmitgliedschaft wird der Vertragspsychotherapeut in das gesamte Sozialversicherungsrecht und insbesondere in das Vertragsarztrecht eingebunden[2]. Der Vertragspsychotherapeut unterliegt also
über das Vertragsarztrecht weitgefächerten öffentlich-rechtlichen Bindungen und der Disziplinargewalt der KV, einer Körperschaft des öffentlichen Rechts.

Die Grundlagen des **Vertragsarztrechts** werden nachfolgend unter 1.   **4**
und die Grundlagen des **psychotherapeutischen Berufsrechts** unter 2.
dargestellt. Anmerkungen zum Begriff des **„freien Berufs"** schließen
unter 3. dieses Kapitel ab.

1.1   Grundlagen des Vertragsarztrechts

Das Vertragsarztrecht gehört wegen der fast unübersehbaren Fülle von   **5**
Reformgesetzen und der Vielzahl von Rechtsnormen (Gesetze, Verord-

---

1) So z.B. §18 Abs. 1 Nr. 1, S. 2 EStG „Zu der freiberuflichen Tätigkeit gehören die (...)
   selbständige Berufstätigkeit der Ärzte, Zahnärzte, (...) und ähnliche Berufe".
2) Vgl. *Schneider, G.*: Handbuch des Kassenarztrechts, Köln 1994, Rnr. 816 ff.

nungen, Richtlinien) zu den besonders schwierigen Rechtsgebieten. Im Rahmen eines Rechtsstreits zu der Frage, ob einem Vertragsarzt im Widerspruchsverfahren die Rechtsanwaltskosten zu erstatten waren, verwies das Sozialgericht Frankfurt in mehreren Entscheidungen darauf, „dass gerade das Kassenarztrecht durch seine auch für einen Juristen komplizierte Mischung aus Gesetzen, Verordnungen, Satzungsrecht und Vertragsrecht an einen Kassenarzt und Vertragsarzt so hohe Anforderungen stellt, dass es dieser in der Regel als notwendig ansehen kann, sich im Vorverfahren durch einen Rechtsanwalt vertreten zu lassen, damit alle gesetzlichen Grundlagen beachtet werden"[3]. Schon bei den gesetzlichen Grundlagen kann daher auch lediglich eine Übersicht erfolgen. Nach Hinweisen zum Zulassungsrecht und der Funktion der Kassenärztlichen Vereinigungen werden noch die Grundsätze vertragsärztlicher Vergütung dargestellt.

1.1.1 Gesetzliche Grundlagen

6   Vertragsarztrecht ist „Sozialrecht" – die maßgeblichen Regelungen finden sich im Fünften Buch des Sozialgesetzbuches „Gesetzliche Krankenversicherung" (SGB V). In §51 Abs. 2 des Sozialgerichtsgesetz (SGG) ist geregelt, dass die Sozialgerichtsbarkeit über Streitigkeiten, die in Angelegenheiten nach dem SGB V entstehen, entscheidet. Das Verwaltungsverfahren ist im 10. Buch des Sozialgesetzbuches (SGB X) geregelt, sofern nicht spezielle Regelungen (z.B. Zulassungsverordnung, Prüfvereinbarungen) bestehen.

7   Als Satzungsrecht binden die Satzung der KV und der Honorarverteilungsmaßstab (HVM) den Vertragspsychotherapeuten. Seine vertragsärztlichen Pflichten sind vor allem im Bundesmantelvertrag-Ärzte (BMV-Ä) geregelt. Der Einheitliche Bewertungsmaßstab (EBM) hat als Bestandteil des BMV-Ä Rechtsnorm-Charakter (und ist daher mit der Klage nicht unmittelbar anfechtbar[4]). Im Zulassungsrecht sind die Zulassungsverordnung-Ärzte (Ärzte-ZV) und die Bedarfsplanungs-Richtlinien-Ärzte von großer Bedeutung, ebenso die Angestellten-Ärzte- Richtlinie.

8   Eine Vielzahl von Richtlinien des Gemeinsamen Bundesausschusses und Empfehlungen der KBV bestimmen bzw. konkretisieren den Umfang vertragsärztlicher Versorgung. Zahlreiche Qualifikationsregelungen/Qualitätsleitlinien binden die KVen in ihren Ermessens-

---

3) Sozialgericht Frankfurt, Urteil vom 02.04.1986 – S 5 KA 15/84; Urteil vom 25.06.1986 – S 5 KA 32/84.
4) BSGE 29, 254; BSG SozR 3-2500 §87 Nr. 4.

entscheidungen ebenso wie KV-individuelle Grundsatzbeschlüsse der Vertreterversammlung oder des Vorstandes.

1.1.2 Zulassung

An der vertragsärztlichen Versorgung nehmen zugelassene und er- **9** mächtigte Psychotherapeuten sowie ärztliche Einrichtungen und Medizinischen Versorgungszentren teil (§95 Abs. 1 SGB V).

Sofern die gesetzlichen Voraussetzungen im Einzelfall vorliegen, hat **10** der Psychotherapeut einen Rechtsanspruch auf Zulassung. Das Zulassungsrecht ergibt sich aus den §§95 ff SGB V, der Zulassungsverordnung für Vertragsärzte (Ärzte- ZV), den Bedarfsplanungs-Richtlinien (§§99, 102 SGB V) und der Rechtsprechung.

Über die Zulassung entscheidet der Zulassungsausschuss, der paritä- **11** tisch mit Vertretern der Krankenkassen und der Ärzte besetzt ist. Mit der Erweiterung der vertragsärztlichen Versorgung auf die psychologischen Psychotherapeuten wurde auch die Besetzung der Zulassungsausschüsse für Zulassungsangelegenheiten der Psychotherapeuten auf die entsprechenden Interessenvertreter erweitert. Gegen Entscheidungen der Zulassungsausschüsse ist der Widerspruch zulässig. Auch der Berufungsausschuss ist paritätisch besetzt, verfügt aber zusätzlich über einen Vorsitzenden, der die Befähigung zum Richteramt haben muss.

1.1.3 Kassenärztliche Vereinigungen (KVen)

Aus den Vertragsärzten/Vertragspsychotherapeuten sind auf Landese- **12** bene die Kassenärztlichen Vereinigungen (KVen) als Körperschaften des öffentlichen Rechts gebildet (§77 Abs. 1 SGB V), die auf Bundesebene zur Kassenärztlichen Bundesvereinigung (KBV) verbunden sind (§77 Abs. 4 SGB V). Ordentliche Mitglieder der KVen sind die zugelassenen Ärzte/Psychotherapeuten, außerordentliche Mitglieder die in das Arztregister eingetragenen nicht-zugelassenen Ärzte/Psychotherapeuten (§77 Abs. 3 SGB V).

Die KVen unterliegen der staatlichen Rechtsaufsicht (§78 SGB V). **13** Dies bedeutet, dass sich die Aufsicht (lediglich) auf die Beachtung von Gesetz und sonstigem Recht erstreckt. Die Zweckmäßigkeit getroffener Selbstverwaltungsentscheidungen wird nicht überprüft. Entscheidungen, die sich im Rahmen der geltenden Rechtsordnung halten, können daher von den Aufsichtsbehörden nicht aufsichtsrechtlich beanstandet werden, auch wenn die Aufsichtsbehörde selbst eine Entscheidung nicht für sachgerecht hält[5].

14   Organe der KVen sind die Vertreterversammlung und der Vorstand (§79 Abs. 1 SGB V). Ausschließlich durch diese Organe darf die Selbstverwaltung ausgeübt werden. Die Mitglieder der Vertreterversammlung werden von den ordentlichen und außerordentlichen Mitgliedern in unmittelbarer und geheimer Wahl gewählt. Aus der Mitte der Vertreterversammlung werden der Vorsitzende, dessen Stellvertreter, die Mitglieder des Vorstands, der Vorsitzende des Vorstands und dessen Stellvertreter gewählt (§80 Abs. 1, Abs. 2 SGB V). Den KVen obliegt eine **Doppelfunktion**[6]: Der sogenannte **Sicherstellungsauftrag** verpflichtet die KV zur Sicherstellung der vertragsärztlichen Versorgung im Rahmen des GKV- Leistungsumfanges. Gegenüber den Krankenkassen und ihren Verbänden hat die KV die Gewähr dazu zu übernehmen, dass die vertragsärztliche Versorgung den gesetzlichen und vertraglichen Erfordernissen entspricht (§75 Abs. 1 SGB V). Daneben obliegt der KV die **Interessenvertretung** der Leistungserbringer und die Wahrnehmung der Rechte der Leistungserbringer gegenüber den Krankenkassen (§75 Abs. 2 SGB V).

15   Eine der für die Vertragsärzte wichtigsten Aufgaben der KV ist die Honorarverteilung. Während nach §85 Abs. 1 SGB V die Krankenkasse „nach Maßgabe des Gesamtvertrages" die Gesamtvergütung an die jeweilige KV entrichtet, obliegt es letzterer, gem. §85 Abs. 4 SGB V diese „unter die Vertragsärzte" zu verteilen. Den Inhalt des Verteilungsmaßstabes nach §85 Abs. 4 SGB V (Honorarverteilungsmaßstab = HVM) und damit die inhaltliche Festlegung der Verteilung überlässt das Gesetz weitgehend der jeweiligen KV.

16   Der EBM und der Bundesmantelvertrag, diese für den Vertragspsychotherapeuten so wichtigen Regelungen, werden auf Bundesebene vereinbart bzw. beschlossen (§87 SGB V). Die Anwendung dieser Regelung und die Überwachung korrekter Anwendung durch die Vertragsärzte obliegt den KVen. Deren Satzung (vgl. §81 SGB V) muss Bestimmungen zur Verbindlichkeit der von der KBV abgeschlossenen Verträge und der dazu gefassten Beschlüsse ebenso enthalten wie Regelungen zur Disziplinargewalt der KV gegenüber ihren Mitgliedern. Als disziplinarrechtliche Maßnahme kommen – je nach der Schwere der Verfehlung – Verwarnung, Verweis, Geldbuße oder die Anordnung des Ruhens der Zulassung oder der vertragsärztlichen Beteiligung bis

---

5) *Hess*, in: Kasseler Kommentar, §78 SGB V, Rnr. 4.
6) Vgl. *Jörg, M.*: Das neue Kassenarztrecht, C. H. Beck, S. 26 ff.

zu zwei Jahren in Betracht. Das Höchstmaß der Geldbuße kann bis zu € 10.000,00 betragen (§81 Abs. 5 SGB V).

1.1.4 Vergütung

Die Vergütung vertragspsychotherapeutischer Tätigkeit erfolgt durch die KV (§85 Abs. 4 SGB V). Bei der Verteilung der Honorare ist die KV insgesamt an die Höhe der Gesamtvergütung, die mit befreiender Wirkung für die gesamte vertragsärztliche Versorgung von der Krankenkasse an die KV entrichtet wird (§85 Abs. 1 SGB V), gebunden. **17**

Allgemeine Grundsätze der Vergütung finden sich im Bundesmantelvertrag- Ärzte (§82 Abs. 1 SGB V). Als Bestandteil des Bundesmantelvertrages regelt der Einheitliche Bewertungsmaßstab (EBM) „den Inhalt der abrechnungsfähigen Leistungen und ihr wertmäßiges, in Punkten ausgedrücktes Verhältnis zueinander" (§87 Abs. 2 SGB V). Im EBM darf die Bewertung der von einem Leistungserbringer in einem bestimmten Zeitraum erbrachten Leistungen so festgelegt werden, dass sie mit zunehmender Menge sinkt (Abstaffelung – §87 Abs. 2 a SGB V). Anders als in der GOP erfolgt im EBM somit keine Bewertung der ärztlichen Leistungen nach €-Beträgen, sondern nach Punktzahlen. **18**

Die Honorarverteilung auf die einzelnen Leistungserbringer ist im Honorarverteilungsmaßstab (HVM) der jeweiligen KV geregelt (§85 Abs. 4 SGB V). Bei der Verteilung sind Art und Umfang der Leistungen zugrunde zu legen. Es ist sicherzustellen, dass die Gesamtvergütung gleichmäßig auf das gesamte Jahr verteilt wird. Eine übermäßige Ausdehnung der Tätigkeit des Kassenarztes soll durch den Verteilungsmaßstab verhütet werden (§85 Abs. 4 SGB V). **19**

Die für den einzelnen Vertragspsychotherapeuten so bedeutsame Höhe des Punktwertes ist aufgrund der begrenzten Gesamtvergütung abhängig von der Summe der abgerechneten Leistungen aller Leistungserbringer der jeweiligen KV. Bei hohen Punktanforderungen resultieren niedrigere, bei geringeren Punktanforderungen höhere Punktwerte. Zur Stützung der Punktwerte sehen daher die meisten HVM Mengenbegrenzungsmaßnahmen und Abstaffelungsregelungen vor. Auch wurden in der Vergangenheit sogenannte „Interventionspunktwerte" oder Mindestpunktwerte festgeschrieben, um die Sicherstellung besonders zeit- oder sachkostenintensiver Leistungen zu gewährleisten. **20**

Zwar heißt es in §72 Abs. 2 SGB V, dass die vertragsärztliche Versorgung so zu regeln ist, dass „die ärztlichen Leistungen angemessen vergütet werden". Das Bundessozialgericht hat jedoch in ständiger Recht- **21** sprechung hervorgehoben, dieses Gebot könne einen Anspruch des einzelnen Arztes auf höhere Vergütung nicht begründen. Nach Ansicht des BSG können sich Ärzte zu ihren Gunsten nur dann auf einen Verstoß gegen das Gebot der angemessenen Vergütung berufen, wenn durch eine zu niedrige Vergütung ärztlicher Leistungen das Kassenärztliche Versorgungssystem als Ganzes und als deren Folge auch die berufliche Existenz der ärztlichen Leistungserbringer (insgesamt) gefährdet wäre[7].

22 In spektakulären Entscheidungen vom 25.08.1999[8] hat das BSG allerdings unter Hinweis auf das Gebot der Honorarverteilungsgerechtigkeit einen Punktwert in Höhe von ca. DPf 10,0 für die zeitabhängigen Leistungen derjenigen Psychotherapeuten gefordert, die ausschließlich oder jedenfalls zu 90 % ihres Gesamtleistungsbedarfes Leistungen nach Abschnitt G IV erbringen.

23 Nach diesen Entscheidungen haben zahlreiche KVen – freiwillig oder nach Verpflichtung durch die Sozialgerichte – Honorarbescheide für die Zeit bis 1999 abgeändert und psychotherapeutische Leistungen nachvergütet[9]. Für das Jahr 1999 und die Zeit danach allerdings gelten andere rechtliche Rahmenbedingungen, über deren Konsequenzen auf die Frage des **Mindestpunktwertes von 10-Pfennig bzw. 5,11-Cent** noch immer nicht abschließend entschieden ist.

24 Für das Jahr **1999** war die Besonderheit zu beachten, dass Art. 11 des PsychThG eine Sonderregelung für die Vergütung psychotherapeutischer Leistungen bzw. für das dazu zur Verfügung stehende Ausgabenvolumen enthielt. Da das Ausgabenvolumen für psychotherapeutische Leistungen gesetzlich geregelt war, haben die Gerichte überwiegend keine Möglichkeit gesehen, den Psychotherapeuten höhere Punktwerte zuzusprechen, sofern das insgesamt dafür vorgesehene Vergütungsvolumen voll zur Auszahlung gelangte[10].

25 Erfolg hatten allerdings Klagen der Psychotherapeuten, die darauf gestützt waren, dass die Regelungen in **Art. 11 Abs. 2 PsychThG** unbeachtet geblieben waren. Denn der Gesetzgeber hatte zwar das Ausgabenvolumen definiert, gleichzeitig aber geregelt, dass die Vergütung psychotherapeutischer Leistungen (Punktwerte) nicht mehr als 10 %

---

7) Vgl. BSG, Urteil vom 12.10.1994 – 6 RKa 5/94, in SozR 3-2500 §72 Nr. 5.
8) Z.B. Urteil des BSG vom 25.08.1999, B 6 KA 14/98 R.
9) Nach einem Urteil des SG Reutlingen vom 17.07.2002 (S 1 KA 3143/00) kann auch die Weigerung einer KV, bestandskräftige Honorarbescheide auf der Grundlage von §44 Abs. 4 SGB X abzuändern, rechtswidrig sein.
10) Vgl. Urteil des BSG vom 06.11.2002, B 6 KA 21/02 R (= MedR 2003, 424 ff. mit Anmerkung *Steinhilper*), Verfassungsbeschwerde wurde nicht angenommen.

unter der Vergütung der Leistungen nach Kapitel B II des EBM (durchschnittlicher rechnerischer Punktwert der beteiligten Krankenkassen) sinken dürfe. Liege dieser Fall vor, so die Regelung, müssten die Vertragsparteien geeignete Maßnahmen zur Begrenzung der Punktwertdifferenz treffen.

So hatte mit Urteil vom 07.11.2001 das **Sozialgericht Magdeburg**[11] **26** über einen Honorarbescheid zum Quartal II/99 entschieden. Das Sozialgericht hob den Honorarbescheid auf und verurteilte zur Neubescheidung. In den Urteilsgründen heißt es:

> „Für die Entscheidung über die Rechtmäßigkeit des Honorarbescheides, die sich letztlich an der Höhe des Punktwerts entscheidet, kommt es maßgeblich auf die Frage an, ob die gesamtvertraglichen Vereinbarungen zwischen der Beklagten und den Krankenkassenverbänden über die Vergütung psychotherapeutischer Leistungen im Jahre 1999 rechtmäßig sind. Diese nämlich bilden die Rechtsgrundlage, auf der sich der konkrete zur Verteilung stehende Punktwert jeweils aufbaut. (...)
>
> Der Punktwert von (nur) 5,84 DPf. für psychotherapeutische Leistungen verletzt die betroffenen Leistungserbringer in ihrem Grundrecht der Berufsfreiheit nach Art. 12 Abs. 1 GG. Sie erhalten zu wenig Geld für ihre psychotherapeutischen Leistungen im Jahr 1999, und dies ist als Eingriff in das Grundrecht der Berufsfreiheit nicht – auch nicht durch den hohen Gemeinwohlbelang der Beitragssatzstabilität – zu rechtfertigen"

Auch das **Sozialgericht Kiel** hatte im Urteil vom 31.10.2001[12] und das **27** **Sozialgericht München** mit Urteilen vom 23.07.2003[13] und 11.05.2004[14] die Honorarbescheide für Quartale des Jahres 1999 aufgehoben und die dortige KV zur Neubescheidung verurteilt mit der Begründung, die Festsetzung des Garantiepunktwertes sei von den Vertragsparteien nicht in korrekter Weise vorgenommen worden.

Unbeachtet blieb bisher – soweit ersichtlich – die Regelung in Art. 14 **28** Abs. 3 S. 2 des Gesetzes zur Stärkung der Solidarität in der gesetzlichen Krankenversicherung (GKV-Solidaritätsstärkungsgesetz – GKV-

---

11) Aktenzeichen: S 7 KA 32/00, Berufung ist beim LSG Sachsen-Anhalt anhängig (L 4 KA 10/02).
12) Aktenzeichen: S. 14 KA 206/00, Schleswig-Holsteinisches LSG (L 6 KA 7/02), BSG (B 6 KA 17/03 R).
13) Aktenzeichen: S. 33 KA 2681/00, Bayerisches Landessozialgericht (L12 KA 143/03).
14) Aktenzeichen: S. 38 KA 1825/00.

SolG) vom 19.12.1998[15]. Dort ist geregelt, dass die psychotherapeutischen Leistungen der Ärzte und der Psychotherapeuten nicht unterschiedlich vergütet werden dürfen. Dies bedeutet, dass jeweils auch im Einzelfall genau zu überprüfen ist, ob nicht abweichend von dieser Regelung einzelne Leistungserbringer für psychotherapeutische Leistungen höhere Punktwerte im jeweiligen Quartal erzielt haben. Der einzelne Psychotherapeut hat also, soweit noch Widersprüche oder Klagen anhängig sind, auch jeweils zu überprüfen, ob Regelungen im HVM nicht dazu geführt haben, dass beispielsweise die probatorischen Sitzungen schlechter bezahlt wurden als bei einem ärztlichen Psychotherapeuten oder einem anderen Arzt mit entsprechender Abrechnungsgenehmigung. Eine solche Differenzierung wäre mit der genannten Vorschrift nicht vereinbar.

29 Für die **Jahre ab 2000** gibt es keine gesetzlichen Vorgaben zur Höhe des Ausgabenvolumens[16] für psychotherapeutische Leistungen mit der Konsequenz, dass zunächst auf die „10-Pfennig-Urteile" des BSG zu verweisen ist. Trotz der klaren Vorgaben des BSG haben viele KVen in den Honorarbescheiden ab I/2000 geringere Punktwerte auch der Vergütung psychotherapeutischer Leistungen zugrunde gelegt. Dies geschah u. a. mit Verweis auf einen Beschluss des Bewertungsausschusses vom 16.02.2000 zur Festlegung der angemessenen Höhe der Vergütung ausschließlich psychotherapeutisch tätiger Vertragsärzte und -therapeuten mit Wirkung zum 01.01.2000 (Deutsches Ärzteblatt 2000, A-558). Inhalt dieses Beschlusses ist ein auf regionalisierten Daten beruhendes Rechenmodell, welches vorgibt, sicherzustellen, dass ein zeitlich voll ausgelasteter Psychotherapeut für genehmigungspflichtige Leistungen des Kapitels G IV EBM ein Honorar erziele, das nach Abzug der Praxiskosten dem Honorarerlös einer allgemeinmedizinische Vertragsarztpraxis entspräche.

30 Dieser Beschluss des Bewertungsausschusses ist vielfach kritisiert worden, u. a. mit eingehender Begründung vom Bundesministerium für Gesundheit im Schreiben vom 30.11.2000.

---

15) Bundesgesetzblatt Jahrgang 1998 Teil I Nr. 85, S. 3853, 3861.
16) Allerdings ist das in Art. 11 des Psychotherapeutengesetzes vorgegebene Ausgabenvolumen gemäß §85 Abs. 3 SGB V Grundlage der Volumina in den Folgejahren. Im Urteil vom 06.11.2002 (B 6 KA 21/02 R) hat das BSG offen gelassen, ob aus diesen Folgewirkungen die Rechtswidrigkeit/Verfassungswidrigkeit von Art. 11 PsychThG folgen kann. Möglicherweise ist in diesem Zusammenhang insbesondere zu berücksichtigen, dass damit alle Berechnungen auf der Grundlage von Ausgaben für Psychotherapie im Jahre 1996 fußen, obwohl nach den „10-Pfennig-Urteilen" des BSG gerade in diesem Zeitraum psychotherapeutische Leistungen zu gering vergütet wurden.

Im **Urteil des Sozialgerichts Dortmund** vom 23.07.2002 **31**
(S 26 KA 274/00) heißt es dazu:

> „Die in Ziff. 2.3 ff. des Beschlusses des Bewertungsausschusses
> vom 16.02.2000 vorgegebene Errechnung eines regionalen Min-
> destpunktwertes für antrags- und genehmigungspflichtige Leistun-
> gen des Abschnitts G IV EBM ausschließlich psychotherapeutisch
> tätiger Vertragsärzte und –therapeuten und der Heranziehung des
> IST-Umsatzes dieser Leistungserbringer in DM des Jahres 1998
> verstößt gegen die gesetzliche Bestimmung des §85 Abs. 4 a S. 1
> Halbsatz 2 SGB V i. V. m. §85 Abs. 4 S. 4 SGB V."

Insbesondere aber betont das Sozialgericht auch den gesetzlichen Auf- **32**
trag aus §85 Abs. 4 S. 4 SGB V, wonach im Honorarverteilungsmaßstab Regelungen zur Vergütung der Leistungen der Psychotherapeuten
und der ausschließlich psychotherapeutisch tätigen Ärzte zu treffen
sind, **die eine angemessene Höhe der Vergütung je Zeiteinheit gewährleisten:**

> *„Diese HVM-Regelung verstößt gegen die Verpflichtung der Be-
> klagten aus §85 Abs. 4 S. 4 SGB V, im Verteilungsmaßstab Rege-
> lungen zur Vergütung der Leistungen der Psychotherapeuten und
> der ausschließlich psychotherapeutisch tätigen Ärzte zu treffen, die
> eine angemessene Höhe der Vergütung je Zeiteinheit gewährleis-
> ten. Wie bereits die Aufsichtsbehörde der Beklagten zu Recht bean-
> standet hat, stellt die Beklagte mit §11 Abs. 1 HVM nicht sicher,
> dass ab 01.01.2000 der erforderliche Mindestpunktwert nicht un-
> terschritten wird. §85 Abs. 4 S. 4 SGB V erteilt der Beklagten den
> Auftrag, im Interesse der Verteilungsgerechtigkeit bei der Ausge-
> staltung des HVM die Besonderheiten des Leistungsspektrums der
> Psychotherapeuten und der ausschließlich psychotherapeutisch tä-
> tigen Ärzte zu berücksichtigen (BT-Drucks. 14/1977, S. 165). Die-
> sem gesetzlichen Auftrag wird die Beklagte durch die Bezugnahme
> auf die mit den Krankenkassen zu treffenden Vergütungsvereinba-
> rungen nicht gerecht. Der Regelungsgehalt des §85 Abs. 4
> S. 4 SGB V beschränkt sich auf die Verteilungsseite, so dass der
> HVM von der Einnahmesituation der KV unabhängige Verteilungs-
> regelungen zur Gewährleistung der angemessenen Vergütung psy-
> chotherapeutischer Leistungen je Zeiteinheit beinhalten muss"*
> (Seite 19, 20 des Urteilumdrucks).

Im Urteil vom 09.04.2003 hat auch das **Landessozialgericht Nord-** **33**
rhein-Westfalen (L 11 KA 133/02 und 134/02) die Vorgaben des Bewertungsausschusses für rechtswidrig gehalten. Dem Bewertungsausschuss sind nach Ansicht des 11. Senats des LSG bei seinen Vorgaben

mehrere Fehler unterlaufen. Als besonders schwerwiegend sahen die Richter es an, dass der Betriebskostenanteil deutlich zu niedrig und zudem auf der Grundlage von Statistiken aus 1998 festgesetzt wurde. Für das Jahr 2000 sind diese jedoch nicht repräsentativ, unter anderem, weil Psychotherapeuten in diesem Zeitraum noch nicht Mitglieder der KV waren.

34   Diese Entscheidung wurde durch das **BSG** mit **Urteil vom 28.01.2004**[17] (weitestgehend) bestätigt. Damit muss der Bewertungsausschuss seine Vorgaben überarbeiten und die KV das Honorar der Kläger anschließend neu berechnen. Hiervon könnten im Bereich der KV Westfalen-Lippe rund 1000 weitere Psychotherapeuten profitieren, deren Verfahren im Hinblick auf die beiden Musterprozesse ruhend gestellt wurden. Allein bezogen auf diese Verfahren geht es um eine Nachforderung von etwa 20 Millionen DM für das Jahr 2000.

35   Auch das **Sozialgericht Reutlingen** hatte im Urteil vom 23.10.2002[18] Honorarbescheide des Jahres 2000 aufgehoben, soweit darin die psychotherapeutischen Leistungen mit einem Punktwert von weniger als 10 Pfennig vergütet worden waren. Gleiches gilt für das **Sozialgericht Magdeburg**[19]. Die Sozialgerichte kommen zu dem Ergebnis, dass der Beschluss des Bewertungsausschusses gegen die gesetzliche Regelung des §85 Abs. 4 S. 4 und Abs. 4 a S. 1 SGB V verstoße und einzelne Rechnungsvorgaben willkürlich seien.

1.2   Grundlagen des Berufsrechts

1.2.1 Allgemeine Berufspflichten

36   In den Kammer- und Heilberufsgesetzen der Länder finden sich **allgemeine Berufspflichten** und **Generalklauseln** sowie die Rechtsgrundlage für den Erlass einer Berufsordnung. Diese Berufsordnung wird von der jeweiligen Vertreterversammlung der Landespsychotherapeutenkammer im Rahmen ihres Selbstverwaltungsrechts beschlossen und bedarf der Genehmigung durch die Aufsichtsbehörde.

37   Dabei ist zu beachten, dass Ärzte und Psychotherapeuten sanktionierbaren Berufspflichten unabhängig davon unterliegen, ob für die Kammerangehörigen eine Berufsordnung (bereits) erlassen wurde.

---

17) Aktenzeichen B 6 KA 52/03.
18) Aktenzeichen S 1 KA 1627/01, Sprungrevision: B 6 KA 23/03 R.
19) Urteil vom 26.02.2003 – S 17 KA 486/00, Sprungrevision: B 6 KA 25/03 R.

1.2.1.1

Die Rechtsordnung statuiert an die ärztliche und psychotherapeutische   **38**
Berufsausübung zahlreiche als Berufspflichten zu qualifizierende
rechtliche Anforderungen. So folgen die möglicherweise wichtigsten
Berufspflichten schon aus dem allgemeinen Recht, aus den Normen
des Grundgesetzes (GG), des Bürgerlichen Gesetzbuches (BGB) und
des Strafgesetzbuches (StGB). Beispielsweise folgt die normierte Aufklärungspflicht („Jede psychotherapeutische Behandlung setzt die Einwilligung der Patientin oder des Patienten und Aufklärung gemäß
Abs. 2 und 3 voraus", Berufsordnung Nordrhein-Westfalen) schon aus
dem grundgesetzlich verbürgten Selbstbestimmungsrecht des Patienten. Ein weiteres prominentes Beispiel einer unabhängig von der Berufsordnung bestehenden Berufspflicht ist die strafrechtlich sanktio-
nierte Schweigepflicht (§203 StGB).

1.2.1.2

Schließlich statuieren auch die jeweiligen Kammergesetze schon aus-   **39**
drücklich gewisse Berufspflichten.

Beispielsweise das Berliner Kammergesetz normiert solche Berufs-   **40**
pflichten in §4a Abs. 1 Satz 2 Bln KaG. Der Wortlaut der Norm lässt
keinen Zweifel, dass die aufgeführten Berufspflichten wie insbesondere die gewissenhafte Berufsausübung, die Fortbildungspflicht etc.
unabhängig vom Erlass einer Berufsordnung bestehen. §4 Abs. 1 Nr. 2
Bln KaG verpflichtet die Kammern zur Überwachung der Erfüllung
der Berufspflichten. Diese Verpflichtung besteht unabhängig davon, ob
die Kammer von der in §4a Abs. 1 Satz 1 Bln KaG enthaltenen Ermächtigung zum Erlass einer Berufsordnung Gebrauch gemacht hat.
Schließlich sei auf §16 Abs. 1 Satz 1 Bln KaG hingewiesen, der die
Durchführung eines berufsgerichtlichen Verfahren bei einer Verletzung
von Berufspflichten nicht in das Ermessen der Kammer stellt oder aber
von dem Bestehen einer Berufsordnung abhängig macht.

1.2.1.3

Auch wenn sich daraus ergibt, dass eine Überwachung der Einhaltung   **41**
von Berufspflichten durch die Kammer und die Einleitung von berufsgerichtlichen Verfahren bei einer Verletzung von Berufspflichten möglich ist, so sind doch Grenzen zu beachten. Diese ergeben sich insbesondere aus dem verfassungsrechtlich vorgegebenen **Bestimmtheits-
grundsatz**. Danach gilt generell, dass Gesetzte inhaltlich so klar und
präzise formuliert sein müssen, dass der betroffene Bürger im Vorfeld
erkennen kann, was von ihm gefordert wird und somit staatliches Verhalten für ihn vorhersehbar und berechenbar wird. Je intensiver ein

Bürger durch staatliche Maßnahmen in seinen rechtlich geschützten Interessen beeinträchtigt wird, desto höhere Anforderungen an die Bestimmtheit der die Beeinträchtigung legitimierenden Rechtsnorm sind zu stellen. Im Hinblick auf den Sanktionscharakter eines berufsgerichtlichen Verfahrens sind also hohe Anforderungen an die Bestimmtheit der einem solchen Verfahren zugrunde liegenden Normen zu stellen.

42   Bezüglich einzelner, beispielsweise in §4a Abs. 1 Satz 2 Bln KaG aufgezählter, Berufspflichten kann die hinreichende Bestimmtheit nicht zweifelhaft sein. Dies gilt etwa für die Pflicht, sich über die für die Berufsausübung geltenden Vorschriften zu unterrichten (§4a Abs. 1 Satz 2 Nr. 1, letzte Alt. Bln KaG). Ein Verstoß gegen die Vorschriften der GOP stellt damit eine berufsrechtlich auch ohne Erlass einer Berufsordnung sanktionsfähige Berufspflichtverletzung dar.

43   Schwieriger zu beurteilen ist die hinreichende Bestimmtheit berufsrechtlicher Generalklauseln wie etwa der Pflicht, „den Beruf gewissenhaft auszuüben" (§4a Abs. 1 Satz 2 Nr. 1, 1. Alt. Bln KaG). Allerdings steht die Verwendung unbestimmter Rechtsbegriffe der hinreichenden Bestimmtheit nicht notwendig entgegen, weil bei der Festlegung des notwendigen Bestimmtheitsgrades die Interessen des Bürgers an einer präzisen Vorhersehbarkeit staatlichen Verhaltens gegen die Notwendigkeiten einer Typisierung durch Verwendung von Generalklauseln abzuwägen sind. Im „Facharztbeschluss" hat das Bundesverfassungsgericht hierzu ausgeführt:

> *„Es entspricht der Natur allen Standesrechts, dass die Berufspflichten der Standesangehörigen nicht in einzelnen Tatbeständen erschöpfend umschrieben werden können, sondern in einer Generalklausel zusammengefasst sind, welche die Berufsangehörigen zu gewissenhafter Berufsausübung und zu achtungs- und vertrauenswürdigem Verhalten innerhalb und außerhalb des Berufs anhält, die nähere Bestimmung der sich hieraus ergebenden einzelnen Pflichten aber der Aufsichtspraxis der Standesorgane und der Rechtsprechung der Berufsgerichte überlässt. In Rechtsprechung und Schrifttum ist anerkannt, dass eine solche Generalklausel auch gegenüber dem Verfassungsgebot des Art. 103 Abs. 2 GG als Grundlage für eine berufsgerichtliche Bestrafung ausreicht."* (BVerfGE 33, 125, 164).

44   Ist nach Auffassung des Bundesverfassungsgerichts also bereits die vergleichsweise unbestimmt gehaltene Berufspflicht zur gewissenhaften Berufsausübung sanktionierbar, so gilt dies für eine Vielzahl der in den Kammergesetzen (beispielsweise in §4a Abs. 1 Satz 2 Bln KaG) aufgezählten Berufspflichten ebenso.

Besonderheiten sind bezüglich solcher Berufspflichten zu beachten, **45** die erst aufgrund einer Ermächtigung im Kammergesetz in den zu erlassenden Berufsordnungen normiert werden können. Nach der beispielsweise in §4a Abs. 3 Bln KaG normierten Regelung kann die Berufsordnung weitere Vorschriften über Berufspflichten, insbesondere über die in §4a Abs. 3 enumerativ aufgezählten Themen, enthalten. Ein Verstoß gegen diese in der Berufsordnung konkretisierten bzw. festgelegten Berufspflichten ist freilich erst nach Erlass der Berufsordnung möglich.

Indessen bedeutet dies nicht, dass in den benannten Themenfeldern zu- **46** vor Berufspflichten nicht bestehen. Ist dies wegen §203 StGB für die in §4a Abs. 3 Nr. 2 Bln KaG benannte Einhaltung der Schweigepflicht offensichtlich, so gilt auch für die übrigen Themenfelder, dass die Berufspflichten auch vor einer Konkretisierung in der Berufsordnung bereits unmittelbar aufgrund der gesetzlichen Anordnung von Berufspflichten – etwa in §4a Abs. 1 Satz 2 Bln KaG – bestehen und damit sanktionsfähig sind. Nur kann sich die Sanktion dann noch nicht auf die Berufsordnung stützen. Soweit auf der Grundlage von §4a Abs. 3 Bln KaG erstmals in der Berufsordnung eine Berufspflicht statuiert wird, ist sie vorher noch nicht sanktionierbar.

1.2.1.4

Zusammenfassend gilt, dass der Erlass einer Berufsordnung nicht Vor- **47** aussetzung für das Bestehen von Berufspflichten und die Durchführung berufsgerichtlicher Verfahren ist. Eine Sanktionsmöglichkeit unterbleibt nur für solche Berufspflichten, die ohne Konkretisierung durch eine Berufsordnung zu unbestimmt sind, um eine berufsgerichtliche Sanktion legitimieren zu können.

1.2.2 Berufsordnungen

Die Grundlagen des Berufsrechts erschließen sich aber vor allem bei **48** sorgfältigem Lesen der durchaus umfangreichen Berufsordnungen.

Ein Vergleich der bisher von den Länderpsychotherapeutenkammern **49** beschlossenen Berufsordnungen oder im Entwurf vorliegenden Berufsordnungen zeigt, dass überwiegend die gleichen berufsrechtlichen Schwerpunkte gesetzt werden und die Unterschiede weitestgehend redaktioneller Natur sind. Für die Art und Weise der Berufsausübung selbst sind die Regeln zur Dokumentations- und Aufbewahrungspflicht, zur Schweige- und Aufklärungspflicht, zur Abstinenz und zum Umgang mit minderjährigen Patienten von besonderer Bedeutung. Daneben gibt es in weitestgehender Übereinstimmung Vorgaben zur Berufsausübung in den unterschiedlichen Berufsfeldern, also insbesondere Anforderungen an die Ausübung des Berufs in eigener Niederlassung oder an die Tätigkeit in einem Beschäftigungsverhältnis, als Gutachter, in der Ausbildung oder in der Forschung.

1.3 Der „Freie Beruf"

1.3.1 Allgemeines

50 Der Begriff des freien Berufs ist in der Berufsterminologie seit dem Mittelalter bekannt und leitet sich von den „freien Künsten" (*artes liberales*) ab.[20] Er gehört jedoch noch nicht lange unserer Rechtssprache an. Dem Berufsrecht war der Begriff des freien Berufs vielmehr lange fremd. Der freie Beruf des Arztes und Rechtsanwalts wurde zunächst vom Gewerbe abgegrenzt. So hieß es beispielsweise in §1 Abs. 1 Reichsärzteverordnung vom 13.12.1935, der Beruf des Arztes sei kein Gewerbe. Erstmals wurde in unserer Rechtsordnung der Begriff „freier Beruf" im Steuerrecht verwendet.[21] Inzwischen findet sich dieser Begriff auch im Berufsrecht, im Recht der gesetzlichen Krankenversicherung sowie im Gesellschaftsrecht.

51 Eine Vielzahl unterschiedlicher Berufe zählt heute zu den freien Berufen. Zu nennen sind beispielsweise der Beruf des Arztes, Tierarztes, Apothekers, Psychologischen Psychotherapeuten, Kinder- und Jugendlichenpsychotherapeuten und der Beruf der selbständigen Hebamme. Zu den freien Berufen gehören auch der Beruf des Seelotsen, Rechtsanwalts, Architekten, Ingenieurs und Schriftstellers. Diese Aufzählung ließe sich noch um eine Vielzahl weiterer Berufe erweitern.

52 Die Rechtordnung verwendet den Begriff des freien Berufs uneinheitlich. Eine Begriffsbestimmung, die in der gesamten Rechtsordnung Gültigkeit besitzt und sich auf alle freien Berufe erstreckt, besteht nicht.

1.3.2 „Freier Beruf" als Charaktermerkmal

53 Für den Beruf des Arztes bestimmt §1 Abs. 2 BÄO, er sei „seiner Natur nach ein freier Beruf". Aus der Bezugnahme auf die „Natur" des Arztberufs sowie der Gesetzesbegründung geht hervor, dass der Be-

---

20) *Michalski, L.*: Das Gesellschafts- und Kartellrecht der berufsrechtlich gebundenen freien Berufe, Köln 1989, S. 6.
21) *Rittner, F.*: Unternehmen und Freier Beruf als Rechtsbegriffe, in: Recht und Staat in Geschichte und Gegenwart, Heft 261/262, S. 24 ff.

griff des freien Berufs der Charakterisierung des Arztberufs dient. Diese Formulierung soll zum Ausdruck bringen, dass „grundsätzlich die Freiheit des ärztlichen Tun gewährleistet sein muss, unabhängig davon, in welcher Form der Beruf ausgeübt wird".[22] Danach kommt es nicht darauf an, ob der Beruf in freier Praxis, als Angestellter oder Beamter ausgeübt wird.[23] Eine §1 Abs. 2 BÄO entsprechende Formulierung enthält §1 Abs. 1 MBO-Ä. Die einzelnen Ärztekammern haben in ihren Berufsordnungen entsprechende Formulierungen aufgenommen.

Während §1 Abs. 2 BÄO den Beruf des Arztes als freien Beruf charakterisiert, kennt das Psychotherapeutengesetz diesen Begriff nicht. Mit diesem Gesetz hat der Gesetzgeber erstmals die Berufsbilder der Psychologischen Psychotherapeuten und Kinder- und Jugendlichenpsychotherapeuten fixiert. Dass der Gesetzgeber auch diese Beruf als freie Berufe ansieht, lässt sich jedoch der amtlichen Begründung zum Psychotherapeutengesetz entnehmen. Danach soll das Psychotherapeutengesetz die neuen Heilberufe des Psychologischen Psychotherapeuten und Kinder- und Jugendlichenpsychotherapeuten regeln und „die gesetzliche Grundlage für eine eigenverantwortliche heilberufliche Tätigkeit der Angehörigen dieser Berufe geschaffen werden."[24] Die Bezeichnung der Tätigkeit als „eigenverantwortlich" legt es nahe, dass Psychologische Psychotherapeuten und Kinder- und Jugendlichenpsychotherapeuten bei ihrer Berufsausübung gleichermaßen wie Ärzte ein gesteigertes Maß an Freiheit zusteht. Wie §1 Abs. 2 BÄO differenziert die Gesetzesbegründung zum Psychotherapeutengesetz nicht zwischen einzelnen Formen der Berufsausübung.

54

Soweit die einzelnen Psychotherapeutenkammern bereits Berufsordnungen erlassen haben, verwenden sie den Begriff „freier Beruf" uneinheitlich. Während bspw. die Psychotherapeutenkammern in Berlin, Niedersachsen und Bremen den Begriff des freien Berufs nicht in ihre Berufsordnungen aufgenommen haben[25], heißt es in §3 Abs.2 der Berufsordnung NRW ausdrücklich, die Psychotherapeuten „üben einer seiner Natur nach freien Beruf aus". Vergleichbar regelt §2 Abs. 3 der Berufsordnung der Psychotherapeutenkammer Baden-Württemberg: „Der Beruf des Psychotherapeuten ist kein Gewerbe und seiner Natur nach ein freier Beruf". Diese Formulierung entspricht der in §1 Abs. 1 BÄO.

55

---

22) Bundestagsausschuss für Gesundheitswesen, BT-Drs. 3/2810, S. 1.
23) *Laufs, A.*, in: Laufs, A./Uhlenbruck, W. (Hrsg.): Handbuch des Arztrechts, München 1999, S. 15 m. w. N.
24) BT-Drs. 13/8035, II.1.
25) Allerdings betonen §2 Abs.1 BO Berlin und Niedersachsen, der Psychotherapeut übe seinen Beruf in eigener Verantwortung „frei" aus.

1.3.3 „Freier Beruf" zur Beschreibung einer bestimmten Form der Berufsausübung

56 Die Bedeutung des Begriffs „freier Beruf" erschöpft sich nicht in der Charakterisierung einzelner Berufe. Er kennzeichnet darüber hinaus eine bestimmte Form der Ausübung dieser Berufe.

57 Im Recht der gesetzlichen Krankenversicherung bestimmt §98 Abs. 2 Nr. 13 SGB V, dass die Zulassungsverordnungen Vorschriften enthalten müssen über die Voraussetzungen, unter denen Vertragsärzte „nach den Grundsätzen der Ausübung eines freien Berufes" angestellte Ärzte, Assistenten und Vertreter in der vertragsärztlichen Versorgung beschäftigen dürfen. Gem. §72 Abs. 1 Satz 2 SGB V gilt diese Regelung entsprechend für Psychotherapeuten. Die Ärzte- ZV, welche nach §1 Abs. 3 Ärzte- ZV auch auf Psychotherapeuten Anwendung findet, setzt in Abschnitt IX die Vorgaben des §98 Abs. 2 Nr. 13 SGB V um, verwendet den Begriff des freien Berufs jedoch nicht.

58 Das Berufsrecht der Ärzte differenziert seinem Wortlaut nach weder in der BÄO noch der MBO-Ä bzw. den Berufsordnungen der Ärztekammern zwischen einer freiberuflichen und nicht freiberuflichen Form der ärztlichen Berufsausübung.

59 Anders verhält es sich hingegen nach §26 der Berufsordnungen der Landespsychotherapeutenkammern in Berlin und Niedersachsen. Danach haben die Mitglieder, „die ihren Beruf in einem Beschäftigungsverhältnis und zugleich in freiberuflicher Praxis ausüben", die sich hieraus ergebenen Interessenkonflikte so zu lösen, wie es das Wohl der Patientinnen und Patienten am besten entspricht. Die gesonderte Erwähnung der Berufsausübung „in einem Beschäftigungsverhältnis" gegenüber der Ausübung „in freiberuflicher Praxis" lässt den Schluss zu, dass es sich lediglich bei letzterer Form der Berufsausübung um eine freiberufliche Tätigkeit im Sinne dieser Norm handelt. Diese Interpretation wird durch §20 der Berufsordnung der Psychotherapeutenkammer Niedersachsen bestätigt. Danach ist die „freiberufliche Ausübung des Berufs" an die Niederlassung in eigener Praxis gebunden.

1.3.4 Begriffsbestimmung im Steuer- und Gesellschaftsrecht

60 Eine Aufzählung einzelner freiberuflicher Tätigkeitsformen enthält das Steuerrecht in §18 Abs. 1 Nr. 1 Satz 2 EStG. Zu diesen zählen „die selbständige Berufstätigkeit der Ärzte, Zahnärzte, Tierärzte" neben weiteren im Einzelnen aufgeführten Tätigkeiten. Diese Aufzählung ist

nicht abschließend. Die genannten Tätigkeiten haben als zwingendes Merkmal die wirtschaftliche Selbständigkeit gemein. Es handelt sich bei dieser Norm jedoch nicht um eine Legaldefinition des freien Berufs. Sie enthält lediglich eine Aufzählung einzelner freiberuflicher Tätigkeiten. So führt das Bundesverfassungsgericht zum Katalog des §18 Abs. 1 Nr. 1 S. 2 EStG aus, er umfasse „durchaus heterogene Berufe unter dem Oberbegriff ‚freiberufliche Tätigkeit', ohne dass sich alle aufgezählten Berufe auf einen einzigen tragenden Gesichtspunkt zurückführen ließen".[26] Auch der Bundesfinanzhof hat es „abgelehnt, aus dem Katalog der in §18 Abs. 1 Nr. 1 EStG aufgezählten freien Berufe gemeinsame Tatbestandsvoraussetzungen abzuleiten".[27] Gleiches trifft auf die Aufzählung freiberuflicher Tätigkeiten in §1 Abs. 2 PartGG zu.

Die Aufzählung freiberuflicher Tätigkeiten im Steuer- und Gesellschaftsrecht lässt sich allerdings nicht auf andere Rechtsgebiete übertragen. Die Tätigkeit des Apothekers ist beispielsweise in §18 Abs. 1 Nr. 1 S. 2 EStG und §1 Abs. 2 PartGG ausgenommen und wird von den Finanzgerichten nicht zu den freien Berufen im steuerrechtlichen Sinne gezählt. Das Berufsrecht der Apotheker zählt diesen Beruf jedoch zu den freien Berufen. Beispielsweise heißt es in der Präambel der Berufsordnung der Apothekenkammer Berlin: „Der Apotheker/Die Apothekerin übt einen freien Heilberuf aus. ... Die freiberufliche Tätigkeit ist prägend für das Berufsbild des Apothekers/der Apothekerin." **61**

1.3.5 „Freier Beruf" als Typusbegriff

Auf Grund der Weite des Begriffs „freier Beruf" wird sein Aussagegehalt unterschiedlich bewertet. Die Meinungen reichen von der Auffassung, der „geläufige Begriff des ‚freien Berufs'" sei „nur eine überlieferte Sprachgewöhnung, mit der man in concreteo nicht viel anfangen" könne[28] bis zu der Ansicht, aus dem Wesen des freien Berufs folge das Verbot der Verstaatlichung der freien Heil- und Beratungsberufe.[29] **62**

Das Bundesverfassungsgericht vertritt die Auffassung, der Begriff des freien Berufs sei kein eindeutiger Rechtsbegriff. „Freier Beruf" sei ein soziologischer Begriff, der dem gesellschaftlich-politischen Wandel unterliege.[30] Schon der Reichsfinanzhof vertrat die Auffassung, „[d]er **63**

---

26) BVerfGE 46, S. 224, 240 f.
27) BFH, BStBl. 1984 II, S. 823, 824.
28) Aus sozialwissenschaftlicher Sicht *Theodor Heuss*, zitiert in: *Sodan, H.*: Freie Berufe als Leistungserbringer im Recht der gesetzlichen Krankenversicherung, Tübingen 1997, S. 38 m. w. N.
29) *Fleischmann, E.*: Die freien Berufe im Rechtsstaat, Berlin 1970, S. 169 ff.
30) BVerfGE 10, S. 354, 364 f.

Begriff der freien Berufe ist freilich kein klar umschriebener, da er nicht aus einem bestimmten Rechtsgebiet herausgewachsen, sondern vielmehr das Ergebnis kulturgeschichtlicher Entwicklungen" sei.[31]

64   Diese Auffassung wird in der Literatur geteilt. Der Begriff „freier Beruf" wird als Typusbegriff bezeichnet. Er bestimmt sich nicht nach einer geschlossenen Anzahl ihn konstituierender Kriterien, sondern durch eine Vielzahl ihn prägender typischer Merkmale. Die Merkmale des Typusbegriffs sind variable und können „mehr oder weniger ausgeprägt" vorliegen.[32] Im Unterschied hierzu handelt es sich beim Klassenbegriff um einen abstrakt-allgemeinen Begriff. Er wird durch eine bestimmte Anzahl von Eigenschaften, die stets gegeben sein müssen, definiert.[33]

65   Die rechtliche Bedeutung des Typusbegriffs wird „als Erkenntnismittel, als Chance für die Erfassung eines komplexen sozialen Phänomens" beschrieben.[34] Aus der Eigenschaft des Typusbegriffs folgt, dass eine formallogische Definition unter Eigenschaftsprädikaten nicht möglich ist. Bestimmte Wertungen entscheiden darüber, „ob ‚mehr oder minder' stark Merkmalsübereinstimmungen es gerechtfertigt erscheinen lassen, einen Beruf ‚noch' als freien oder nicht mehr als dazugehörig anzusehen".[35]

1.3.6 Merkmale der Freien Berufe

66   Den freien Berufen liegt eine bestimmte Berufsrealität bzw. gesellschaftliche Funktion zu Grunde. Aus berufssoziologischer Sicht haben sich besondere Funktions- und Statuselemente herausgebildet, welche für die freien Berufe typisch sind. Nach der Lehre vom Typusbegriff handelt es sich bei diesen Merkmalen jedoch nicht um starre Definitionsmerkmale. Die Bundesregierung hat in ihrem Bericht über die Lage der freien Berufe in der Bundesrepublik Deutschland aus dem Jahr 1979 festgestellt: „Eine Standortbestimmung der freien Berufe, die sich an Merkmalen ausrichtet, welche allen freien Berufen gemeinsam sind und das Wesentliche freiberuflicher Tätigkeit erfasst, kann nur

---

31) RFHE 1, S. 129, 130 f.
32) *Sodan, H.*: Freie Berufe als Leistungserbringer im Recht der gesetzlichen Krankenversicherung, Tübingen 1997, S. 64, m. w. N.
33) *Taupitz, J.*: Die Standesprdnungen der freien Berufe, Berlin/New York 1991, S. 29.
34) *Taupitz, J.*: Die Standesordnungen der freien Berufe, Berlin/New York 1991, S. 29.
35) *Taupitz, J.*: Die Standesordnungen der freien Berufe, Berlin/New York 1991, S. 26.

sehr allgemein ausfallen".[36] Mit Blick auf die Heilberufe des Arztes und der Psychotherapeuten sind folgende Merkmale charakteristisch[37]:

- Berufsethos und altruistische Berufseinstellung
- Unabhängigkeit bei der Berufsausübung
- Besonderes Vertrauensverhältnis
- Persönliche Leistungserbringung
- Wirtschaftliche Selbstständigkeit
- Erfordernis einer qualifizierten Ausbildung
- Berufsständische Selbstverwaltung

---

36) BT-Drs. 12/21, S. 5 f.
37) Zu den Einzelheiten vgl. *Stellpflug/Liebig*, „Freier Beruf" in: Management Handbuch für die psychotherapeutische Praxis, Heidelberg, Stand Dez. 2004.

2 Zulassungsrechtliches

2.1 Allgemeines

Für die Teilnahme an der vertragsärztlichen Versorgung (Leistungser- **67**
bringung im System der Gesetzlichen Krankenversicherung – GKV)
bedarf es der **Zulassung** des psychologischen Psychotherapeuten/Kin-
der- und Jugendlichenpsychotherapeuten (im Folgenden: Psychotherapeuten). Gemäß §95 Abs. 1 SGB V erfolgt die Zulassung für den Ort
der Niederlassung (Kassenarztsitz/Vertragsarztsitz). Zahlreiche Regelungen zur Zulassung finden sich im SGB V. „Das Nähere" über die
Teilnahme an der vertragsärztlichen Versorgung regelt die Zulassungsverordnung für Vertragsärzte (Ärzte- ZV). Sowohl die Regelungen im
SGB V als auch die Regelungen in der Zulassungsverordnung sind
sprachlich auf die Ärzte/Vertragsärzte zugeschnitten. Der Gesetzgeber
hat sich darauf beschränkt, in §72 Abs. 1 SGB V zu regeln, dass alle
Vorschriften, die sich auf Ärzte beziehen, entsprechend für (Zahnärzte
und) Psychotherapeuten gelten, sofern nichts Abweichendes bestimmt
ist. In §1 Abs. 3 Ärzte- ZV findet sich gleichermaßen der Hinweis,
dass die Verordnung für Psychotherapeuten entsprechend gilt.

Dem schriftlich gestellten Antrag auf Zulassung ist stattzugeben, wenn **68**
die in §18 Ärzte- ZV genannten Unterlagen beigefügt sind, insbesondere die Eintragung in das Arztregister vorliegt, die in §46 Ärzte- ZV
geforderte Gebühr angewiesen ist, bei Antragstellung keine Zulassungsbeschränkungen angeordnet waren und der Vertragstherapeut
nicht gemäß §§20 oder 21 Ärzte- ZV ungeeignet ist. Genauso ist zu beachten, dass gemäß §25 Ärzte- ZV die Zulassung als Psychotherapeuten ausgeschlossen ist, wenn dieser das 55. Lebensjahr vollendet hat.
In Ausnahmefällen kann von dieser Vorgabe vom Zulassungsausschuss
abgewichen werden, wenn dies zur Vermeidung von unbilligen Härten
erforderlich ist.

2.2 Nebentätigkeit /Eignung zur vertragsärztlichen Tätigkeit

Nach den in den §§20 und 21 Ärzte- ZV aufgeführten Tatbeständen **69**
kann ein Psychotherapeut für die vertragspsychotherapeutische Tätigkeit ungeeignet sein. Die Regelungen unterscheiden dabei die fehlende
Eignung aufgrund von in der Person des Leistungserbringers liegenden
schwerwiegenden Mängeln (§21 Ärzte- ZV) und der fehlenden Eignung aufgrund von Art oder Umfang einer Nebentätigkeit (§20 Ärzte-
ZV).

70 Was Art und Umfang einer zulässigen Nebentätigkeit angeht, so hat das Bundessozialgericht (BSG) in seinem Urteil vom 30.01.2002 (B 6 KA 20/01 R) in teilweiser Abkehr von seiner bisherigen Rechtsprechung die Voraussetzungen verschärft und konkretisiert. Dabei hatte das BSG über den Fall einer nach Übergangsrecht approbierten psychologischen Psychotherapeutin zu entscheiden, die nur unter der Bedingung zugelassen worden war, dass sie ihr Arbeitsverhältnis an der Universität auflöse. Dort war die Psychotherapeutin bei der psychotherapeutischen Beratungsstelle für Studierende mit einer Arbeitszeit von 19,25 Wochenstunden angestellt. Im Rahmen dieses Teilzeitarbeitsverhältnisses führte sie Erstinterviews, psychodiagnostische Maßnahmen, Kriseninterventionen, Fallbesprechungen sowie psychotherapeutische Behandlungen durch. Ihr Praxissitz war nahe der Universität gelegen.

2.2.1 Zeitlicher Umfang

71 Nach Ansicht des BSG hatte die Klägerin schon wegen des zeitlichen Umfangs ihres Arbeitsverhältnisses bei der psychotherapeutischen Beratungsstelle der Universität mit einer Arbeitszeit von 19,25 Wochenstunden keinen Anspruch auf eine uneingeschränkte, nebenbestimmungsfreie Zulassung zur vertragspsychotherapeutischen Versorgung der Versicherten der GKV. Denn nach §20 Abs. 1 Ärzte-ZV sei für die Ausübung vertragspsychotherapeutischer Tätigkeit ein Psychotherapeut nicht geeignet, der wegen eines Beschäftigungsverhältnisses (oder wegen anderer nicht ehrenamtlicher Tätigkeit) für die Versorgung der Versicherten persönlich nicht in erforderlichem Maße zur Verfügung stehe. Damit dieser Hinderungsgrund entfalle, dürfte die zeitliche Inanspruchnahme des Zulassungsbewerbers durch ein Beschäftigungsverhältnis grundsätzlich **nicht mehr als ein Drittel der üblichen durchschnittlichen Arbeitszeit,** also ca. 13 Wochenstunden, betragen.

72 Zwar sei richtig, dass zur Erfüllung der Voraussetzungen des §20 Abs. 1 Ärzte- ZV es nicht erforderlich sei, dass der Zulassungsbewerber seine „volle" Arbeitskraft für die Tätigkeit in der vertragsärztlichen bzw. -psychotherapeutischen Versorgung einsetze. Daher sei nicht schon jegliche Tätigkeit, die den vollen Einsatz des Psychotherapeuten in seiner Praxis ausschließe, zulassungsschädlich. §20 Abs. 1 Ärzte-ZV fordere im Rahmen des Systems der vertragsärztlichen Versorgung nur das Bereitstehen des Leistungserbringers im „erforderlichen Maße", d. h. für alle Tätigkeiten im „üblichen Umfang". Hierzu reiche es typischerweise aus, dass der Betroffene entsprechend dem Bedürfnis nach einer ausreichenden und zweckmäßigen Versorgung und den Gegebenheiten seines Praxisbereichs regelmäßig zu den üblichen Sprechzeiten für die Versorgung der Versicherten zur Verfügung stehe (vgl. §17 Abs. 1 und Abs. 2 i. V. m. §1 Abs. 4 Bundesmantelvertrag-Ärzte) sowie, dass er – in den Grenzen der Zumutbarkeit und Üblichkeit – auch für Notfallbehandlungen und für andere wichtige Fälle außerhalb der Sprechzeiten tätig sein könne (vgl. §72 Abs. 1, §75 Abs. 1 Satz 2 SGB V). Die Beurteilung des zeitlich „Üblichen" könne sich dabei nicht an statischen Werten orientieren, sondern müsse den gesellschaftlichen Wandel im Dienstleistungssektor der Bundesrepublik Deutschland in den letzten Jahrzehnten ebenso mitberücksichtigen wie etwa den Umstand, dass §101 Abs. 1 Nr. 4, Abs. 3 Satz 1 SGB V inzwischen auch ein job-sharing bei Vertragspsychotherapeuten ermögliche.

Aus dieser Rechtslage folge indessen nicht, dass erst der hauptberufliche, vollzeitige Einsatz in einem Beschäftigungsverhältnis den Anspruch auf Zulassung zur vertragsärztlichen bzw. -psychotherapeutischen Versorgung zwingend ausschlösse. Entspräche dies der Auffassung des Normgebers des §20 Abs. 1 Ärzte- ZV, so hätte es – angesichts der eine solche Aussage nicht deckenden höchstrichterlichen Rechtsprechung – nahe gelegen, eine derart weitgehende Regelungsabsicht im Normtext selbst zum Ausdruck zu bringen. Schon angesichts der physischen Grenzen menschlicher Arbeitskraft sei indessen die Begrenzung der an sich in einem Beschäftigungsverhältnis möglichen Tätigkeit auf einer engeren zeitlichen Basis nötig, um den Anforderungen an eine vollwertige persönliche Leistungserbringung in der vertragsärztlichen/-psychotherapeutischen Versorgung ordnungsgemäß genügen zu können. Im Einzelnen finde sich zur Ausfüllung des Merkmals des „Zur-Verfügung-Stehens im üblichen Umfang" in Literatur und Rechtsprechung unterschiedliche Positionen, die von einem ärztlichen oder psychologischen Leistungserbringer zum Beispiel eine wöchentliche Praxistätigkeit im System des SGB V von „täglich etwa sechs Stunden" Sprechstundenzeit verlangen (Jörg: Das neue Kassenarztrecht, 1993, Rn. 161), „mehr als 25 Wochenstunden" fordern (so LSG Nordrhein-Westfalen, Urteil vom 11.04.2001 – L 11 KA 175/00) bzw. „mehr 20 Stunden" ausreichen lassen (so für Psychotherapeuten: *Hess* in Kasseler Kommentar, §95 SGB V Rn. 42 a, Stand: Dezember 2000); zum Teil ist ein Ausschluss von der Leistungserbringung im System des SGB V danach bestimmt worden, ob die Tätigkeit als Vertragsarzt lediglich als „Feierabend- oder Nebenbeschäftigung" betrieben werde (so LSG Berlin MedR 1993, S. 204, 206 – 222 Wochenstunden Praxiszeit als ausreichend ansehend).

73

74 Der Senat könne offen lassen, inwieweit dem zu folgen sei. Es sei mit Schwierigkeiten verbunden, eine zeitliche Grenze für den üblichen Aufwand für die vertragsärztliche bzw. -psychotherapeutische Tätigkeit von der hierfür tatsächlich aufgewandten Arbeitszeit der Leistungserbringer herzuziehen. Vertragsärzte übten ihre Praxistätigkeit bekanntlich nicht gleichförmig in einem fixen zeitlichen Rahmen aus, sondern in sehr unterschiedlichem Umfang; bisweilen werde insoweit von der Beschränkung auf ein Minimum an Arbeitsstunden (etwa wegen Kindererziehung oder aus anderen persönlichen Hinderungsgründen), teilweise aber auch umgekehrt von nicht unüblichen Wochenarbeitszeiten bis zu 65 Stunden und mehr berichtet. Neben dem bedeutsamen individuellen Leistungsvermögen haben schließlich auch die jeweilige Praxisauslastung und die individuelle Motivlage des Betroffenen Auswirkungen auf seine Praxisöffnungszeiten und die daran anknüpfende, darüber hinaus aufgewandte Arbeitszeit.

75 Hinsichtlich der Beurteilung des üblichen Umfangs vertragsärztlicher bzw. -psychotherapeutischer Tätigkeit fänden sich in der jüngeren Rechtsprechung des Senats noch keine allgemeinverbindlichen Festlegungen.

76 Mit Blick auf die Heterogenität der Verhältnisse von Vertragsärzten und -psychotherapeuten stünden nach wie vor Unwägbarkeiten hinsichtlich der Bestimmung des Umfangs der von ihnen zu leistenden erforderlichen bzw. üblichen Praxistätigkeit. Angesichts dieser Umstände erscheine es sachgerechter und praktikabler, dass Zur-Verfügung-Stehen in erforderlichem Umfang im Sinne des §20 Abs. 1 Ärzte- ZV jedenfalls dann typisierend vom höchstmöglichen zeitlichen Rahmen des Beschäftigungsverhältnisses her zu bestimmen, wenn der Zulassungsbewerber zugleich einer weiteren Erwerbstätigkeit nachgeht bzw. nachgehen wolle. Für diese Sichtweise spreche, dass die Bestimmung selbst auf die anderweitige Beanspruchung „wegen eines Beschäftigungsverhältnisses" abstelle, also in derartigen Fällen in erster Linie erfordere, dessen Schädlichkeit oder Unschädlichkeit für die zeitgleiche Tätigkeit als Vertragsarzt bzw. -psychotherapeut zu bewerten. Erforderlich sei nach alledem, dass die vertragsärztliche/-psychotherapeutische Tätigkeit zweifelsfrei als Hauptberuf des Zulassungsbewerbers qualifiziert werden könne.

77 Wie schon die Existenz des §20 Abs. 1 Ärzte- ZV überhaupt zeige, seien Beschränkungen, denen ein ärztlicher bzw. psychologischer Leistungserbringer als Folge einer anderen von ihm ausgeübten Erwerbstätigkeit unterliegen, grundsätzlich geeignet, sich auf die gleichzeitige Tätigkeit im System des SGB V hinderlich und störend auszuwirken.

Solche Beschränkungen seien von einem bestimmten Stadium an der Zulassung gänzlich abträglich, nämlich dann, wenn die anderweitig getroffenen persönlichen Festlegungen eine besondere Intensität annehmen. Dies beruhe mit darauf, dass sich die Niederlassung als Vertragsarzt/-psychotherapeut im System der GKV ihrem Leitbild nach gerade umgekehrt durch die Übernahme von Rechten und Pflichten in einer eigenverantwortlichen Tätigkeit in freier niedergelassener Praxis auszeichne. Unbedenklich hierfür könnten Dritten gegenüber eingegangene Bindungen nur dann sein, wenn von ihnen keine prägende Wirkung für den beruflichen Status des Betroffenen ausgehe. Die Ausübung einer weisungsabhängigen, fremdbestimmten Erwerbstätigkeit in einem auf Dauer angelegten Beschäftigungsverhältnis oder in einem ähnlichen Rechtsverhältnis bringe regelmäßig eine nicht nur punktuelle, sondern eine stärkere Einbindung in eine externe Arbeitsorganisation bzw. eine Anbindung an eine fremdgesteuerte Betriebs- und Unternehmensstruktur mit sich. Die Auswirkung der sich daraus ergebenden Abhängigkeiten sei typischerweise um so intensiver, je größer der zeitliche Umfang der insoweit vereinbarten und dafür aufgewandten Arbeitszeit sei, zu der üblicherweise weiterer notwendiger Zeitaufwand (z. B. Vorbereitung, Anfahrtswege, Nacharbeit) hinzutrete. In nachhaltiger Weise schlügen Arbeits- und Tätigkeitspflichten bereits dann auf den Status des Betroffenen durch, wenn er dieser weiteren Erwerbstätigkeit teilschichtig halbtags nachgehe. Es müsse daher grundsätzlich ausgeschlossen sein, dass die zu gewöhnlichen Zeiten verfügbare Arbeitskraft eines Vertragsarztes/-psychotherapeuten in ähnlichem zeitlichen Umfang oder gar überwiegend durch ein Beschäftigungsverhältnis in Anspruch genommen werde. Die eingegangenen Bindungen aus dem anderweitigen – krankenversicherungsfremden – Dauerschuldverhältnis hätten bei Überschreitung dieser Grenze eine merkliche berufliche Prägung des Betroffenen zur Folge und wirkten sich auch nicht in nur zu vernachlässigender Weise auf seine verbleibende Arbeitskraft aus. Derart mit der Erfüllung und Einhaltung von Arbeits-, Loyalitäts-, Schutz- sowie (beschränkt) auch außer- und nachvertraglichen Pflichten gegenüber einem Dritten verbundene Rechtsbeziehungen stünden einer gleichzeitigen Niederlassung als Vertragsarzt/-psychotherapeut daher entgegen, wenn sie in halbtätigem Umfang – wie etwa zu 19,25 Wochenstunden im öffentlichen Dienst – oder mit einer noch größeren zeitlichen Arbeitsverpflichtung eingegangen worden seien. Eine gegenteilige Beurteilung sei erst dann gerechtfertigt, wenn die Arbeitszeit im Beschäftigungsverhältnis bzw. in der anderen vergleichbaren Erwerbstätigkeit deutlich geringeren als halbtätigen Umfang habe. Das sei bei vergröbernd- typisierender Betrachtung der Fall, in die Arbeitszeit im Beschäftigungsverhältnis maximal ein Drittel der üblichen wöchentlichen Arbeitszeit, also ca. 13 Wochenstunden, ausmache. Ob diese Grenze auch anzuwenden sei, wenn ein Zulassungsbewerber aus anderen Gründen hinsichtlich des zeitlichen Umfangs seiner beruflichen Tätigkeit eingeschränkt sei, etwa wegen Kindererziehung oder der Pflege naher Angehöriger, bedürfe hier keiner Entscheidung.

78 Darüber hinaus müssten Zulassungsbewerber, die erkennbar die bloße „Zulassung auf Vorrat" als reine Option auf eine weitere Erwerbsmöglichkeit anstrebten, d. h. eine Zulassung ohne ausreichend vorhandene materielle Praxissubstanz und ohne entsprechend intendierte vollwertige – übliche – Praxistätigkeit, ausgeschlossen werden. Für das Bestehen einer solchen Entwicklung gebe es Hinweise gerade im Bereich der psychologischen Psychotherapie. Zum einen würden hier insbesondere von Seiten der Leistungserbringerverbände nachhaltige Versorgungsmängel beklagt, zum anderen habe die Bundesregierung in einer Stellungnahme Ende 2001 darauf hingewiesen, dass von den 406 Planungsbereichen des Bundesgebiets immerhin bereits 74 % wegen Überversorgung gesperrt seien, und von daher Versorgungsdefizite in Abrede gestellt. Eine mögliche Erklärung für diese gegensätzliche Beurteilung könne darin liegen, dass eine große Anzahl zugelassener Praxen tatsächlich eben nicht in üblichem Umfang betrieben würden, sondern in einem nur geringen zeitlichen Rahmen. Im Zulassungsverfahren müsse daher zur Vermeidung derartiger Fehlversorgungen die Prognose gestellt werden können, dass der Bewerber voraussichtlich in der Lage sein werde, die grundlegenden Strukturelemente der aus der Zulassung erwachsenen Pflichtenstellung auch tatsächlich zu erfüllen. Dies gelte nicht nur in fachlicher Hinsicht, sondern auch bezüglich des üblichen Angebots an Behandlungsstunden.

79 Nach diesen Grundsätzen stand nach Ansicht des BSG §20 Abs. 1 Ärzte- ZV der uneingeschränkten Zulassung der dortigen Klägerin entgegen. Die an ihrem Arbeitsplatz bei der Universität abzuleistende Arbeitszeit hätte nach einer Zulassung 19,25 Wochenstunden betragen; die Addition ihrer angegebenen vorgesehenen Praxissprechstunden hätte die gleiche Anzahl von Wochenstunden ergeben. Bei der Aufrechterhaltung des Beschäftigungsverhältnisses in diesem zeitlichen Umfang hätte, so das BSG, der Schwerpunkt ihrer beruflichen Betätigung damit nicht deutlich in ihrer Tätigkeit als niedergelassene Vertragspsychotherapeutin gelegen, so dass sie nicht im erforderlichen Maße für die vertragsärztliche Versorgung zur Verfügung gestanden hätte.

2.2.2 Nichtvereinbarkeit

Darüber hinaus hat das BSG aber auch die Nebentätigkeit in der Bera- **80**
tungsstelle für Studierende mit Bezug auf §20 Abs. 2 i. V. m. §1
Abs. 3 Ärzte- ZV problematisiert. Das BSG hielt diese Tätigkeit **dem
Wesen nach nicht mit der Tätigkeit eines Vertragstherapeuten für
vereinbar.**

Nach der Rechtsprechung des Senats liege eine Nichtvereinbarkeit im **81**
Sinne der vorgenannten Vorschriften bei einer Interessen- und Pflichtenkollision vor, der der Arzt/Psychotherapeut aufgrund der verschiedenen von ihm ausgeübten ärztlichen/psychotherapeutischen Tätigkeiten ausgesetzt sei. Dies sei zum Beispiel der Fall, wenn sich die anderweitige ärztliche/psychotherapeutische Tätigkeit und die vertragsärztli-
che/-psychotherapeutischen Tätigkeit vermischen könnten und dies
sich zum Einen zum Nachteil der Versicherten u. a. wegen einer fakti-
schen Beschränkung des Rechts auf freie Arztwahl/Psychotherapeu-
tenwahl (§76 Abs. 1 Satz 1 SGB V) und zum Anderen zum Nachteil
der Kostenträger auswirken könne, weil insoweit je nach persönlichem
Interesse des Arztes/psychologischen Psychotherapeuten Leistungen
aus nicht sachgerechten Gründen von dem einen in den anderen Ar-
beitsbereich verlagert werden könnten. Die Berufsgruppe der Psychotherapeuten gehöre gerade nicht zu den Leistungserbringern, bei denen
ausnahmsweise ein unmittelbarer Patientenbezug zu verneinen wäre.
Sie sei im Gegenteil wegen des typischerweise engen, gerade ein besonderes Vertrauensverhältnis voraussetzenden Dauerkontaktes zwischen Therapeut und Patient, in dem vielfach sensible, höchst persönliche Umstände aus der Biographie des Patienten offenbart wurden, als
eine Gruppe mit besonders hohem Konfliktpotential einzuschätzen.
Weil es der Klägerin arbeitsvertraglich obliege, bei Studierenden der
Universität Erstinterviews, psychodiagnostische Maßnahmen, Kriseninterventionen, Fallbesprechungen sowie sich anschließende psychotherapeutische Behandlungen vorzunehmen und diese Fälle zu dokumentieren, weil die Aufgabenstellung im Beschäftigungsverhältnis inhaltlich in großem Umfang deckungsgleich mit der in der angestrebten
niedergelassenen Tätigkeit ebenfalls erfolgenden Diagnostik und Therapie psychischer Erkrankungen. Beide psychotherapeutischen Tätigkeiten seien im Sinne des §20 Abs. 2 Ärzte- ZV nicht vereinbar, da
sich Überschneidungen hinsichtlich der zum behandelnden Patienten
und hinsichtlich ihres personellen Umfeldes dabei nicht mit Gewissheit
ausschließen ließen. Solche Überschneidungsmöglichkeiten bestünden
nicht nur rein theoretisch; vielmehr seien nach den Angaben der Klägerin in der Vergangenheit solche Berührungen in zwei Fällen auch be-

reits tatsächlich aufgetreten. In diesem Zusammenhang komme es nicht nur auf die – möglicherweise zunächst gar nicht erkannte, von den Beteiligten verschleierte oder verschwiegene – personelle Identität der in beiden Arbeitszusammenhängen betreuten Patienten selbst an; auch darüber hinaus bestehe nämlich, ohne dass der Klägerin oder sonstigen Beteiligten unlautere Absichten zu unterstellen wären, ein objektives Gefährdungspotenzial für Interessenkonflikte in Folge einer fehlenden klaren Zuordnung von Patienten entweder im Zusammenhang mit den Aktivitäten einer Arbeitsstelle oder in der eigenen psychotherapeutischen Praxis der Klägerin. Nicht zuletzt deshalb, weil ihr Arbeitsplatz an der Universität im Einzugsbereich ihrer Praxis liege, könnten sich über mannigfache Beziehungen und Kontakte von Patienten aus dem Universitätsumfeld über die jeweiligen Arbeitszusammenhänge hinaus in besonderem Maße Berührungspunkte zwischen einzelnen Patienten aus dem jeweiligen Bereich ergeben. Verstärkt bestehe die Möglichkeit von Interessen- und Pflichtenkollision im Bereich der Psychotherapie vor allem auch dadurch, dass in besonderem Maße Beziehungspersonen aus dem engeren Umfeld (Partner, Familie) in die Behandlung einzubeziehen sein könnten. Auch hieraus könne die Gefahr entstehen, dass sich die beiden Tätigkeitsbereiche im Sinne des Auftretens von Interessenkollisionen überschnitten bzw. vermischten und dass die vertragspsychotherapeutisch behandelten Patienten daraus Schaden nehmen. Unabhängig davon sei es denkbar, dass sich die Gefahr von Interessen- und Pflichtenkollisionen darin verwirkliche, dass die Universität als Arbeitgeber der Klägerin oder deren Mitarbeiter – die nicht nur Berufskollegen der Klägerin sein müssen – Art und Ausmaß ihrer psychotherapeutischen Tätigkeit beeinflussen könnten. Da die Klägerin als weisungsabhängige Arbeitnehmerin dem Direktionsrecht ihres Arbeitgebers und besonderen Loyalitätspflichten zu diesem unterliege, könnten auch von dessen Seite her Steuerungsmöglichkeiten in Richtung auf ihre Praxis nicht gänzlich ausgeschlossen werden.

82 Wesentlicher Faktor für die fehlende Eignung der Klägerin als Vertragspsychotherapeutin sei bei alledem die Art der in ihrem Arbeitsverhältnis zu verrichtenden Tätigkeiten. Sie habe für die Universität nicht nur administrative oder organisatorisch-sachbezogene Aufgaben ohne inhaltlichen Bezug zu den in ihrer vertragspsychotherapeutischen Praxis verfolgten Therapiebemühungen wahrzunehmen. Da sich ihre universitäre Arbeitsstelle im Einzugsbereich ihrer Praxis befinde, könnten ihre potentiellen Patienten gerade vor die Situation gestellt sein, sich zur Verwirklichung ihres Wunsches nach Behandlung durch die Klägerin hilfesuchend entweder an die universitäre Beratungsstelle oder al-

ternativ an die Praxis zu wenden; ihre Entscheidung für den Behandlungsort könnte dann zum Beispiel nur von der Dauer von Wartezeiten oder von der Leistungsbereitschaft der dafür in Betracht kommenden Kostenträger abhängig sein. Diese Sachlage beinhaltet ebenso ein konkretes, auch von außen an die Klägerin herangetragenes Gefährdungspotenzial hinsichtlich einer von sachlichen Gründen nicht mehr gedeckten Steuerung in Bezug auf die verantwortlichen Kostenträger. All diese Umstände müssten unabhängig davon berücksichtigt werden, dass keinerlei Anhaltspunkte dafür bestehen, gerade gegenüber der Klägerin Misstrauen zu hegen; das Bestehen einer objektiven Gefährdungslage lasse sich insoweit aber nicht verneinen. Das Bestehen der aufgezeigten generellen Gefahr von Interessen- und Pflichtenkollisionen könne insbesondere durch die von der Klägerin abgegebene Selbstverpflichtungserklärung nicht beseitigt werden. Wegen der stets mit in Rechnung zu stellenden menschlichen Schwächen und Unvollkommenheiten lasse sich das Auftreten objektiv vorhandener Gefahrensituationen nicht allein durch entsprechende Willensbekundungen – zumal im Rahmen einer zweiseitigen Sonderrechtsbeziehung – beseitigen oder allein mit Blick auf die Androhung nachträglicher Sanktionen bei Verstößen ausschließen. Das Arbeitsverhältnis der Klägerin müsste vor dem Hintergrund der oben geschilderten Rechtsprechung des Senats bei seinem Fortbestehen inhaltlich nach alledem also so ausgestaltet sein, dass es darin – auch in wesentlichen Teilbereichen – zu keinen ihrer Tätigkeit als niedergelassene Psychotherapeutin vergleichbaren unmittelbaren Patientenkontakten kommen können. Das bedeute, dass von ihr vorzugsweise zum Beispiel rein technisch-administrative, organisatorische, dokumentarische oder publizistische Aufgaben wahrgenommen werden müssten; mit Rücksicht auf die zu §20 Abs. 1 i. V. m. §1 Abs. 3 Ärzte- ZV gemachten Ausführungen müsste ihr in diesem Rahmen auch gestattet sein, für kurzfristig erforderlich werdende Behandlungen bzw. Kriseninterventionen in ihrer Arbeitsstelle abkömmlich zu sein.

2.3 Zulassung nach dem 55. Lebensjahr (Altersgrenze I)

Die Zulassungsverordnung-Ärzte (Ärzte- ZV) regelt in §25, dass die **83** Zulassung eines Leistungserbringers, der das 55. Lebensjahr vollendet hat, ausgeschlossen ist. Allerdings kann der Zulassungsausschuss nach Satz 2 der genannten Vorschrift in Ausnahmefällen von dieser Vorgabe abweichen, wenn dies zur **Vermeidung von „unbilligen Härten"** erforderlich ist. Immer wieder stellt sich in entsprechenden Zulassungsverfahren die Frage, wann von einer solchen unbilligen Härte gesprochen werden kann.

84 Das Bundesverfassungsgericht hat in einem Beschluss vom 20.03.2001 (1 BvR 491/96) darauf hingewiesen, dass über die Härtefallregelung „untypischen Umständen" Rechnung getragen werden soll. Es bietet sich daher an, zunächst die vom Bundesverfassungsgericht für „typisch" erachteten Umstände herauszuarbeiten, um dann feststellen zu können, welche „untypischen Umstände" die Härtefallregelung erfassen soll.

85 In dem genannten Beschluss (vgl. www.bundesverfassungsgericht.de) arbeitet das Bundesverfassungsgericht zunächst die Gründe für die mit dem Gesundheitsreformgesetz (GRG) 1989 eingeführte Zulassungsbeschränkung heraus. Danach dient die Altersgrenze für die Niederlassung als Vertragsarzt der Kostendämpfung im Gesundheitswesen. Nach Ansicht des Bundesverfassungsgerichts konnte sich der Gesetzgeber von der Altersgrenze besondere wirtschaftliche Einsparungen versprechen, da die auf plausible Annahmen gestützte Gefahr bestehe, dass Personen, die die vertragsärztliche Tätigkeit nur noch während einer relativ kurzen Zeit (nämlich zwischen dem 55. und 68. Lebensjahr) ausüben können, erhöhte Umsätze anstrebten. Gerade in den ersten Jahren nach Gründung einer Praxis verbliebe – so das Bundesverfassungsgericht – dem Arzt ein geringerer Anteil seines Umsatzes als Gewinn, da er in der Regel Kredite abtragen müsse. Es dauere durchschnittlich zwölf Jahre, bis die für einen Praxiserwerb oder eine Praxisgründung notwendigen Kredite insgesamt zurückgezahlt seien. Hätten Ärzte nur wenige Jahre der Gewinnerzielung aus selbstständiger Tätigkeit zur Verfügung, wollten aber dennoch durchschnittliche Gewinne erwirtschaften, müssten sie einen erhöhten Umsatz anstreben, was – aus der Sicht der gesetzlichen Krankenversicherung unerwünschte – Mengenausweitungen zur Folge haben könne. Der Gesetzgeber habe es daher für angezeigt halten dürfen, mit den Zugangsbeschränkungen gerade solche Ärzte fernzuhalten, die angesichts des sie selbst treffenden wirtschaftlichen Drucks weniger geeignet erschienen, kostenbewusst im Gesamtsystem tätig zu werden. Dabei spiele auch eine Rolle, dass der Vertragsarzt nicht nur die Verantwortung für die Gesundheit der Bevölkerung trage, sondern zugleich Sachwalter der Kassenfinanzen insgesamt sei. Die Vertragsärzte müssten deshalb Kenntnisse im Vertragsarztrecht haben und bereit sein, wirtschaftlich vertretbare Behandlungen in einer betriebswirtschaftlich sinnvollen Weise zu organisieren. Erfahrungen mit den rechtlichen und wirtschaftlichen Besonderheiten einer Vertragsarztpraxis würden im Laufe der Jahre erworben. Ärzte, die bis dahin im Krankenhaus, im Labor oder in der Forschung tätig gewesen seien, könnten diese regelmäßig nicht erwerben. Hierin liege ein signifikanter Unterschied gegenüber den gleich alten Psychotherapeuten, die schon seit Jahren an der vertragsärztlichen Versorgung teilnehmen. Schließlich – so das Bundesverfassungsgericht – sei die Altersgrenze auch nicht unverhältnismäßig, da es sich um ein Lebensalter handele, in dem für abhängig Beschäftigte bereits Altersteilzeit und Frühverrentung in Betracht kämen. Die Betroffenen seien in ihrem Beruf, den sie weiter ausüben könnten, in der Regel bereits voll etabliert. Auch sei zu berücksichtigen, dass die Ärzte die Entscheidung, sich als Vertragsarzt niederzulassen bevor sie 55 Jahre alt werden, in großem Umfang selbst in der Hand hätten.

Vor dem Hintergrund dieser Zustandsbeschreibung muss es als „untypischer Umstand" gelten, wenn der die Zulassung begehrende Psychotherapeut aus besonderen Umständen heraus bisher beruflich nicht „voll etabliert" ist oder er es aus bestimmten Gründen bisher nicht selbst in der Hand hatte, die Zulassung zu einem früheren Zeitpunkt zu beantragen. **86**

Untypische Umstände liegen des weiteren auch dann vor, wenn der antragstellende Psychotherapeut bereits Erfahrungen mit den rechtlichen und wirtschaftlichen Besonderheiten einer Vertragspsychotherapeutenpraxis erworben hat und nicht zu befürchten steht, dass die ihm nur relativ kurze verbleibende Zeit vertragspsychotherapeutischer Tätigkeit dazu führt, dass er durch gesteigerte und unwirtschaftliche Tätigkeit die Amortisation der Praxisinvestitionen zu erreichen versucht. **87**

Da nach der Entscheidung des Bundesverfassungsgerichts die Härtefallregelung des §25 Satz 2 Ärzte- ZV „untypischen Umständen" Rechnung tragen soll, sind die herausgearbeiteten Umstände als Härtefälle anzusehen. Darüber hinaus werden in der Kommentarliteratur unbillige Härten dann angenommen, wenn der Therapeut aus zwingenden wirtschaftlichen Gründen auf die Ausübung der Tätigkeit eines Vertragspsychotherapeuten angewiesen ist oder wenn er seine frühere vertragstherapeutische Tätigkeit unfreiwillig, etwa aus Krankheitsgründen, hat aufgeben müssen (*Schallen*: Kommentar zur Ärzte- ZV/Zahn-Ärzte- ZV, 4. Auflage, §25 Rdnr. 567). **88**

Ferner soll ein Ausnahmefall auch dann gegeben sein, wenn der Psychotherapeut seine bisherige vertragspsychotherapeutische Tätigkeit in einem anderen Zulassungsbezirk fortsetzen will und nur deshalb eine erneute Zulassung notwendig ist (ebenda). Nach *Schallen* sei nämlich Sinn zu Zweck der Alterszugangsgrenze, Leistungserbringer ab Voll- **89** endung des 55. Lebensjahres von der Zulassung auszuschließen, die erstmals eine Zulassung beantragen bzw. nach früherer vertragsärztlicher Tätigkeit wieder zugelassen werden wollten, ohne nahtlos an eine anderenorts erteilte Zulassung anknüpfen zu können.

2.4 Arztregistereintragung /Zulassungsausschuss

90 Nach den zwingenden gesetzlichen Vorgaben ist die Eintragung in das Arztregister des Zulassungsbezirkes zu beantragen, in dem der Antragsteller seinen Wohnort hat (§4 Abs. 1 i.V.m. §3 Abs. 1 Ärzte-Zulassungsverordnung). Wird der Psychotherapeut später in einem anderen Zulassungsbezirk zugelassen, so wird er von Amts wegen in das Arztregister umgeschrieben, das für den Vertragspsychotherapeutensitz geführt wird (§5 Abs. 2 Ärzte-Zulassungsverordnung).

91 Nach diesen klaren Regelungen besteht ein Rechtsanspruch auf Umschreibung der Arztregistereintragung bei Wohnortwechsel oder bei Zulassung in einem anderen Zulassungsbezirk, ohne dass die für die Führung des Arztregisters zuständige KV ein (inhaltliches) Prüfungsrecht hätte.

92 Das Bundessozialgericht in Kassel hat mit Urteil vom 13.12.2000 (B 6 KA 26/00 R) klargestellt, dass auch die Zulassungsgremien nicht befugt sind, die materiellen (also inhaltlichen) Voraussetzungen für die Eintragung in das Arztregister eigenständig zu prüfen. Selbst eine (angeblich) fehlerhafte Eintragung in das Arztregister (an anderer Stelle) erfüllt die Tatbestandsvoraussetzungen zur Zulassung, so dass der Zulassungsausschuss selbst dann, wenn er von der Fehlerhaftigkeit der Arztregistereintragung überzeugt wäre, dennoch zur Zulassung verpflichtet ist.

93 Sollte tatsächlich einmal eine Arztregistereintragung aufgehoben werden, so müsste der betroffene Psychotherapeut zuvor gem. §24 Abs. 1 SGB X angehört werden. Nach dieser Vorschrift ist dem Betroffenen Gelegenheit zu geben, sich zu den für die beabsichtigte Entscheidung erheblichen Tatsachen zu äußern. Gem. §25 SGB X hätte in einem solchen Fall die Behörde dem Betroffenen auch Einsicht in die das Verfahren betreffenden Akten zu gewähren, soweit deren Kenntnis zur Geltendmachung oder Verteidigung der rechtlichen Interessen erforderlich ist. Nach der Änderung des Sozialgerichtsgesetzes (ab 02.01.2002) ist darüber hinaus zu beachten, dass im Falle einer Streichung des Arztregistereintrages Widerspruch und Anfechtungsklage aufschiebende Wirkung haben (§86 a SGG i.d.F. v. 02.01.2002).

Da die Arztregistereintragung Voraussetzung für die Zulassung ist, **94** stellt sich mitunter die Frage, ob in jedem Fall die Zulassung wegen fehlender Arztregistereintragung abgelehnt werden darf. Bedeutsam ist hier das Urteil des BSG vom 18.03.1998 (B 6 KA 35/97 R). In dem dortigen Fall hatte der Kläger seinem formlosen Zulassungsantrag den Nachweis über eine bereits erfolgte Eintragung in ein Arztregister nicht beigefügt und seinen Antrag bis zu dem damals maßgeblichen Zeitpunkt nicht entsprechend ergänzt. Wörtlich hat das BSG in diesem Verfahren klargestellt (Seite 6 des Urteilumdrucks):

*„Zulassungsanträge, denen die Bestätigung über eine bereits erfolgte Eintragung in das Arztregister nicht beigelegen hat, können die begünstigende Wirkung des Artikel 33 §3 Abs. 1 Satz 1 GSG allenfalls dann auslösen, wenn der Zulassungsbewerber bis zum 31. März 1993 tatsächlich in ein Arztregister eingetragen war **bzw. einen Rechtsanspruch darauf gehabt hat, spätestens zu diesem Zeitpunkt in das Arztregister eingetragen zu werden"*** (Hervorhebung durch Verfasser).

Danach ist entschieden, dass es für die „Zulässigkeit" oder „Wirksam- **95** keit" eines Zulassungsantrages nicht darauf ankommt, dass ein Nachweis über die Eintragung in das Arztregister beigefügt oder eine Eintragung überhaupt bereits erfolgt ist. Vielmehr ist allein entscheidend, ob zu dem jeweils fraglichen Zeitpunkt die Voraussetzungen für die Eintragung ins Arztregister vorgelegen haben. Letzteres ist immer dann zu bejahen, wenn alle zur Eintragung in das Arztregister vorgelegten Unterlagen Qualifikationen bescheinigen, die vor der Antragstellung erworben wurden.

2.5 Die Altersgrenze im Übergangsrecht (Altersgrenze II)

Die Zulassung des psychologischen Psychotherapeuten endet am Ende **96** des Kalendervierteljahres, in dem der Psychotherapeut sein 68. Lebensjahr vollendet (§95 Abs. 7 Satz 2 SGB V). Diese Altersgrenze wurde für die Vertragsärzte bereits im Jahre 1993 mit dem Gesundheitsstrukturgesetz eingeführt. Mit Übergangsbestimmungen, wonach in Einzelfällen der Zulassungsausschuss auf Antrag die Zulassung um eine bestimmte Frist verlängern konnte, sollte den Vertrags- Psychotherapeuten aber in jedem Einzelfall eine mindestens 20jährige Praxistätigkeit gewährleistet werden.

Über die Anwendbarkeit dieser Übergangsregelungen auf die psycho- **97** logischen Psychotherapeuten kommt es zunehmend zum Streit mit den

Zulassungsinstanzen. Ob und in welchem Umfang die Zulassung nach Erreichen der Altersgrenze auf Antrag vom Zulassungsausschuss zu verlängern ist, soll nachfolgend erörtert werden.

98

§95 Abs. 7 Satz 4 SGB V regelt:

„War der Vertragsarzt

1. zum Zeitpunkt der Vollendung des 68. Lebensjahres weniger als 20 Jahre als Vertragsarzt tätig und

2. vor dem 01.01.1993 bereits als Vertragsarzt zugelassen, verlängert der Zulassungsausschuss die Zulassung längstens bis zum Ablauf dieser Frist".

99 Gem. §95 Abs. 7 Satz 4 SGB V gilt Satz 3 Nr. 2 für Psychotherapeuten mit der Maßgabe, dass sie vor dem 01.01.1999 an der ambulanten Versorgung der Versicherten mitgewirkt haben.

100 Gem. §72 Abs. 1 Satz 2 SGB V gelten Vorschrift des 4. Kap. des SGB V, die sich auf Ärzte beziehen, entsprechend für Psychotherapeuten, sofern nichts Abweichendes bestimmt ist.

2.5.1 Die Grundregelung für Ärzte

101 Die gesetzliche Altersgrenze für vertragsärztliche Zulassungen ist nach dem Beschluss des Bundesverfassungsgerichts vom 31.03.1998 (1BvR 2167/93 und 2198/93, NJW 1998, 1776) verfassungsgemäß. In diesem Beschluss wurde vom Bundesverfassungsgericht auch die Situation derjenigen zugelassenen Ärzte problematisiert, die sich vor dem Inkrafttreten des Gesundheitsstrukturgesetzes (am 01.01.1993) noch in ihrer Berufsplanung darauf eingestellt hatten, unbefristet im Rahmen ihrer Leistungsfähigkeit tätig zu sein. Unter Bezug auf die Regelung in §95 Abs. 7 Satz 3 SGB V wies das Bundesverfassungsgericht darauf hin, dass auch dieser Arztgruppe die Möglichkeit eingeräumt sei, wenigstens 20 Jahre eine vertragsärztliche Praxis zu betreiben. *„Der Gesetzgeber durfte in generalisierender Betrachtungsweise im Rahmen seiner Typisierungsbefugnis davon ausgehen, dass diese Zeitspanne ausreicht, **getätigte Investitionen zu erwirtschaften** und **eine angemessene Alterssicherung** – ggf. über die in allen Bundesländern bestehenden ärztlichen Versorgungswerke – aufzubauen"* (ebenda, NJW 1998, 1776, 1777 – Hervorhebung durch Verfasser).

102 Auch in der Begründung des Gesetzentwurfes der Fraktion von CDU/ CSU, SPD und FDP zum Gesundheitsstrukturgesetz (BT-Drucks. 12/ 3608, Seite 93, zu Nr. 48, b) hieß es, die Regelung bezwecke unter anderem, es denjenigen Vertrags- Psychotherapeuten, die nicht lange genug tätig waren, um sich eine ausreichende Altersversorgung aufzubauen, zu ermöglichen, dies nachzuholen.

Die Verlängerung der Zulassung über das 68. Lebensjahr hinaus ist an **103** die Voraussetzungen geknüpft, dass der Vertragsarzt 1. zum Zeitpunkt der Vollendung des 68. Lebensjahres weniger als 20 Jahre als Vertragsarzt tätig und 2. vor dem 01. Januar 1993 (Inkrafttreten des Gesundheitsstrukturgesetzes) bereits als Vertragsarzt zugelassen war.

2.5.2 Die Regelung für psychologische Psychotherapeuten

Mit dem Psychotherapeutengesetz vom 16.06.1998 wurden nicht nur **104** die neuen Heilberufe des psychologischen Psychotherapeuten (und des Kinder- und Jugendlichenpsychotherapeuten) geschaffen, sondern deren Tätigkeiten auch in das Vertragsarztrecht übernommen. Gem. §72 Abs. 1 Satz 2 SGB V gilt das Leistungserbringungsrecht des 4. Kap. des SGB V, soweit es sich dem Wortlaut nach (lediglich) auf Ärzte bezieht, für (psychologische) Psychotherapeuten entsprechend, sofern nichts Abweichendes bestimmt ist.

Bezüglich der Verlängerung der Zulassung über die Altersgrenze hin- **105** aus regelt §95 Abs. 7 Satz 4 SGB V ausdrücklich, Satz 3 Nr. 2 dieser Vorschrift gelte für Psychotherapeuten mit der Maßgabe, dass sie vor dem 01. Januar 1999 an der ambulanten Versorgung der Versicherten mitgewirkt haben. Damit wurde der in §95 Abs. 7 Satz 3 Nr. 2 für die Vertragsärzte geltende Stichtag (01.01.1993 = Inkrafttreten des Gesundheitsstrukturgesetzes) für die (psychologischen) Psychotherapeuten durch den Stichtag 01.01.1999 (Inkrafttreten des Psychotherapeutengesetzes bezüglich dieser Regelungen) ersetzt. Eine spezielle Regelung zur Geltung oder Bedeutung von §95 Abs. 7 Satz 3 Nr. 1 SGB V („weniger als 20 Jahre als Vertragsarzt bis zur Vollendung des 68. Lebensjahres tätig gewesen") fehlt. **Gem. §72 Abs. 1 Satz 2 SGB V gilt diese Voraussetzung daher für die (psychologischen) Psychotherapeuten „entsprechend" mit der Konsequenz, dass der psychologische Psychotherapeut zum Zeitpunkt der Vollendung des 68. Lebensjahres weniger als 20 „wie ein Vertragsarzt" tätig gewesen sein muss.**

So heißt es auch in der Begründung des Gesetzentwurfes der Fraktion **106** der CDU/CSU und FDP (BT-Drucks. 13/8035, S. 21, zu Nr. 10, b) zur Anfügung des §95 Abs. 7 Satz 4 SGB V:

*„Die Begünstigung, über das 68. Lebensjahr hinaus in der ver-
tragsärztlichen Versorgung hinaus tätig sein zu dürfen, wird demje-*

*nigen Psychotherapeuten eingeräumt, der im Zeitpunkt der Vollendung des 68. Lebensjahres **noch nicht 20 Jahre als zugelassener Psychotherapeut tätig gewesen ist** und im Zeitpunkt des Inkrafttreten des Gesetzes an der ambulanten Versorgung der Versicherten mitgewirkt hat. Damit werden die Psychotherapeuten den Psychotherapeuten gleichgestellt, die bei Einführung der 68-Jahres-Regelung durch das Gesundheitsstrukturgesetz am 01.01.1993 **bereits als Vertragsarzt zugelassen waren** und damals – ebenso wie die Psychotherapeuten heute – darauf vertrauen durften, ohne gesetzliche Begrenzung auch im Alter noch behandeln zu dürfen"* (Hervorhebungen durch Verfasser).

107 Schließlich hat auch das Bundessozialgericht in seinem Urteil vom 08.11.2000 (B 6 KA 55/00 R) festgestellt:

„Die entsprechende Geltung des Abs. 7 Satz 3, Nr. 1 a.a.O. bedeutet – wie oben ausgeführt –, dass das Tatbestandsmerkmal „weniger als 20 Jahre als Vertragsarzt tätig" mit dem Sinngehalt „weniger als 20 Jahre als Psychotherapeut tätig" anzuwenden ist" (S. 10 des Urteilsumdrucks).

„Die nach der Gesetzesbegründung beabsichtigte „Gleichstellung" der Psychotherapeuten mit den Vertrags- Psychotherapeuten ergibt sich also nur dann, wenn bei der Ausfüllung des 20-Jahres-Zeitraums auch die vor dem 01.01.1999 ausgeübten Tätigkeiten im Rahmen der GKV als Delegations- oder Erstattungspsychotherapeut mit erfasst werden (zur Berücksichtigung sowohl der Delegations- als auch der Erstattungspsychotherapeuten im Rahmen des §95 Abs. 10 SGB V s. Urteile des Senats vom heutigen Tage, u.a. Az B 6 KA 52/00 R)" (S. 11 des Urteilsumdrucks).

2.5.3 Zwischenergebnis

108 Aus alledem ergibt sich, dass der psychologische Psychotherapeut bei Erreichen der Altersgrenze einen Anspruch auf Verlängerung seiner Zulassung bis zu dem Zeitpunkt hat, an dem er insgesamt 20 Jahre als Vertragstherapeut oder wie ein Vertragstherapeut tätig gewesen ist. Dabei hat das BSG in seinem Urteil vom 08.11.2000 hervorgehoben, dass eine Tätigkeit „wie ein Vertragstherapeut" auch dann zu bejahen ist, wenn zwar kein „Vertragsverhältnis"/Zulassungsverhältnis bestand, der Psychologe aber „im Rahmen der GKV als Delegations- oder Erstattungspsychotherapeut" tätig war. Ausdrücklich verweist das BSG in diesem Zusammenhang auf seine Ausführungen in den „Zeitfenster"-Urteilen vom selben Tage. Beispielsweise im Urteil zum Aktenzeichen B 6 KA 52/00 R (SozR 3-2500 §95 Nr. 25) hatte das BSG zahlreiche Voraussetzungen zu der Frage herausgearbeitet, wann die „Teilnahme an der ambulanten Versorgung der Versicherten der GKV" zu bejahen sei.

Wer danach vor seiner Zulassung als Delegations- oder Erstattungspsychotherapeut „wie ein Vertragstherapeut" im Rahmen der GKV tätig war, muss diese Zeiten seiner Tätigkeit auf den 20-Jahres-Zeitraum im Rahmen des §95 Abs. 7 Satz 3 SGB V anrechnen lassen. **109**

2.5.4 Mindestanforderungen an den Tätigkeitsumfang

Allerdings können die Anforderungen aus den „Zeitfenster"-Urteilen **110**
des BSG vom 08.11.2000 zur „Teilnahme" an der ambulanten Versorgung der Versicherten der GKV nicht ohne Modifikation bei der Überprüfung der Tatbestandsvoraussetzungen des §95 Abs. 7 Satz 3 Nr. 1 SGB V (= Tätigkeit „wie ein Vertragstherapeut") übernommen werden. Denn das BSG stützt sich bei der *Auslegung des Tatbestandsmerkmales* „Teilnahme" im Rahmen des §95 Abs. 10 und 11 SGB V auf die Prämisse, die genannten Vorschriften des Übergangsrechts stellten eine *Härtefallregelung* dar, die Leistungserbringer mit eigener Praxis begünstigen solle (BSG, Urteil vom 08.11.2000, B 6 KA 52/00 R, S. 11 des Urteilsumdrucks):

> *„Der in der Gesetzesbegründung ausdrücklich formulierte und im Normtext hinreichend deutlich zum Ausdruck gekommene Charakter des §95 Abs. 10 Satz 1 Nr. 3 SGB V als Härtefallregelung ist bei Auslegung und Anwendung der Vorschrift zu berücksichtigen. Allerdings lässt die Bestimmung nicht schlechthin jede Härte ausreichen, die in der Versagung einer Zulassung am gewünschten Ort liegen kann, sondern knüpft durch die Wendung „teilgenommen haben" an eine schützenswerte Substanz für die psychotherapeutische Behandlung an, die im sogenannten Zeitfenster vorhanden gewesen oder geschaffen worden sein muss. Nicht mit dem Aufbau einer Praxis an einem anderen Ort als den derzeitigen Wohnort oder dem bisherigen Mittelpunkt des familiären und/oder beruflichen Lebens verbundenen Belastungen, sondern allein die Notwendigkeit, eine selbst geschaffene Praxis mit ihrem materiellen und immateriellen Wert zur Fortsetzung der bereits ausgeübten Behandlungstätigkeit als nunmehr zugelassener Vertragspsychotherapeut aufgeben zu müssen, rechtfertigt die Zulassung auch in überversorgten Planungsbereichen"* (ebenda).

Die vom BSG in den „Zeitfenster"-Urteilen herausgearbeiteten Vor **111**
aussetzungen, also insbesondere Tätigkeit im Richtlinienverfahren,

Behandlung von GKV-Versicherten, Praxisführung an einem bestimmten Ort, Mindestumfang an Behandlungsstunden, annähernd halbtägige Tätigkeit in niedergelassener Praxis, sind vielmehr im Rahmen der Überprüfung der Voraussetzungen des §95 Abs. 7 Satz 3 Nr. 1 SGB V an den Schutzzielen dieser Härtefallregelung zu orientieren.

112 Wie oben dargelegt, geht es bei dieser Regelung darum, den psychologischen Psychotherapeuten eine 20jährige Praxistätigkeit zu ermöglichen, während der die getätigten Investitionen erwirtschaftet und eine angemessene Alterssicherung aufgebaut werden können (vgl. BVerfG, Beschluss vom 31.03.1998 – 1 BvR 2167/93 u. 2198/93, NJW 1998, 1776, 1777).

113 Danach kann die in §95 Abs. 7 Satz 3 Nr. 1 i.V.m. §72 Abs. 1 Satz 2 SGB V geforderte (entsprechende) „Tätigkeit wie ein Vertragstherapeut" nur bejaht werden, wenn der (psychologische) Psychotherapeut **in eigener Praxis, in annähernd halbtägiger Tätigkeit zu Lasten der GKV zumindest 250 Behandlungsstunden in einem Zeitraum von 6 bis 12 Monaten erarbeitet hat.** Denn bei einer Tätigkeit, die diesen Anforderungen nicht genügt, hält das BSG den Aufbau und dauerhaften Betrieb einer Praxis aus wirtschaftlichen Erwägungen für „eher fernliegend" (BSG, a.a.O., S. 26 des Urteilsumdrucks). In jedem Fall ist zu fordern, dass „– *wenn auch für sehr kurze Zeit – in einem Umfang Versicherte der Krankenkassen behandelt worden sind, der einer zur Hälfte ausgelasteten Praxis (35 bis 36 Behandlungsstunden pro Woche; vgl. BSGE 84, 240 = SozR a. a. O. S 255) zumindest nahe kommt"* (BSG, Urteil vom 08.11.2000, B 6 KA 52/00 R, S. 26 des Urteilsumdrucks.).

114 Ohne diese Voraussetzungen ist schlicht undenkbar, dass die Tätigkeit es dem (psychologischen) Psychotherapeuten ermöglichte, getätigte Investitionen zu erwirtschaften und eine angemessene Alterssicherung aufzubauen. Solche Jahre der „gelegentlichen psychotherapeutischen Nebentätigkeit" zählen nicht für den 20-Jahres-Zeitraum der Tätigkeit „wie ein Vertragstherapeut" im Sinne des §95 Abs. 7 Satz 3 Nr. 1 SGB V.

2.5.5 Zusammenfassung

115 Die Verlängerung der Zulassung über die Altersgrenze hinaus ist an zwei Voraussetzungen geknüpft. Im Falle der psychologischen Psychotherapeuten wird regelmäßig zu bejahen sein, dass diese vor dem 01.01.1999 an der ambulanten Versorgung der Versicherten mitgewirkt haben. Dagegen ist in vielen Fällen zu problematisieren, ob die Psy-

chotherapeuten zum Zeitpunkt der Vollendung des 68. Lebensjahres weniger als 20 Jahre „wie ein Vertragstherapeut" tätig waren. Bei Berücksichtigung von Sinn und Zweck der Übergangsregelungen und der jüngeren Rechtsprechung des BSG kann die in §95 Abs. 7 Satz 3 Nr. 1 i.V.m. §72 Abs. 1 Satz 2 SGB V geforderte (entsprechende) „Tätigkeit wie ein Vertragstherapeut" nur bejaht werden, wenn der psychologische Psychotherapeut in eigener Praxis in annähernd halbtägiger Tätigkeit zu Lasten der GKV zumindest 250 Behandlungsstunden in einem Zeitraum von 6 bis 12 Monaten erarbeitet hat.

2.5.6 Gerichtsentscheidungen

Mit Urteil vom 16.10.2002 (S 10 KA 1167/02) hat das Sozialgericht **116** Stuttgart in einem Verfahren über die Bedeutung der Altersgrenze im Übergangsrecht den Zulassungsentziehungsbescheid des beklagten Berufungsausschusses aufgehoben und den Berufungsausschuss verurteilt, die Zulassung des klagenden Psychotherapeuten bis zum 30.06.2007 zu verlängern.

Damit wurde, nachdem bereits ein einstweiliges Anordnungsverfahren **117** Erfolg hatte, nun auch im Hauptsacheverfahren bestätigt, dass die 68-Jahres-Altersgrenze keine „absolute Altersgrenze" darstellt. Die KV und der Berufungsausschuss hatten dies behauptet mit der Konsequenz, dass die bedarfsunabhängige Zulassung (nach Übergangsrecht) immer bereits dann unzulässig gewesen wäre, wenn der Psychotherapeut am 1. Januar 1999 bereits sein 68. Lebensjahr vollendet gehabt hatte.

In seiner Entscheidung hebt das Sozialgericht hervor, dass bereits aus- **118** weislich der Begründung des Gesetzentwurfes der Gesetzgeber in dem Punkt der Altersgrenze und der Ausnahmetatbestände zur Altersgrenze eine Gleichstellung der psychologischen Psychotherapeuten mit den Psychotherapeuten erreichen wollte. Letztere hätten aber aufgrund der Überleitungsvorschrift in Art. 33 §1 des Gesundheitsstrukturgesetzes die Möglichkeit gehabt, die Zulassung bis zum Ablauf der 20-Jahres-Frist verlängert zu bekommen, selbst wenn sie am 01.01.1999 das 68. Lebensjahr bereits vollendet gehabt hätten. Unter verfassungsrechtlichen Gesichtspunkten, insbesondere im Hinblick auf die nach Art. 12 des Grundgesetzes gewährleistete Berufsfreiheit, sei, so das Sozialgericht, eine entsprechende Anwendung dieser Überleitungsvorschrift auch auf Vertragspsychotherapeuten geboten. Die vom Gesetzgeber angestrebte Gleichbehandlung mit Vertrags-Psychotherapeuten erfordere die Anwendung der in §95 Abs. 7 Sätze 3 und 4 SGB V vorgesehenen „Verlängerungsmöglichkeiten" auch auf solche Vertrags-psychotherapeuten, die bereits zum Stichtag zum 01.01.1999 – wie der Kläger – das 68. Lebensjahr vollendet hatten.

119   Zu Recht weist das Sozialgericht in diesem Zusammenhang auch darauf hin, dass es im Rahmen des §95 Abs. 7 SGB V nicht darauf ankomme, ob sich der betroffene Psychotherapeut durch seine bisherige vertragspsychotherapeutische Tätigkeit eine ausreichende Altersversorgung schon aufgebaut habe. Denn es findet sich kein Anhalt im Gesetzeswortlaut, dass bei einer fehlenden Notwendigkeit zum Aufbau einer ausreichenden Altersversorgung die Verlängerung der vertragsärztlichen oder vertragspsychotherapeutischen Tätigkeit ausscheide. Die Feststellung im konkreten Einzelfall, ob bei dem jeweiligen Vertragsarzt oder Vertragspsychotherapeuten die weitere Tätigkeit zum Aufbau einer ausreichenden Altersversorgung erforderlich sei, so das Sozialgericht, sei im Gesetz nicht vorgesehen.

120   Da es sich also bei der 68-Jahres-Altersgrenze des §95 Abs. 7 Satz 2 SGB V nicht um eine „absolute Altersgrenze" handelt, stand der damaligen (rechtmäßigen) Zulassung des Vertragstherapeuten nicht der Umstand entgegen, dass er im Zeitpunkt seiner Zulassung bereits das 69. Lebensjahr vollendet hatte. Seine Zulassung war nach Ansicht des Sozialgerichts auch antragsgemäß um weitere fünf Jahre zu verlängern. Zwar hatte der Kläger bereits am 15.07.1983 mit der Behandlung von zwei Patienten im Kostenerstattungsverfahren begonnen. Nach den Feststellungen des Sozialgerichts aber war diese Behandlung sowohl zeitlich wie auch von der Prägung der Berufstätigkeit des Klägers von deutlich untergeordneter Bedeutung gegenüber seinem Hauptberuf als angestellter leitender Psychologe in einer Fachklinik. Ausdrücklich hebt das Sozialgericht hervor, dass unter Berücksichtigung der Rechtsprechung des BSG zum sog. Zeitfenster auch im Rahmen des §95 Abs. 7 SGB V von einer prägenden, der Altersversorgung dienenden Teilnahme der psychotherapeutischen Versorgung der Versicherten durch Delegationstherapeuten oder im Rahmen der Kostenerstattung nach §13 Abs. 3 SGB V erst dann zu sprechen sei, wenn diese in eigener Praxis durchgeführt wurde. Im vorliegenden Fall aber hatte der Kläger erst im Juli 1987 eine eigene psychotherapeutische Praxis gegründet. Erst von diesem Moment an war er „wie ein Vertragstherapeut" tätig mit der Konsequenz, dass erst von diesem Zeitpunkt an die 20-Jahres-Frist des §95 Abs. 7 Satz 3 Nr. 1 SGB V zu laufen begann.

2.6 Verlegung des Vertragsarztsitzes

Immer wieder geraten zugelassene oder ermächtigte Psychotherapeu- **121**
ten in die – häufig fremd verschuldete – Situation, dass sie neue Praxisräume für ihre niedergelassene Tätigkeit als Vertragstherapeut suchen
müssen. Da aber nach den Regelungen im 5. Buch des Sozialgesetzbuches (SGB V) und der Zulassungsverordnung für Vertragsärzte (Ärzte-
ZV) die Zulassung (Ermächtigung) für den Ort der Niederlassung erfolgt, ist ein Wechsel des Vertragsarztsitzes nicht ohne weiteres möglich. Leider werden die zum Teil sehr strengen Vorgaben des Gesetz-
bzw. Verordnungsgebers nicht immer beachtet, was sogar zum Verlust
der Zulassung/Ermächtigung führen kann.

Gemäß §95 Abs. 1 S. 4 SGB V erfolgt die Zulassung für den Ort der **122**
Niederlassung. Gleiches regelt §24 Abs. 1 Ärzte- ZV. Der Ort der Niederlassung wird als Vertragsarztsitz bezeichnet. §24 Abs. 2 Ärzte- ZV
verpflichtet den Vertragstherapeuten, an diesem Vertragsarztsitz seine
Sprechstunde zu halten und seine Wohnung so zu wählen, dass er für
die Versorgung der Versicherten an seinem Vertragsarztsitz zur Verfügung stehen kann. Zwar wird noch immer vereinzelt die Auffassung
vertreten, als Ort der Niederlassung (Vertragsarztsitz) könne der gesamte Stadtteil oder ein Ortsteil angesehen werden. Die – soweit ersichtlich – herrschende Auffassung geht aber zu Recht davon aus, dass
als Vertragsarztsitz (Ort der Niederlassung) die konkrete Praxisanschrift mit Straße und Hausnummer zu verstehen ist (vgl. Engelmann:
MedR 2002, S. 561, 563 ff.; BSG, Urteil vom 10.05.2000, B 6 KA 67/
98 R.).

Da also die Zulassung/Ermächtigung für eine konkrete Praxisanschrift **123**
(Vertragsarztsitz) erfolgt, handelt der Vertragstherapeut nur dann im
Rahmen seiner Zulassung/Ermächtigung, wenn er die vertragstherapeutischen Leistungen an diesem Vertragsarztsitz erbringt. Unzulässig
ist es deshalb, zu Lasten der GKV Leistungen außerhalb des Vertragsarztsitzes zu erbringen, seine Patienten also außerhalb der eigenen Praxisräume zu behandeln. Eine Ausnahme von dieser Bindung an den
Ort der Niederlassung (Vertragsarztsitz) stellen das genehmigungspflichtige Betreiben einer Zweigpraxis und die genehmigungsfreie Un-
terhaltung ausgelagerter Praxisräume dar. Auf diese Ausnahmeformen
soll im weiteren nicht vertiefend eingegangen werden, ich verweise insoweit auf den bereits zitierten Aufsatz von Engelmann in MedR 2002
und das Urteil des BSG vom 12.09.2001, B 6 KA 64/00.

2.6.1 Antrag auf Genehmigung

124 Werden nun plötzlich Praxisräume vom Vermieter gekündigt oder ist der Vertragstherapeut aus anderen Gründen gezwungen, seine Praxis zu verlegen, so ist §24 Abs. 4 Ärzte- ZV zu beachten. Danach hat der Zulassungsausschuss den Antrag des Vertragstherapeuten auf Verlegung seines Vertragsarztsitzes zu genehmigen, wenn Gründe der vertragsärztlichen Versorgung dem nicht entgegenstehen.

125 Aus dieser Vorschrift ist zunächst herauszulesen, dass der Vertragstherapeut einen Rechtsanspruch auf die Genehmigung hat, wenn Gründe der vertragsärztlichen Versorgung der Verlegung nicht entgegenstehen.

2.6.2 Gründe der vertragsärztlichen Versorgung

126 Innerhalb eines Planungsbereiches (vgl. die Richtlinien über die Bedarfsplanung sowie die Maßstäbe zur Feststellung von Überversorgung und Unterversorgung in der vertragsärztlichen Versorgung – Bedarfsplanungs-Richtlinien-Ärzte) werden selten „Gründe der vertragsärztlichen Versorgung" einer Verlegung des Vertragsarztsitzes entgegenstehen.

127 Das BSG hat in seinem Urteil vom 10.05.2000 (B 6 KA 67/98 R) klargestellt, dass bei dem für eine Praxisverlegung maßgeblichen Tatbestandsmerkmal „Gründe der vertragsärztlichen Versorgung" allein planerische, die Sicherstellung der Patientenversorgung betreffende Umstände zu prüfen sind. Mit Hilfe dieses Merkmals könne, so das BSG, zum Beispiel möglicherweise darauf hingewirkt werden, dass ein Vertragsarzt seinen Vertragsarztsitz nicht gerade in einen schon gut versorgten Teil des Planungsbereichs verlege. Allerdings hatte noch die Vorinstanz, das Landessozialgericht Nordrhein-Westfalen in seinem Urteil vom 07.10.1998 (L 11 KA 62/98, MedR 1999, 333, 338) darauf hingewiesen, dass die planerische Einflussnahme sehr eingeschränkt sei. Zu Recht hob das LSG hervor, dass im Falle eines Antrages auf Zulassung der Leistungserbringer sich innerhalb des Planungsbereichs seinen Vertragsarztsitz vollkommen frei wählen könne. Planungsrechtlich lasse sich also nicht verhindern, dass bestimmte (attraktive) Bereiche des Planungsbereichs partiell überversorgt, andere hingegen unterversorgt seien. An diesem Befund ändert auch nichts, dass die Kassenärztlichen Vereinigungen nach §12 Abs. 4 S. 2 Ärzte- ZV darauf hinwirken sollen, dass die Ärzte/Therapeuten bei der Wahl ihres Vertragsarztsitzes auf die sich aus den Bedarfsplänen ergebenden Versorgungsbedürfnisse Rücksicht nehmen.

Zusammengefasst bleibt es nach alledem dabei, dass bei einer Verlegung des Vertragsarztsitzes innerhalb des Planungsbereiches regelmäßig ein Rechtsanspruch auf die Genehmigung besteht, weil Gründe der vertragsärztlichen Versorgung dieser Verlegung regelmäßig nicht entgegenstehen. **128**

2.6.3 Rückwirkende Genehmigung?

In diesem Zusammenhang ist allerdings, soweit ersichtlich, gerichtlich noch nicht geklärt, ob die Genehmigung **vor** der Praxisverlegung erteilt werden muss, oder ob auch eine bereits vollzogene Verlegung (rückwirkend) genehmigt werden kann. *Schallen* (Zulassungsverordnung für Vertragsärzte, Vertragszahnärzte, Psychotherapeuten, 4. Aufl., Rn. 563) vertritt die Auffassung, die Verlegung des Vertragsarztsitzes sei nicht von einer vorherigen Genehmigung abhängig. Der Leistungserbringer solle aber nicht das Risiko eingehen, die Praxis zu verlegen, solange die Genehmigung des Zulassungsausschusses noch nicht bestandskräftig sei. Werde die Genehmigung nämlich endgültig nicht erteilt, so ende die Zulassung am Praxisabgebersitz wegen des Wegzuges aus dem Bezirk des Vertragsarztsitzes (§95 Abs. 7 S. 1 SGB V). **129**

Nun ist sicherlich zu beachten, dass nach der ständigen Rechtsprechung des BSG Statusentscheidungen (z. B. Zulassung, Ermächtigung, Genehmigung zur Beschäftigung eines angestellten Arztes) nicht rückwirkend erfolgen können (vgl. beispielsweise BSG, Urteil vom 20.09.1995, 6 R KA 37/94, MedR 1996, S. 470, 472). Auch weitere – nicht auf der Ebene des Status angesiedelte – Genehmigungen, die an persönlich-fachliche Qualifikationen anknüpfen und damit zur Erbringung bestimmter Leistungen berechtigen, können nach der Rechtsprechung des BSG nicht rückwirkend erteilt werden (BSGE 80, 48, 50 = SozR 3-2500, §85 Nr. 19, S. 119 f. – Großgerätediagnostik –; BSG, Urteil vom 28.01.1998, B 6 KA 93/96 R – Vertreterqualifikation –; ebenso BSGE 78, 70, 90 = SozR 3-2500, §92 Nr. 6, S. 46 – Zustimmung zur Methadonsubstitution –). Das BSG begründet die Unzulässigkeit solcher rückwirkender Statusbegründungen/Genehmigungen vor allem damit, im System des Vertragsarztrechts müsse schon wegen des Naturalleistungsprinzips in Verbindung mit der Beschränkung der Leistungserbringung auf einen begrenzten Kreis von Leistungserbringern für alle im System Beteiligten jederzeit feststehen, welcher Leistungserbringer zu welcher Leistungserbringung berechtigt sei (vgl. Urteil des BSG vom 28.01.1998, B 6 KA 41/96 R, Arztrecht 6/1999, S. 158, 160.). **130**

131   Allerdings kann nicht unbeachtet bleiben, dass der Verordnungsgeber in §24 Abs. 3 und Abs. 4 Ärzte- ZV unterschiedliche Regelungen getroffen hat. So heißt es in §24 Abs. 3 Ärzte- ZV ausdrücklich, dass ein Vertragsarzt das Fachgebiet, für das er zugelassen ist, nur mit **vorheriger** Genehmigung des Zulassungsausschusses wechseln darf. In §24 Abs. 4 Ärzte- ZV wird dagegen eine **vorherige** Genehmigung **nicht** verlangt. Aus dieser klaren Unterscheidung kann nur gefolgert werden, dass im Falle der Verlegung des Vertragsarztsitzes (§24 Abs. 4 Ärzte- ZV) die **vorherige** Genehmigung **nicht** erforderlich ist mit der Konsequenz, dass die Genehmigung auch rückwirkend erteilt werden kann. Einer „Auslegung" der Vorschrift dahingehend, der Verordnungsgeber habe auch in §24 Abs. 4 Ärzte- ZV die **vorherige** Genehmigung verlangt, steht der Wortlaut der Vorschrift entgegen.

132   Als Zwischenergebnis bleibt hier allerdings festzuhalten, dass diese Frage gerichtlich noch nicht geklärt ist und vor dem Hintergrund der bisherigen Rechtsprechung des BSG zu den Möglichkeiten rückwirkender Statusentscheidungen und Genehmigungen nur der Rat erteilt werden kann, den Vertragsarztsitz erst dann zu verlegen, wenn die Genehmigung dazu bereits vorliegt.

2.6.4 Vorübergehendes Ausweichen in andere Räume

133   Sofern gänzlich unerwartete und plötzliche Umstände es unmöglich machen, weiterhin in den eigenen Praxisräumen zu praktizieren (Flutschäden, Zimmerbrand, Einsturzgefahr, Lärmbelästigung), kann die Notwendigkeit bestehen, unverzüglich die Räume zu wechseln, um die Versorgung der Patienten weiterhin gewährleisten zu können. Auf die Schnelle aber lassen sich geeignete Praxisräume häufig nicht finden, so dass eine Zwischenlösung zur Behandlung der Patienten in kurzfristig erreichbaren Räumen notwendig ist. Regelungen für die Genehmigung der Tätigkeit in solchen Ausweichräumen bis zur wirklichen Verlegung des Vertragsarztsitzes in neue Praxisräume existieren nicht. Hier kann nur geraten werden, unverzüglich mit der KV und dem Zulassungsausschuss Kontakt aufzunehmen und sich die Tätigkeit während der Interims-Phase in den Ausweichräumen **analog** S. 24 Abs. 4 Ärzte- ZV genehmigen zu lassen.

2.6.5 Verlegung in einen benachbarten Planungsbereich

134   Als ausgesprochen problematisch stellt sich die Situation dar, wenn der Vertragsarztsitz in einen benachbarten Planungsbereich verlegt werden soll. Sofern, was nicht zwingend ist, damit ein Wechsel des Zuständig-

keitsbereiches des Zulassungsausschusses (Zulassungsbezirk) verbunden ist, muss der Vertragsarzt – unter Verzicht auf seine bisherige Zulassung – eine Neuzulassung beantragen (so auch *Schallen*, Zulassungsverordnung, Kommentar, Rn. 558). Dabei ist zu beachten, dass möglicherweise die Altersgrenze einer Neuzulassung entgegensteht.

Beispielsweise in Berlin besteht nun aber die besondere Situation, dass nach den Bedarfsplanungs-Richtlinien-Ärzte die Stadtbezirke zu Planungsbereichen erklärt wurden. Nach der Gebietsreform unterliegen damit zwölf Planungsbereiche der Zuständigkeit der Zulassungsinstanzen bei der KV Berlin. Damit aber ist die Verlegung des Vertragsarztsitzes in einen benachbarten Planungsbereich im Sinne des §24 Abs. 4 Ärzte- ZV nicht in jedem Fall ausgeschlossen.   **135**

Im Einzelfall ist vielmehr zu prüfen, ob „Gründe der vertragsärztlichen Versorgung" der Verlegung entgegenstehen.   **136**

In seinem Urteil vom 28.06.2000 (B 6 KA 27/99 R) hat das BSG solche entgegenstehenden Gründe dann angenommen, wenn der Planungsbereich, in den der Leistungserbringer seinen Vertragsarztsitz verlegen will, aufgrund der Anordnung des Landesausschusses gemäß §103 Abs. 1 und 2 SGB V in Verbindung mit §16 b Ärzte-ZV für die jeweilige Arztgruppe wegen Überversorgung gesperrt ist. Diese Zulassungssperre dürfe nicht im Wege der Verlegung des Vertragsarztsitzes umgangen werden.   **137**

Liegt eine solche Überversorgung aber nicht vor, so bleibt es der Prüfung im Einzelfall vorbehalten, ob „Gründe der vertragsärztlichen Versorgung" der Verlegung entgegenstehen.   **138**

2.6.6 Praxistausch

Selbst im Falle festgestellter Überversorgung („gesperrter Bezirk") mag es aber den – soweit ersichtlich gerichtlich noch nicht entschiedenen – Fall geben, bei dem „Gründe der vertragsärztlichen Versorgung" der Verlegung nicht entgegenstehen. Wollen nämlich zwei Psychotherapeuten ihre Vertragsarztsitze planungsbereichsübergreifend tauschen, und beantragen sie gleichzeitig die Genehmigung der entsprechenden Verlegung, so ist nicht erkennbar, welche „Gründe der vertragsärztlichen Versorgung" dem entgegenstehen sollten. Da nach der Rechtsprechung des BSG einzig „planerische, die Sicherstellung der Patientenversorgung betreffende Umstände" zu prüfen sind (B 6 KA 67/98 R), kann dieser aus Sicht der Bedarfsplanung neutrale Tauschvorgang auf die vertragsärztliche Versorgung keinerlei Einfluss haben.   **139**

2.6.7 Wegzug aus dem Bezirk des Kassenarztsitzes

140 Schließlich muss noch auf eine Regelung in §95 Abs. 7 SGB V einge-gangen werden. In dieser Vorschrift sind verschiedene gesetzliche Be-endigungstatbestände der Zulassung normiert. So ist geregelt, dass die Zulassung mit dem Tod, mit dem Wirksamwerden eines Verzichts oder mit dem Wegzug des Berechtigten aus dem Bezirk seines Kassenarzt-sitzes endet.

141 Der Begriff des „Kassenarztsitzes" ist synonym mit dem Begriff des „Vertragsarztsitzes". Mit dem „Bezirk des Vertragsarztsitzes" könnte aber entweder der Zulassungsbezirk oder der jeweilige Planungsbe-reich, in dem sich die Praxisadresse befindet, gemeint sein. *Hess* (Kas-seler Kommentar, Sozialversicherungsrecht, Bd. I, §95 SGB V, Rn. 95) hält es einzig für sachgerecht, den Bezirk des Vertragsarztsitzes mit dem Zulassungsbezirk gleichzusetzen. Verziehe der Vertragsarzt mit seiner Praxis innerhalb des Zulassungsbezirkes, so handele es sich um eine Verlegung des Praxissitzes mit der Folge der Umschreibung des Vertragsarztsitzes durch den Zulassungsausschuss. Verziehe der Ver-tragsarzt mit seiner Praxis aus dem Zulassungsbezirk, so ende seine Zulassung nach §95 Abs. 7 SGB V.

142 In einer sehr frühen Entscheidung (Urteil vom 24.03.1971 – 6 R KA 9/ 70 –, NJW 1971, 1909) hatte das BSG in Auseinandersetzung mit der Vorgängervorschrift zu §95 Abs. 7 SGB V (§368a Abs. 7 RVO) zwar deutlich gemacht, dass der „Wegzug aus dem Bezirk seines Kassen-arztsitzes" nicht mit der Aufgabe des Wohnsitzes im Sinne des §7 BGB gleichzusetzen sei. Allerdings wurde offen gelassen, ob unter „Bezirk des Kassenarztsitzes" der Planungsbereich oder der Zulassungsbezirk gemeint sei. In dieser Entscheidung hebt das BSG lediglich hervor, Sinn und Zweck der Vorschrift sei der Schutz des Kassenarztsitzes als Planungsinstrument der KV, die Durchsetzung der an den Kassenarzt-sitz gebundenen Sprechstunden- und Residenzpflicht sowie die mit-gliedschaftliche Zuordnung des Vertragsarztes zu einer regional be-stimmten Kassenärztlichen Vereinigung. Diese Funktionen erlauben aber noch immer keine klare Entscheidung, ob als „Bezirk des Kassen-arztsitzes" nun der Planungsbereich oder der Zulassungsbezirk ge-meint sein muss.

143 Letztlich kann die Frage meines Erachtens wegen des Wortlauts der Vorschrift nur dahingehend beantwortet werden, dass mit dem „Bezirk des Kassenarztsitzes" der Zulassungsbezirk gemeint ist. Dabei gilt als Zulassungsbezirk gem. §96 Abs. 1 SGB V derjenige Bezirk, für den ein Zulassungsausschuss zuständig ist. Diese Zulassungsbezirke werden gem. §11 Abs. 1 Ärzte- ZV von den Kassenärztlichen Vereinigungen und den Landesverbänden der Krankenkassen sowie den Verbänden der Ersatzkassen gemeinsam gebildet und abgegrenzt. Werden Zulassungsbezirke für Teile des Bezirks einer Kassenärztlichen Vereinigung gebildet, so sind bei der Abgrenzung in der Regel die Grenzen der Stadt- und Landkreise zu berücksichtigen (§11 Abs. 2 Ärzte- ZV). Die Kassenärztliche Vereinigung hat die Zulassungsbezirke in den für ihre amtlichen Bekanntmachungen zuständigen Blättern bekanntzugeben (§11 Abs. 3 Ärzte- ZV). Der Begriff des „Zulassungsbezirkes" wird einheitlich verwendet und findet sich an mehreren Stellen in unmittelbarer Nähe zu dem hier fraglichen §95 Abs. 7 SGB V (bspw. in §95 Abs. 2, §96 Abs. 1, §98 Abs. 2 Nr. 7 SGB V).

Dagegen wird sowohl im SGB V als auch in der Zulassungsverordnung-Ärzte gleichermaßen einheitlich von einem „Planungsbereich" als ein bestimmtes Gebiet innerhalb eines Zulassungsbezirkes (vgl. §100 Abs. 1 SGB V) gesprochen. Der Begriff des „Planungsbereiches" findet sich beispielsweise noch in §101 Abs. 1 Nr. 4, §103 Abs. 2, Abs. 4 SGB V oder §12 Abs. 3 oder §16b Abs. 1 Ärzte- ZV. Wenn danach der Gesetzgeber also ausdrücklich zwischen Zulassungs"bezirken" und Planungs"bereichen" unterscheidet, so kann mit dem „Bezirk des Kassenarztsitzes" auch nur der Zulassungsbezirk gemeint sein. Es ist nicht angängig, einen Planungsbereich als Bezirk im Sinne des §95 Abs. 7 SGB V anzusehen, wenn der Begriff des „Bezirkes" im SGB V (und in der Ärzte- ZV) ansonsten einheitlich nur im Zusammenhang mit dem Begriff des „Zulassungsbezirkes" auftaucht. **144**

Letztlich folgt dieses Ergebnis auch aus den Regelungen in §103 Abs. 4 SGB V. Nach Satz 1 dieser Vorschrift besteht (auf Antrag des Vertragsarztes) die Pflicht der KV zur Ausschreibung des Vertragsarztsitzes, *„wenn die Zulassung eines Vertragsarztes in einem Planungsbereich, für den Zulassungsbeschränkungen angeordnet sind, durch Erreichen der Altersgrenze, Tod, Verzicht oder Entziehung endet"* und die Praxis von einem Nachfolger fortgeführt werden soll. Der Gesetzgeber hat hier genau aufgezählt, unter welchen Voraussetzungen die Zulassung eines Vertragsarztes in einem Planungsbereich endet. Der gesetzliche Beendigungstatbestand des §95 Abs. 7 SGB V (Wegzug des Berechtigten aus dem Bezirk seines Kassenarztsitzes) ist hier allerdings nicht genannt. Dies ist nur deshalb verständlich und richtig, weil der Wegzug aus einem Planungsbereich nicht automatisch zur Beendigung der Zulassung führt. Dies ist, wie dargestellt, nur im Falle des Wegzuges aus dem Zulassungsbezirk der Fall. **145**

2.7 Nachfolgezulassung des psychologischen Psychotherapeuten

146 Mit Einführung der sogenannten Bedarfsplanung ist in den wegen Überversorgung gesperrten Bezirken (Planungsbereichen) die Zulassung nur im Falle eines (schwer nachweisbaren) Sonderbedarfs oder als sogenannte Nachfolgezulassung möglich. Im letztgenannten Fall wird der Vertragsarztsitz eines ehedem zugelassenen Arztes durch einen vom Zulassungsausschuss ausgewählten Nachfolger übernommen; die Zulassung des ehemaligen Praxisinhabers wird also auf den Nachfolger übertragen. Die Regelungen zur Nachfolgezulassung finden sich in §103 Abs. 4 SGB V. Gem. §72 Abs. 1 Satz 2 SGB V gelten diese Regelungen, die sich ausschließlich auf Ärzte beziehen, entsprechend für (psychologische) Psychotherapeuten.

147 Das Nachfolgezulassungsverfahren ist vom Gesetzgeber in zwei Phasen unterteilt: Auf Antrag des Praxisabgebers ist der Vertragsarztsitz zunächst von der Kassenärztlichen Vereinigung auszuschreiben, eine Liste der eingehenden Bewerbungen ist zu erstellen. In der zweiten Phase wählt der Zulassungsausschuss den Nachfolger nach pflichtgemäßem Ermessen aus.

148 In einigen KVen wird die Durchführung dieses Nachfolgezulassungsverfahrens im Falle der psychologischen Psychotherapeuten abgelehnt mit der Begründung, ein „Praxiswert" sei bei der psychologischen Psychotherapeuten-Praxis nicht vorhanden. Die Praxis sei ohne Substanz mit der Konsequenz, dass der Nachfolger keine Praxis „fortführen könne". Die lediglich Veräußerung einer Zulassung als „leere Hülse" sei aber nach der Rechtsprechung des Bundessozialgerichts (BSG) unzulässig. Eine Nachfolgezulassung scheide aus, wenn kein ausreichendes Substrat bestehe, dessen Wert und Interesse schützenswert sei. Im Falle der psychologischen Psychotherapeuten sei letzteres zu verneinen.

149 Einer rechtlichen Überprüfung hält diese Auffassung nicht stand.

150 | **§103 Abs. 4 SGB V**

Wenn die Zulassung eines Vertragsarztes in einem Planungsbereich, für den Zulassungsbeschränkungen angeordnet sind, durch Erreichen der Altersgrenze, Tod, Verzicht oder Entziehung endet und die Praxis von einem Nachfolger fortgeführt werden soll, hat die Kassenärztliche Vereinigung auf Antrag des Vertragsarztes oder seiner zur Verfügung über die Praxis berechtigten Erben diesen Vertragsarztsitz in den für ihre amtlichen Bekanntmachungen vorgesehenen Blättern unverzüglich auszuschreiben und eine Liste der eingehenden Bewerbungen zu erstellen. Dem Zulassungsausschuss sowie dem Vertragsarzt oder seinen Erben ist eine Liste der eingehenden Bewerbungen zur Verfügung zu stellen. Unter mehreren Bewerbern, die die ausgeschriebene Praxis als Nachfolger des bisherigen Vertragsarztes fortführen wollen, hat der Zulassungsausschuss den Nachfolger nach pflichtgemäßem Ermessen auszuwählen. Bei der Auswahl der Bewerber sind die berufliche Eignung, das Approbationsalter und die Dauer der ärztlichen Tätigkeit zu berücksichtigen, ferner, ob der Bewerber der Ehegatte, ein Kind, ein angestellter Arzt des bisherigen Vertragsarztes oder ein Vertragsarzt ist, mit dem die Praxis bisher gemeinschaftlich ausgeübt wurde. Ab dem 01. Januar 2006 sind für ausgeschriebene Hausarztsitze vorrangig Allgemeinärzte zu berücksichtigen. Die wirtschaftlichen Interessen des ausscheidenden Vertragsarztes oder seiner Erben sind nur insoweit zu berücksichtigen, als der Kaufpreis die Höhe des Verkehrswerts der Praxis nicht übersteigt.

2.7.1 Allgemeines

Die Regelung des §103 Abs. 4 SGB V über die Nachfolgezulassung wurde vom Gesetzgeber im Zusammenhang mit den Neuregelungen über die Bedarfsplanung und die Zulassungsbeschränkungen getroffen[38]. Neben der Beendigung der Zulassung und der Ausschreibung dieses Vertragsarztsitzes nennt das Gesetz als Tatbestandsvoraussetzung für das Nachbesetzungsverfahren, dass „die Praxis von einem Nachfolger fortgeführt werden soll" und der Bewerber „die ausgeschriebene Praxis als Nachfolger des bisherigen Vertragsarztes fortführen will". Sofern der Tatbestand einer Praxisfortführung im Sinne des §103 Abs. 4 Satz 1 SGB V nicht erfüllt ist, weil es keine fortführungsfähige Praxis gibt, ist weder ein Vertragsarztsitz auszuschreiben noch eine Zulassung im Nachbesetzungsverfahren zu erteilen[39]. **151**

Im Nachfolgezulassungsverfahren wird damit der öffentlich-rechtliche Akt der Zulassung mit privatrechtlichen Vereinbarungen zur Praxisü- **152**

---

38) Vgl. Art. 1 Nr. 58 ff. Gesundheitsstrukturgesetz vom 21.12.1992, BGBl. I 2266, mit der Neufassung des §103 SGB V in Art. 5 Nr. 60.
39) BSG, Urteil vom 29.09.1999, B 6 KA 1/99 R.

bergabe verbunden, was seit Jahren zu vielerlei Kritik und Problemen in der Praxis führt[40].

153 Der Grund für die Einbeziehung der (privat-rechtlichen) Vermögensverfügung „Praxisnachfolge" in die öffentlich-rechtliche Statusentscheidung ist gleichzeitig der Grund für die Ausnahmeregelung des § 103 Abs. 4 SGB V insgesamt: Es wird der Versuch unternommen, die (privaten) wirtschaftlichen Interessen des Vertragsarztes an einem Praxisverkauf, der vielfach Bestandteil der Altersversorgung ist, mit den (öffentlichen) Interessen der Bedarfsplanung zu harmonisieren[41]. Die Regelung soll den Erfordernissen des Eigentumsschutzes dadurch Rechnung tragen, dass dem Inhaber einer Praxis deren wirtschaftliche Verwertung auch in einem für Neuzulassungen gesperrten Gebiet ermöglicht wird[42]. Die – in Zeiten der Bedarfsplanung eigentlich unerwünschte – Überversorgung wird auch bei Beendigung der Zulassung eines Vertragsarztes und entsprechender Nachfolgezulassung hingenommen, weil anderenfalls ein ausscheidender Vertragsarzt bzw. seine Erben keine Möglichkeit hätten, die (unter Umständen wertvolle) Praxis zu verwerten. Denn für die Übernahme einer (auch) vertragsärztlichen Praxis würde sich niemand interessieren, sofern er für den jeweiligen Vertragsarztsitz nicht auch eine Zulassung erhalten könnte. Wegen der grundgesetzlich geschützten Rechtsposition des Praxisübergebers (Art. 2, 12, 14 Grundgesetz) tritt der gesetzgeberische Wille, Überversorgung zu vermeiden, zurück, wenn und soweit die wirtschaftlichen Interessen des ausscheidenden Vertragsarztes bzw. seiner Erben die Erteilung einer Zulassung in einem gesperrten Gebiet als geboten erscheinen lassen[43].

2.7.2 Fortführungsfähige Praxis?

154 Die Fortführungsfähigkeit und die Möglichkeit der wirtschaftlichen Verwertung der Praxis sind also sowohl nach dem Wortlaut als auch nach dem Gesetzeszweck der Regelung Voraussetzungen für das Nachfolgezulassungsverfahren.

155 Wann aber kann einer Praxis ihre Fortführungsfähigkeit bzw. ihre Übernahmefähigkeit abgesprochen werden? In dem bereits zitierten Urteil des BSG vom 29.09.1999 finden sich zur Frage der Fortführungsfähigkeit zahlreiche Hinweise.

---

40) Vgl. insbesondere die Aufsätze von *Rieger, Möller, Dahm, Steinhilper, Ratzel, Cramer, Krieger* und *Preißler* in MedR 1994, S. 213 ff.
41) Vgl. *Bartels*: MedR 1995, S. 232.
42) Vgl. Bericht des Ausschusses für Gesundheit, BT-Drucks. 12/3937, S. 7.
43) Urteil des BSG vom 29.09.1999 – B 6 KA 1/99 R.

In dem vom BSG entschiedenen Fall hatte ein Radiologe eine Zulassung und Genehmigung zur Ausübung der vertragsärztlichen Tätigkeit in einer Gemeinschaftspraxis erhalten, seine Tätigkeit aber wegen einer Erkrankung nicht aufgenommen. Nachdem die Zulassung zunächst geruht hatte, stellte der Zulassungsausschuss das Ende der Zulassung 14 Monate nach der ursprünglichen Erteilung der Zulassung fest. In dem anschließenden Nachfolgezulassungsverfahren wurde ein Bewerber zugelassen, eine erfolglose Mitbewerberin aber erhob Widerspruch gegen diese Entscheidung. Der Berufungsausschuss hob den Zulassungsbescheid auf mit der Begründung, es habe eine übernahmefähige Praxis nicht bestanden; da keine bestehende Vertragsarztpraxis fortgeführt werden sollte, sei kein Raum für die Nachfolgezulassung gem. §103 Abs. 4 SGB V. Gegen diese Entscheidung klagte die widerspruchsführende Mitbewerberin und die zuständige KV. Sowohl diese Klage als auch die Berufung blieben ohne Erfolg. Auch mit der Revision beim BSG konnten sich die Kläger nicht durchsetzen. **156**

Das BSG verneinte die Fortführungsfähigkeit/Übernahmefähigkeit der Praxis mit der Begründung, der Radiologe habe seit seiner Zulassung weder in einer Einzelpraxis noch im Rahmen einer Gemeinschaftspraxis seine vertragsärztliche Tätigkeit ausgeübt. Eine Praxis könne aber nur dann von einem Nachfolger fortgeführt werden, wenn der ausscheidende Vertragsarzt zum Zeitpunkt der Beendigung seiner Zulassung tatsächlich unter einer bestimmten Anschrift in nennenswertem Umfang (noch) vertragsärztlich tätig gewesen sei. **157**

Letzteres setze den Besitz bzw. Mitbesitz von Praxisräumen, die Ankündigung von Sprechzeiten, die tatsächliche Entfaltung einer ärztlichen Tätigkeit unter den üblichen Bedingungen sowie das Bestehen der für die Ausübung der ärztlichen Tätigkeit im jeweiligen Fachgebiet erforderlichen Praxisinfrastruktur in apparativ-technischer Hinsicht voraus. **158**

> *„Fehlt es an alledem, wird eine ärztliche Praxis tatsächlich nicht betrieben und in Folge dessen auch die vertragsärztliche Tätigkeit nicht ausgeübt. Ein Vertragsarzt, der eine vertragsärztliche Tätigkeit tatsächlich nicht wahrnimmt, keine Praxisräume mehr besitzt, keine Patienten mehr behandelt und über keinen Patientenstamm verfügt, betreibt keine Praxis mehr, die im Sinne des §103 Abs. 4 Satz 1 SGB V von einem Nachfolger fortgeführt werden könnte"*[44].

Im Licht dieser höchstrichterlichen Rechtsprechung ist die Eingangs erwähnte Auffassung einiger KVen nicht haltbar. Deren Behauptung, **159**

---

44) BSG, Urteil vom 29.09.1999 – B 6 KA 1/99 R -, S. 12 ff. des Urteilumdrucks.

die Praxis eines psychologischen Psychotherapeuten sei „ohne Substanz", wird mit der Besonderheit der Patienten-Therapeuten-Beziehung begründet. Die KVen meinen, diese höchst persönliche Beziehung ließe von vornherein nicht erwarten, dass die Patienten des ausscheidenden Therapeuten auch dem Nachfolger erhalten blieben.

160 Ausweislich der Urteilsbegründung ist es für die Frage der Fortführungsfähigkeit einer Praxis aber ohne Belang, ob der Praxisnachfolger dieselben Patienten wie der ausscheidende Vertragsarzt/Vertragspsychotherapeut behandelt. Ausdrücklich bestätigt das BSG:

> *„Praxisfortführung in diesem Sinne verlangt nicht notwendig, dass der Nachfolger eines ausscheidenden Vertragsarztes auf Dauer die bisherigen Patienten in denselben Praxisräumen mit Unterstützung desselben Praxispersonals und unter Nutzung derselben medizinisch-technischen Infrastruktur behandelt oder zumindest behandeln will".* [45]

161 Fortführungsfähigkeit einer Praxis ist dagegen nach der höchstrichterlichen Rechtsprechung zu bejahen, wenn der ausscheidende Vertragsarzt/Vertragspsychotherapeut tatsächlich in eigener Praxis vertragsärztlich tätig war, Praxisräume mit der notwendigen Praxisinfrastruktur besitzt und Patienten behandelt. Liegen diese Voraussetzungen vor, so besteht in rechtlicher Hinsicht die Möglichkeit zur Praxisfortführung, zu der der entsprechende subjektive Fortführungswille des Nachfolgers hinzu treten muss.

162 Unabhängig davon, ist die Behauptung, die Praxis stelle keinen wirtschaftlichen Wert dar, weil es an der notwendigen Patientenbindung im Falle der Nachfolgezulassung fehle, falsch. Entgegen der hier angegriffenen Auffassung einiger KVen lässt sich der „Praxiswert" schon nicht ausschließlich auf den sogenannten „ideellen Praxiswert" reduzieren, sondern umfasst auch den „materiellen Praxiswert". Darüber hinaus setzt sich der ideelle Praxiswert (Goodwill) als „Inhaberwert" einer Praxis aus verschiedenen wertschaffenden Faktoren zusammen. Neben der Zusammensetzung der Patientenklientel und der besonderen Bindung zum ausscheidenden Therapeuten sind es auch objektive Faktoren, wie die Ortslage der Praxis, die Therapeutendichte im Praxisbereich, der Organisations- und Rationalisierungsgrad der Praxis, Subspezialisierungen, die konkrete und zu erwartende Konkurrenz durch Neuniederlassungen und die Kontakte zur Ärzteschaft, die diesen Pra-

---

45) BSG, Urteil vom 29.09.1999 – B 6 KA 1/99 R –, S. 12 des Urteilumdrucks.

xiswert bestimmen[46]. Der ideelle Praxiswert einer Praxis für Psychotherapie lässt sich nach alledem nicht „auf Null reduzieren" mit dem Hinweis auf die Besonderheiten des Therapeuten-Patienten-Verhältnisses.

Die Behauptung, die Praxis eines psychologischen Psychotherapeuten sei „ohne Wert" ist tatsächlich unhaltbar. Die gesetzlichen Regelungen und die höchstrichterliche Rechtsprechung zeigen darüber hinaus, dass selbst bei geringem Praxiswert es ausschließlich darauf ankommt, ob eine fortführungsfähige Praxis besteht. Dies ist auch dann zu bejahen, wenn der materielle und der immaterielle (ideelle) Praxiswert gering sind.   **163**

2.7.3 Ergebnis

Damit ist die Weigerung einer KV, auf Antrag den Praxissitz eines psychologischen Psychotherapeuten im Rahmen des Nachfolgezulassungsverfahrens auszuschreiben, rechtswidrig, wenn diese Entscheidung lediglich damit begründet wird, eine Psychotherapeuten-Praxis sei prinzipiell „ohne Substanz und Wert". §103 Abs. 4 SGB V fordert neben der Beendigung der Zulassung lediglich die Fortführungsfähigkeit der Praxis. Nach der Rechtsprechung des BSG entfällt die Fortführungsfähigkeit einer Praxis aber nicht dann, wenn es einer KV unwahrscheinlich erscheint, dass die Patienten des Praxisinhabers durch den Nachfolger weiter behandelt werden. Die vom Gesetz geforderte Möglichkeit zur Praxisfortführung ist vielmehr immer dann zu bejahen, wenn der ausscheidende Vertragsarzt/Vertragspsychotherapeut tatsächlich in eigener Praxis vertragsärztlich tätig war, Praxisräume mit der notwendigen Praxisinfrastruktur besitzt und Patienten behandelt.   **164**

2.8 Zulassungsentziehung

Nach §27 Ärzte- ZV /§95 Abs. 6 SGB V kann die Zulassung entzogen werden, wenn ihre Voraussetzungen nicht oder nicht mehr vorliegen, der Vertragstherapeut die vertragstherapeutische Tätigkeit nicht aufnimmt oder nicht mehr ausübt oder er seine vertragsärztlichen Pflichten gröblich verletzt.   **165**

Das Landessozialgericht Baden-Württemberg hat in seinem Urteil vom 01.04.1992 (L 5 KA 1028/91 = MedR 1992, S. 303) die Kriterien einer gröblichen Pflichtverletzung unter besonderer Berücksichtigung der   **166**

---

46) Vgl. *Rieger, H.-J.*: Verträge zwischen Psychotherapeuten in freier Praxis, Heidelberger Musterverträge, Heft 41, 6. Aufl., S. 30.

Rechtsprechung des BSG und auch des Bundesverfassungsgerichts wie folgt zusammengefasst:

*„Zunächst muss überhaupt ein **Pflichtverstoß** gegeben sein (1.). Dieser muss **schwer** wiegen (2.). Weiterhin muss diese schwere Pflichtverletzung derartige Auswirkungen auf das System der kassenärztlichen Versorgung haben, dass zu deren Schutz die Entziehung der Zulassung erforderlich erscheint. Das ist der Fall, wenn das für die Funktionsfähigkeit des kassenärztlichen Systems erforderliche Vertrauensverhältnis zwischen dem Arzt einerseits und der Kassenärztlichen Vereinigung sowie den Krankenkassen andererseits aufgrund der schweren Pflichtverletzung so tiefgreifend und nachhaltig gestört ist, dass diesen die weitere Zusammenarbeit mit dem Arzt nicht mehr zuzumuten ist und dieser dadurch für die weitere Teilnahme an der kassenärztlichen Versorgung **nicht mehr geeignet** ist (3. a). Dies ist unter Beachtung des Art. 12 Abs. 1 GG i.V.m. dem Grundsatz der **Verhältnismäßigkeit** nur der Fall, wenn die Störung nicht mehr durch eine andere – ebenso wirksame – **mildere Maßnahme** beseitigt werden kann (3. b).“*

167   Bei der Bewertung, welches Gewicht ein Pflichtverstoß hat, sind die Art und Weise des Verstoßes zu prüfen sowie der Grad der Vorwerfbarkeit und die zugrunde liegende Motivation des Arztes. **Es kommt immer auf die jeweils genau festzustellenden Umstände des Einzelfalles an** (BSGE 15, S. 177 [184]).

168   Bei der Bewertung, welches Gewicht ein Pflichtverstoß hat, kommt auch der subjektiven Seite (des Therapeuten) Bedeutung zu, so etwa, ob der Therapeut im Interesse des Patienten oder primär im eigenen Interesse der Gewinnerzielung handelt und ob ihm wissentliches und willentliches Handeln oder nur vorwerfbares Nichtwissen oder überhaupt kein Verschulden vorzuwerfen ist (so BSGE 63, 43 [46]).

169   Ob ein Pflichtverstoß, der von erheblichem Gewicht ist, außerdem noch die **Eignung** des Therapeuten zur weiteren Teilnahme an der kassenärztlichen Versorgung in Frage stellt, hängt davon ab, in welchem Maße das Vertrauensverhältnis zwischen dem Therapeuten einerseits und den Kassenärztlichen Vereinigungen sowie den Krankenkassen andererseits so erheblich beeinträchtigt ist, dass diesen die weitere Zusammenarbeit nicht mehr zuzumuten ist, also die Vertrauensbasis tiefgreifend und nachhaltig gestört ist (vgl. BSGE 66, 6 [8]).

170   Dabei ist schließlich unter dem Gesichtspunkt des Art. 12 Abs. 1 GG i.V.m. dem Grundsatz der **Verhältnismäßigkeit** zu beachten, dass eine die Entziehung der Kassenzulassung rechtfertigende Störung nur dann

vorliegt, wenn keine andere – ebenso wirksame – **mildere Sanktion** zur Verfügung steht (BVerfGE 69, 233 [247]; BSGE 66, 6 [7, 8]; 61, 1 [4]).

3 Pflichten des Vertragspsychotherapeuten

3.1 Allgemeines

Auf das Regelungsdickicht im Vertragsarztrecht wurde einleitend schon hingewiesen. Die wichtigsten Pflichten des Vertragspsychotherapeuten ergeben sich aus dem 5. Sozialgesetzbuch (SGB V), der Zulassungsverordnung für Ärzte (Ärzte- ZV), dem Bundesmantelvertrag-Ärzte und dem Bundesmantelvertrag- Ärzte/Ersatzkassen (nachfolgend nur: BMV-Ä), den Psychotherapie-Richtlinien und der Psychotherapie-Vereinbarung. **171**

Während das SGB V zuallererst die Ermächtigungsgrundlage für die übrigen genannten Vorschriften bietet und vor allem statusrelevante Pflichten normiert, finden sich in der Zulassungsverordnung naheliegenderweise vor allem Pflichten, die im engen Zusammenhang mit dem Zulassungsstatus stehen und häufig Pflichten aus dem SGB V nur wiederholen . Die Psychotherapie-Richtlinien und die Psychotherapie-Vereinbarung dagegen normieren vor allem Pflichten im Zusammenhang mit der Erbringung und Abrechnung psychotherapeutischer Leistungen. Der BMV-Ä stellt den umfangreichsten und weit gefächertsten Pflichtenkatalog dar. In der anwaltlichen Beratung ist immer wieder überraschend, wie vielen Leistungserbringern die Vorschriften des BMV-Ä unbekannt sind. Jedem Vertragstherapeuten kann nur dringend empfohlen werden, den Bundesmantelvertrag wenigstens einmal sorgfältig zu lesen. Eigentlich müsste es eine Selbstverständlichkeit sein, dass jeder Vertragsarzt/Vertragstherapeut, der durch die Zulassung zur vertragsärztlichen Versorgung berechtigt und verpflichtet ist, auch die „Vertragspflichten" des BMV-Ä kennt. **172**

3.2 Anzeigepflichten

3.2.1 Berufskrankheit

Weithin unbekannt ist eine Regelung in §58 BMV-Ä. Danach hat es der Vertragsarzt/Vertragstherapeut der Krankenkasse mitzuteilen, wenn Anhaltspunkte dafür vorliegen, dass die Krankheit eine Berufskrankheit im Sinne der Unfallversicherung oder deren Spätfolgen oder die Folge-Spätfolge/eines Arbeitsunfalls, eines sonstigen Unfalles, einer Körperverletzung, einer Schädigung im Sinne des Bundesversorgungsgesetzes oder eines Impfschadens im Sinne des Bundesseuchengesetzes ist. Diese Regelung gilt wegen der Entsprechensklausel des §1 **173**

Abs. 4 BMV-Ä auch für Psychologische Psychotherapeuten und Kinder- und Jugendlichenpsychotherapeuten. Insbesondere fehlt die Vorschrift im „Ausschlusskatalog" des §1 Abs. 5 BMV-Ä.

3.2.2 Keine Praxistätigkeit

174 Eine weitere Anzeigepflicht normiert §17 Abs. 3 BMV-Ä. Ist der Vertragstherapeut danach länger als eine Woche an der Ausübung seiner Praxis verhindert, so hat er dies der Kassenärztlichen Vereinigung unter Benennung des/der vertretenden Psychotherapeuten unverzüglich mitzuteilen. Darüber hinaus soll der Vertragsarzt/Vertragstherapeut – auch bei Verhinderung von weniger als einer Woche – dies in geeigneter Weise (z.B. durch Aushang) bekannt geben. Die Vertretung ist jeweils mit dem vertretenden Therapeuten abzusprechen. Bei Krankheit, Urlaub oder Teilnahme an ärztlicher Fortbildung oder an einer Wehrübung kann sich der Vertragstherapeut innerhalb von 12 Monaten bis zu einer Dauer von 3 Monaten ohne Genehmigung der Kassenärztlichen Vereinigung vertreten lassen. §32 Abs. 1 Ärzte- ZV wiederholt die Verpflichtung zur Mitteilung einer Vertretung, die länger als eine Woche dauert.

3.2.3 Weiterbildungsassistenten

175 Sobald durch Weiterbildungsordnungen auch für die Psychologischen Psychotherapeuten und Kinder- und Jugendlichenpsychotherapeuten ein Weiterbildungsrecht geschaffen worden ist, wird es möglich sein, Weiterbildungsassistenten zu beschäftigen. §32 Abs. 2 Ärzte- ZV verpflichtet den Vertragstherapeuten in einem solchen Fall, zuvor die Genehmigung der KV zur Beschäftigung eines solchen Weiterbildungsassistenten einzuholen.

3.2.4 Angestellter Arzt

176 §32b Abs. 1 Ärzte- ZV erlaubt es dem Psychotherapeuten, einen ganztagsbeschäftigten Therapeuten oder höchstens zwei halbtagsbeschäftigte Therapeuten desselben Fachgebietes anzustellen. Diese Anstellung bedarf nach Abs. 2 der Vorschrift der Genehmigung des Zulassungsausschusses.

3.2.5 Kooperationen

177 Wer gemeinsam mit anderen Therapeuten Praxisräume oder Praxiseinrichtungen nutzt oder Hilfspersonal gemeinsam beschäftigt, hat davon

gem. §33 Abs. 1 Ärzte- ZV die KV zu unterrichten. Wer in Gemeinschaftspraxis kooperieren möchte, muss dies vorher gem. §33 Abs. 2 Ärzte- ZV durch den Zulassungsausschuss genehmigen lassen.

3.2.6 Ruhensgründe

Schließlich verpflichtet §26 Abs. 2 Ärzte- ZV den Vertragstherapeuten, **178** dem Zulassungsausschuss mitzuteilen, sollten Tatsachen, die das Ruhen der Zulassung bedingen können, vorliegen. Ruhensrelevante Tatsachen sind nach §26 Abs. 1 Ärzte- ZV i. V. m. §95 Abs. 5 SGB V Umstände, die bedingen können, dass der Vertragstherapeut seine Tätigkeit nicht ausübt, die Wiederaufnahme der Tätigkeit aber in angemessener Frist zu erwarten ist. Ein typischer Beispielsfall ist die Vertragstherapeutin, die wegen Schwangerschaft, Geburt oder Kindererziehung für einen gewissen Zeitraum ihre vertragstherapeutische Tätigkeit nicht ausübt. Ruhensrelevante Tatsachen können aber auch eine erzwungene Praxisschließung wegen Krankheit/Unfall oder Umbau/ Ersatz der Praxisräume sein.

3.3 Genehmigungsvorbehalte

Einige der oben dargestellten Anzeigepflichten korrespondieren bereits **179** mit entsprechenden Genehmigungsvorbehalten.

Darüber hinaus sind für den Vertragspsychotherapeuten vor allem die **180** Genehmigungsvorbehalte der **Psychotherapie-Vereinbarung** zu beachten. Nach §2 dieser Vereinbarung ist die Ausführung und Abrechnung von psychotherapeutischen Leistungen im Rahmen der vertragsärztlichen Versorgung durch die an der vertragsärztlichen Versorgung teilnehmenden ärztlichen Psychotherapeuten und psychologischen Psychotherapeuten und Kinder- und Jugendlichenpsychotherapeuten **erst nach Erteilung der Genehmigung** durch die Kassenärztliche Vereinigung zulässig. Die Genehmigungsvoraussetzungen richten sich für die psychologischen Psychotherapeuten nach §6 und für die Kinder- und Jugendlichenpsychotherapeuten nach §7 der Psychotherapie-Vereinbarung. Für die nach Übergangsrecht zugelassenen Psychotherapeuten sind die Übergangsbestimmungen in §16 Abs. 2 bis 6 Psychotherapie-Vereinbarung von besonderer Bedeutung.

Zu regelmäßigen Streit führt in der Praxis auch die Verpflichtung aus **181** §24 Abs. 4 Ärzte- ZV, wonach die **Verlegung des Vertragsarztsitzes** der Genehmigung bedarf. Hierzu finden sich in Kap. 2 Abschn. 6 „Verlegung des Vertragsarztsitzes" umfangreiche Ausführungen.

3.4 Wirtschaftlichkeitsprüfung / Sachlich-rechnerische Richtigstellung

182 Der Grundsatz der Wirtschaftlichkeit, das Wirtschaftlichkeitsgebot, wird im SGB V geradezu inflationär[47] genannt und dem Leistungserbringer zur Pflicht.

183 Zur Überprüfung und Durchsetzung des Wirtschaftlichkeitsgebotes ist in §106 SGB V den Krankenkassen und den Kassenärztlichen Vereinigungen das Instrument der Wirtschaftlichkeitsprüfung gegeben worden. Danach sind die Prüfung nach Durchschnittswerten, auf der Grundlage von Stichproben, die Prüfung bei Überschreitung der Richtgrößen und andere arztbezogene Prüfungsarten möglich. Dabei können sich die unterschiedlichen Prüfungen beim Psychotherapeuten lediglich auf die **Wirtschaftlichkeit der psychotherapeutischen Behandlungsweise,** nicht aber auf die Verordnung von Arzneimitteln, Sprechstundenbedarf und Heilmitteln, auf Überweisungen, Krankenhauseinweisungen und die Häufigkeit von Arbeitsunfähigkeitsbescheinigungen beziehen.

184 Die Wirtschaftlichkeitsprüfungen werden durch Prüfungsausschüsse und im Widerspruchsverfahren durch Beschwerdeausschüsse durchgeführt (§106 Abs. 4 SGB V). Den Ausschüssen gehören Vertreter der Ärzte und der Krankenkasse in gleicher Zahl an. Im Einzelnen ist das Verfahrensrecht der Wirtschaftlichkeitsprüfungen in den Prüfvereinbarungen geregelt, die die jeweiligen KVen mit den Krankenkassen schließen. In diesen Prüfvereinbarungen finden sich Vorschriften über die Fristen zur Antragstellung, Besetzung der Gremien, Prüfkriterien u.v.m. Ihre genaue Kenntnis ist für den betroffenen Vertragspsychotherapeuten unerlässlich.

185 Die häufigste Form der Wirtschaftlichkeitsprüfung ist die **statistische Durchschnittsprüfung**. Diese beruht auf der (umstrittenen) Prämisse, dass die Leistungserbringer im Allgemeinen das Gebot der Wirtschaftlichkeit beachten, so dass die Durchschnittswerte einer hinreichend großen Zahl vergleichbarer Leistungserbringer Rückschlüsse auf die Wirtschaftlichkeit im Einzelfall zulassen[48].

---

47) Vgl. *Spellbrink, W.*: Wirtschaftlichkeitsprüfung im Kassenarztrecht, Neuwied 1994, Rnr. 85. (Das Wirtschaftlichkeitsgebot findet Erwähnung in den §§2, 12, 28, 31, 34, 35, 70, 73, 92, 93 und 106 SGB V).

48) Vgl. *Spellbrink, W.*: Wirtschaftlichkeitsprüfung im Kassenarztrecht, Neuwied 1994, Rnr. 229 unter Hinweis auf die Rechtsprechung des BSG.

Das Prüfverfahren wird auf Antrag der Krankenkassen oder der KV **186** eingeleitet. Der Prüfungsausschuss teilt diesen Umstand dem betroffenen Vertragspsychotherapeuten mit und bittet um eine Stellungnahme. Der Beschluss des Prüfungsausschusses wird dem betroffenen Psychotherapeuten als Prüfbescheid zugestellt. Gegen den ihm nachteiligen Beschluss kann der Psychotherapeut innerhalb Monatsfrist Widerspruch einlegen, über den nach mündlicher Verhandlung vom Beschwerdeausschuss entschieden wird. Sofern die Kürzungsentscheidung durch den Beschwerdeausschuss bestätigt wird (eine Verschlechterung ist wegen des Verbots der „reformatio in peius" nicht möglich), kann nach Zustellung des Bescheides innerhalb Monatsfrist die Klage vor dem Sozialgericht eingereicht werden. Allerdings ist zu beachten, dass sich die gerichtliche Kontrolle auf die Prüfung beschränkt, ob das Verwaltungsverfahren ordnungsgemäß durchgeführt wurde, der Verwaltungsentscheidung ein richtig und vollständig ermittelter Sachverhalt zugrunde liegt und ob die Verwaltung die durch die Auslegung des unbestimmten Rechtsbegriffs ermittelten Grenzen eingehalten und sie ihre Subsumtionserwägungen so verdeutlicht und begründet hat, dass im Rahmen des möglichen die zutreffende Anwendung der Beurteilungsmaßstäbe erkennbar und nachvollziehbar ist[49]. Der betroffene Psychotherapeut wird also mit „neuen Argumenten" zur Rechtfertigung der statistischen Abweichungen nicht mehr gehört; eine umfassende und sorgfältig vorbereitete Widerspruchsbegründung ist unerlässlich.

Nach der Rechtsprechung des BSG beruht die Prüfung nach Durch- **187** schnittswerten auf einer Gegenüberstellung der durchschnittlichen Fallkosten (Honorarvolumen) des geprüften Psychotherapeutes einerseits und der Gruppe vergleichbarer Psychotherapeuten andererseits. Eine Unwirtschaftlichkeit ist dann anzunehmen, wenn der Fallwert des geprüften Psychotherapeuten so erheblich über dem Vergleichsgruppendurchschnitt liegt, dass sich die Mehrkosten nicht mehr durch die Unterschiede in der Praxisstruktur und den Behandlungsnotwendigkeiten erklären lassen und deshalb zuverlässig auf eine unwirtschaftliche Behandlungsweise als Ursache der erhöhten Aufwendungen geschlossen werden kann[50]. Die Überschreitung des Vergleichsgruppendurchschnitts kann durch **Praxisbesonderheiten** und sogenannte **kompensatorische Einsparungen** gerechtfertigt sein. *„Sind solche kostenerhöhenden Praxisbesonderheiten bekannt oder anhand der Behandlungsausweise oder der Angaben des Arztes erkennbar, so müssten ihre*

---

49) So BSG, Urteil vom 30.11.1994 – 6 RKa 16/93 -, in SozR 3-2500 §106 Nr. 25.
50) BSG, Urteil vom 30.11.1994 – 6 RKa 16/93 -, in SozR 3-2500 §106 Nr. 25.

Auswirkungen bestimmt werden, ehe sich auf der Grundlage der statistischen Abweichungen eine verlässliche Aussage über die Wirtschaftlichkeit oder Unwirtschaftlichkeit der Behandlungs- oder Verordnungsweise treffen lässt. Dabei ist regelmäßig der auf die festgestellte Praxisbesonderheit entfallende Kostenanteil von dem Gesamtfallwert des geprüften Arztes abzuziehen und – ausgehend von dem danach verbleibenden Fallwert – die jeweilige Überschreitung im Verhältnis zum Fachgruppendurchschnitt zu ermitteln"[51].

3.5 Zum vertragsarztrechtlich geforderten Leistungsumfang in einer psychotherapeutischen Praxis (Präsenzpflichten)

3.5.1 Problembeschreibung

188 Zahlreiche ärztliche und nicht ärztliche Psychotherapeuten werden in letzter Zeit von verschiedenen Kassenärztlichen Vereinigungen (KVen) angeschrieben mit dem Hinweis, nach Prüfung der eingereichten Abrechnungsunterlagen sei festgestellt worden, dass psychotherapeutische Leistungen in geringem, jedenfalls unterdurchschnittlichem Umfang abgerechnet worden seien. Nach Ansicht der KV sei mit der Zulassung aber die Verpflichtung verbunden, Patienten der Gesetzlichen Krankenversicherung entsprechend dem Versorgungsbedarf zu behandeln. Es sei erforderlich, dass der ärztliche oder nicht ärztliche Psychotherapeut für die Versorgung der Versicherten persönlich im erforderlichen Maße zur Verfügung stehe. Der betroffene Arzt oder Psychologe wird vor diesem Hintergrund um Mitteilung gebeten, warum er nur in sehr begrenztem Umfange psychotherapeutische Leistungen erbringe. Vereinzelt wird darüber hinaus um Mitteilung gebeten, wie viele (weitere) Therapieplätze angeboten werden.

189 Auch in berufspolitischen Diskussionen wird vielfach problematisiert, dass nach den Richtwerten der Bedarfsplanung zwar einerseits zahlreiche Planungsbereiche als „überversorgt" gelten und für weitere Zulassungen gesperrt seien, andererseits aber noch immer unzumutbare Wartezeiten für Patienten bestünden. Der Grund für diesen Zustand wird unter anderem darin gesehen, dass zahlreiche ärztliche und nicht ärztliche Psychotherapeuten weit weniger Therapien erbringen würden, als dies von einem hauptberuflich tätigen Vertragsarzt/Vertragstherapeuten erwartet werde. Als Gründe für diese „geringe Leistungs-

---

51) BSG, Urteil vom 21.06.1995 – 6 RKa 35/95 -, in SozR 3-2500 §106 Nr. 27.

bereitschaft" werden zahlreiche und unterschiedliche Nebenbeschäftigungen ebenso genannt wie familiäre/private Gründe, die für „Halbtagspraxen" verantwortlich sein sollen.

Vor diesem Hintergrund ist Gegenstand der rechtlichen Prüfung, inwieweit der Vertragsarzt/Vertragstherapeut verpflichtet ist, eine bestimmte Anzahl von Patienten zu behandeln. Geprüft werden soll auch, ob eine KV berechtigt ist, den Vertragsarzt/Vertragstherapeuten zur Behandlung zusätzlicher Patienten zu verpflichten oder ob eine Zulassung gar entzogen werden kann mit der Begründung, der Vertragsarzt/Vertragstherapeut stehe zur Versorgung der Versicherten nicht ausreichend zur Verfügung. **190**

3.5.2 Allgemeines

Durch die Zulassung ist der Vertragsarzt „zur Teilnahme an der vertragsärztlichen Versorgung berechtigt und verpflichtet" (§95 Abs. 3 Satz 1 SGB V). Die Rechtsbeziehungen (Rechte und Pflichten) zwischen den Krankenkassen und den sogenannten Leistungserbringern sind im 4. Kap. des SGB V geregelt. Soweit sich die Vorschriften dieses Kapitels auf Ärzte beziehen, gelten sie entsprechend auch für psychologische Psychotherapeuten, solange nichts Abweichendes bestimmt ist (§72 Abs. 1 Satz 2 SGB V). **191**

Für den hier interessierenden Fragenkreis ist zu beachten, dass es zunächst eine Verpflichtung der Kassenärztlichen Vereinigung und der Kassenärztlichen Bundesvereinigung (und nicht des einzelnen Vertragsarztes) ist, die vertragsärztliche Versorgung im notwendigen Umfang sicherzustellen und den Krankenkassen und ihren Verbänden gegenüber die Gewähr dafür zu übernehmen, dass die vertragsärztliche Versorgung den gesetzlichen und vertraglichen Erfordernissen entspricht (§75 Abs. 1 Satz 1 SGB V). **192**

Was das Mindestmaß individueller vertragsärztlicher Leistungserbringung angeht, regelt §95 Abs. 6 SGB V, dass die Zulassung zu entziehen ist, wenn „der Vertragsarzt die vertragsärztliche Tätigkeit nicht mehr ausübt". Ein Entziehungstatbestand liegt auch vor, wenn die Voraussetzungen zur Zulassung nicht oder nicht mehr vorliegen. In diesem Zusammenhang ist von Bedeutung, dass gem. §95 Abs. 2 Satz 4 SGB V „das Nähere" zu den Voraussetzungen der Zulassung in den Zulassungsverordnungen geregelt ist. Gem. §24 Abs. 2 der Ärzte-ZV muss der Vertragsarzt am Vertragsarztsitz seine Sprechstunde halten, und er hat seine Wohnung so zu wählen, dass er für die ärztliche Versorgung der Versicherten an seinem Vertragsarztsitz zur Verfügung steht. Gem. **193**

§20 Abs. 1 Ärzte- ZV ist für die Ausübung vertragsärztlicher Tätigkeit nicht geeignet, wer wegen eines Beschäftigungsverhältnisses oder wegen anderer nicht ehrenamtlicher Tätigkeit für die Versorgung der Versicherten persönlich nicht im erforderlichen Maße zur Verfügung steht.

194   Ein Grund zur Zulassungsentziehung ist schließlich auch die gröbliche Verletzung vertragsärztlicher Pflichten (§95 Abs. 6 SGB V).

195   Eine Vielzahl vertragsärztlicher Pflichten finden sich im Bundesmantelvertrag-Ärzte (BMV-Ä). Auch die Regelungen des Bundesmantelvertrages gelten entsprechend für psychologische Psychotherapeuten, sofern nicht ausdrücklich etwas anderes geregelt ist (§1 Abs. 4 BMV-Ä).

196   Nach §13 Abs. 6 BMV-Ä darf ein Vertragsarzt die Behandlung eines Versicherten nur in begründeten Fällen ablehnen. Gem. §17 Abs. 1 ist der Vertragsarzt gehalten, seine Sprechstunden entsprechend den Bedürfnissen nach einer ausreichenden und zweckmäßigen vertragsärztlichen Versorgung und den Gegebenheiten seines Praxisbereiches festzusetzen und seine Sprechstunden auf einem Praxisschild bekanntzugeben. Regional unterschiedlich existieren „Sprechstundenvereinbarungen", häufig auch im Rahmen der regionalen Gesamtverträge, aus denen sich Vorgaben zum Umfang der Sprechstundenzeiten ergeben (bspw. in Berlin: 15 Stunden pro Woche).

3.5.3 Einzelheiten

3.5.3.1

197   Zunächst folgt aus den vertragsärztlichen Pflichten des Bundesmantelvertrags, dass der Vertragsarzt „gehalten ist", seine Sprechstunden „entsprechend den Bedürfnissen nach einer ausreichenden und zweckmäßigen vertragsärztlichen Versorgung" festzusetzen (§17 Abs. 1 BMV-Ä). Bei der Verteilung der Sprechstunden auf den einzelnen Tag sollen die Bedürfnisse der Versicherten berücksichtigt werden (§17 Abs. 2 BMV-Ä).

198   Die Formulierung, der Vertragsarzt sei „gehalten", bestimmte Sprechstundenzeiten anzubieten, ist ungewöhnlich. Der Gesetzgeber drückt vielmehr regelmäßig den Grad der Verpflichtung durch die Begriffe „muss", „soll" und „kann" aus. Dabei wird im Verwaltungsrecht grundsätzlich angenommen, dass die **Ermächtigung zum Ermessen** in den Rechtsvorschriften meist durch eine „Kann"-, „Darf"- oder „Soll"- Vorschrift im Gegensatz zu einer „Muss"- Vorschrift (= recht-

lich gebundene Verwaltung) ausgedrückt wird[52]. Dabei lässt eine „Soll"- Vorschrift nur einen begrenzten Spielraum; von dem, was eigentlich getan werden soll, darf nur abgewichen werden, wenn ein wichtiger Grund der vorgeschriebenen Handhabung entgegensteht, also in atypischen Fällen[53].

Eine starre Verpflichtung des Vertragsarztes wäre danach mit den Worten „hat anzubieten" oder „muss anbieten" zum Ausdruck gebracht worden. Die Pflicht besteht nicht darin, bestimmte Sprechstundenzeiten anzubieten, sondern darin, „gehalten zu sein", bedürfnisentsprechende Sprechstunden anzubieten. Liegt ein Regelfall aber nicht vor, so entfällt die strenge Bindung. Der Vertragsarzt muss also im Rahmen seiner Möglichkeiten, unter Berücksichtigung seiner persönlichen Umstände, ausreichende Praxiszeiten anbieten. Die Pflicht besteht darin, dass der Vertragsarzt sich an einer bedürfnisentsprechenden Sprechstundenzahl zu orientieren hat; bleibt der Vertragsarzt in seinem Sprechstundenangebot unterhalb dieser Orientierungsgröße, so liegt ein Pflichtverstoß dann nicht vor, wenn es dafür gute, vernünftige Gründe gibt. **199**

Danach wäre es mit den vertragsärztlichen Pflichten nicht zu vereinbaren, in der Woche bspw. nur fünf Sprechstunden anzubieten mit der Begründung, mehr wolle man nicht arbeiten. Wo genau die Mindestgrenze einer bedürfnisentsprechenden Sprechstundenzahl liegt, kann nicht einheitlich beantwortet werden. Die Sprechstundenvereinbarungen der KVen mit den Krankenkassen geben hier gewisse Vorgaben. **200**

Diese Pflicht zum Angebot ausreichender Sprechstunden gilt ausweislich einer Kommentierung von *Hess*[54] auch für den Fall, dass der Vertragsarzt eine **Bestellpraxis** führt. Tatsächlich ist §17 BMV-Ä ohne Ausnahmetatbestände formuliert, mit der Konsequenz, dass diese Regelung auch für ärztliche und nicht ärztliche (vgl. §1 Abs. 4 BMW-Ä) Psychotherapeuten gilt. In der Kommentierung von Heinemann/Liebold[55] heißt es: **201**

„Von besonderer Bedeutung ist für die Vertragspsychotherapeuten, dass die Bestimmungen des §17 Abs. 1 und 2 BMV-Ä für die zugelassenen psychologischen Psychotherapeuten und die Kinder- und Jugendlichenpsychotherapeuten gleichfalls Gültigkeit besitzt. Auch **202**

---

52) Vgl. *Ule/Laubinger*: Verwaltungsverfahrensrecht, 4. Auflage, §55, Rn. 2.
53) BVerwG, Urteil vom 28.02.1973, E 42, S. 26 ff., 28; Urteil vom 25.06.1975, E 49, S. 16 ff., 23; sowie *Stelkens/Bonk/Sachs*, Verwaltungsverfahrensgesetz, 5. Auflage, §40, Rn. 26 m. w. N.
54) Kasseler Kommentar, Sozialversicherungsrecht, Bd. 1, §95, Rn. 54.
55) Kassenarztrecht, 40. Lieferung, 5. Auflage, §95, Rn. 41.

wenn der Vertragspsychotherapeut eine reine Bestellpraxis führen darf, hat er dennoch durch die Mitteilung seiner (Bestell-)Sprechzeiten gegenüber der für ihn zuständigen Kassenärztlichen Vereinigung diese in die Lage zu versetzen, zu prüfen, ob der jeweilige Vertragspsychotherapeut seiner Präsenzpflicht nachkommt. Ein Verstoß gegen die Präsenzpflicht kann daher gemäß §81 Abs. 5 SGB V zu einem Disziplinarverfahren gegen den Vertragsarzt oder Vertragspsychotherapeuten führen".

203 Zusammengefasst gehört es also zu den vertragsärztlichen Pflichten, entsprechend den Umständen „genügend" Sprechstunden, gemessen am Maßstab einer ausreichenden und zweckmäßigen vertragsärztlichen Versorgung, anzubieten. Gemäß Satzungsrecht ist der Verstoß gegen vertragsärztliche Pflichten je nach der Schwere der Verfehlung mit Verwarnung, Verweis, Geldbuße oder der Anordnung des Ruhens der Zulassung zu ahnden (§81 Abs. 5 SGB V). Bei gröblicher Verletzung vertragsärztlicher Pflichten kommt daneben auch die Entziehung der Zulassung gemäß §95 Abs. 6 SGB V in Betracht.

3.5.3.2

204 Die **gröbliche Verletzung vertragsärztlicher Pflichten** ist allerdings trotz des Wortlautes von §95 Abs. 6 SGB V nicht alleine ausreichend für die Entziehung der Zulassung. Nach der höchstrichterlichen Rechtsprechung sowohl des Bundesverfassungsgerichtes als auch des Bundessozialgerichts wird in verfassungskonformer Auslegung auf die durch gröbliche Pflichtverletzung verursachte Nichteignung zur Ausübung vertragsärztlicher Tätigkeit abgestellt[56]. Eine Pflichtverletzung führt dann zur Ungeeignetheit als Vertragsarzt, wenn durch die Art und Schwere des Verstoßes das Vertrauensverhältnis zwischen dem Arzt, der KV und den Krankenkassen derart gestört ist, dass eine weitere Zusammenarbeit nicht mehr möglich erscheint[57].

205 Der verfassungsrechtliche Grundsatz der Verhältnismäßigkeit erlaubt diesen Eingriff aber erst dann, wenn nicht mehr zu erwarten ist, dass der Arzt durch andere Maßnahmen zur ordnungsgemäßen Erfüllung seiner kassenärztlichen Pflichten angehalten werden kann[58]. Eine gröbliche Pflichtverletzung (mit der Konsequenz der Zulassungsentziehung) ist nach der zuletzt zitierten Rechtsprechung des BSG danach

---

56) Vgl. *Hess*, Kasseler Kommentar, Sozialversicherungsrecht, Bd. 1, §95 Rn. 79 m.w.N. aus der Rechtsprechung.
57) Ebenda.
58) BSG, Urteil vom 25.10.1989 – 6 RKa 28/88 = NJW 1990, 1556.

also dann anzunehmen, wenn die Entziehung zum Schutz der Kassenärztlichen Versorgung notwendig und dafür das einzige Mittel ist.

Hält eine KV nach alledem das Leistungsangebot eines Vertragspsychotherapeuten für unzureichend, so könnte in der Verweigerung, mehr zu arbeiten, nur dann eine gröbliche Pflichtverletzung gesehen werden, wenn die Entziehung der Zulassung das einzige Mittel zum Schutz des Kassenärztlichen Systems gegen eine erhebliche Störung wäre. **206**

Solche Fälle mag es geben. Zunächst wird aber durch weniger eingreifende Maßnahmen zu klären sein, ob das vertragsärztliche System (Stichwort: Sicherstellung der vertragsärztlichen Versorgung) geschützt und der betroffene Arzt zur Einhaltung seiner vertragsärztlichen Pflichten angehalten werden kann. Hier wäre bspw. auch an die dringende Aufforderung zu denken, im Rahmen des sogenannten Job-Sharing-Modells (vgl. Nr. 23 a - h Bedarfsplanungs-Richtlinien-Ärzte) mit einem weiteren Vertragsarzt/Vertragstherapeuten eine Gemeinschaftspraxis im eigentlich für Neuzulassungen gesperrten Bezirk zu gründen, um auf diese Weise (gemeinsam) die ausreichende Versorgung der Versicherten sicherzustellen. **207**

3.5.3.3

Schließlich bleibt die Frage, wann einem Vertragsarzt die Zulassung entzogen werden kann mit der Begründung, er übe die vertragsärztliche Tätigkeit nicht mehr aus (§95 Abs. 6 SGB V). **208**

Solche Entziehungsverfahren sind, soweit ersichtlich, bisher ausgesprochen selten gewesen. Entsprechend wenige Urteile existieren daher zu der Frage, wann davon gesprochen werden kann, dass ein Vertragsarzt die vertragsärztliche Tätigkeit „nicht mehr ausübt". **209**

In seinem Urteil vom 19.12.1984[59] hatte das BSG über eine Zulassungsentziehung zu urteilen, die auf eine gröbliche Pflichtverletzung gestützt worden war. Der betroffene Vertragsarzt habe gegen die Grundpflicht zur gewissenhaften, genauen Leistungsabrechnung verstoßen, da er über mehrere Jahre keine Abrechnungen mehr eingereicht hatte. Das Landessozialgericht hatte diese Zulassungsentziehung aufgehoben und u. a. sein Urteil damit begründet, der betroffene Vertragsarzt sei – wenn auch nur in relativ geringem Umfang – noch vertragsärztlich tätig gewesen; er habe Arzneimittelverordnungen und Arbeitsunfähigkeitsbescheinigungen ausgestellt. Zu der hier interessierenden Fragestellung hatte das BSG sodann geurteilt: **210**

---

59) 6 RKA 24/83 = USK 84272.

„Mit einzelnen Maßnahmen der Versorgung von Berechtigten ist noch nicht nachgewiesen, dass der Arzt „die kassenärztliche Tätigkeit" in diesem Sinn ausübt. Wenn nur noch in geringem Umfang Verrichtungen vorgenommen werden, beweist dies andererseits nicht schon, dass der Arzt keine kassenärztliche Tätigkeit mehr ausübt. Es ist vielmehr zu prüfen, ob er die Gesamtheit seiner Pflichten noch im Wesentlichen erfüllt (...) **Von Ausübung der kassenärztlichen Tätigkeit kann aber dann nicht mehr gesprochen werden, wenn der Arzt nicht mehr den Willen zur kontinuierlichen Teilnahme an der kassenärztlichen Versorgung hat** *(Hervorhebung durch den Verfasser). "*

211 Hier wird deutlich, dass einem Vertragsarzt nicht einfach die „Ausübung vertragsärztlicher Tätigkeit" abgesprochen werden kann mit der Begründung, er behandele nur sehr wenige Patienten (relativ oder absolut). Diesem objektiven Kriterium (tatsächlicher Leistungsumfang) wird vielmehr ein subjektives Kriterium (Wille zur kontinuierlichen Teilnahme) zur Seite gestellt. Der vom BSG geforderte „Wille zur kontinuierlichen Teilnahme an der Kassenärztlichen Versorgung" kann aber auch ein quantitatives Moment haben. Problematisch wäre es danach wiederum, wenn dem betroffenen Vertragsarzt bereits der Wille zur „ausreichenden" Teilnahme an der vertragsärztlichen Versorgung fehlte.

212 In diesem Zusammenhang sind allerdings einige Hinweise des BSG relevant, die mit der Frage zulässiger Nebentätigkeiten eines Vertragsarztes zu tun haben. Im Urteil des BSG vom 05.11.1997[60] wurde auch die Frage erörtert, ob der im Krankenhaus mit unter 20 Wochenstunden angestellte Chefarzt zur Ausübung vertragsärztlicher Tätigkeit ungeeignet sei, da er wegen dieses Beschäftigungsverhältnisses für die Versorgung der Versicherten persönlich nicht im erforderlichen Maße zur Verfügung stehe (vgl. §20 Abs. 1 Ärzte- ZV). Das BSG hatte diese Frage verneint und ergänzt:

*„**Neuerdings bestätigen die Regelungen des §101 Abs. 1 Nr. 4, Abs. 3 Satz 1 SGB V i. d. F. des 2. NOG, dass einer Zulassung zur vertragsärztlichen Versorgung grundsätzlich nicht entgegensteht, wenn ein Arzt nicht seine gesamte Arbeitskraft der vertragsärztlichen Tätigkeit zu widmen bereit ist.** Danach wird dem Bundesausschuss der Ärzte und KKN die Ermächtigung übertragen, im Rahmen der Bedarfsplanungs-Richtlinien „Ausnahmeregelungen für die Zulassung eines Arztes in einem Planungsbereich, für den Zu-*

---

60) 6 RKa 52/97 = SozR 3-2500 §95 Nr. 16.

lassungsbeschränkungen angeordnet sind" vorzusehen, „sofern der Arzt die vertragsärztliche Tätigkeit gemeinsam mit einem dort bereits tätigen Vertragsarzt desselben Fachgebiets ausüben will und sich die Partner der Gemeinschaftspraxis gegenüber dem Zulassungsausschuss zu einer Leistungsbegrenzung verpflichten, die den bisherigen Praxisumfang nicht wesentlich überschreitet". Mit der Einführung des sogenannten Job-Sharing-Modells (vgl. Beschlussempfehlung und Bericht des BT-Ausschusses für Gesundheit, BT-Drucksache 13/7264, S. 65, zu Art. 1, 27c) erlaubt das Gesetz nunmehr ausdrücklich, dass sich zwei Vertragsärzte die bisher von einem Arzt geleistete vertragsärztliche Tätigkeit teilen" (Hervorhebung durch Verfasser).

In dem letztgenannten *obiter dictum* heißt es also klar, dass es einer Zulassung zur vertragsärztlichen Versorgung grundsätzlich nicht entgegensteht, wenn ein Arzt <u>nicht</u> seine gesamte Arbeitskraft der vertragsärztlichen Tätigkeit zu widmen bereit ist. In dem bereits oben (2. Kapitel, 2. Abschnitt: „Nebentätigkeit/Eignung zur vertragsärztlichen Tätigkeit) ausführlich dargestellten Urteil vom 30.01.2002 (B 6 KA 20/01 R) wird dies bestätigt. **213**

Ohne sich auf eine Mindestgrenze festzulegen, hebt das BSG ausdrücklich hervor, dass zur Erfüllung der Voraussetzungen des §20 Abs. 1 Ärzte- ZV es nicht erforderlich sei, dass der Vertragsarzt/Vertragstherapeut seine „volle" Arbeitskraft für die Tätigkeit in der vertragsärztlichen bzw. -psychotherapeutischen Versorgung einsetze. Daher sei nicht schon jegliche Tätigkeit, die den vollen Einsatz des Psychotherapeuten in seiner Praxis ausschließe, zulassungsschädlich. §20 Abs. 1 Ärzte- ZV fordere im Rahmen des Systems der vertragsärztlichen Versorgung nur das Bereitstehen des Leistungserbringers im „erforderlichen Maße", d. h. für alle Tätigkeiten im „üblichen Umfang". Hierzu reiche es typischerweise aus, dass der Betroffene entsprechend dem Bedürfnis nach einer ausreichenden und zweckmäßigen Versorgung und den Gegebenheiten seines Praxisbereichs regelmäßig zu den üblichen Sprechzeiten für die Versorgung der Versicherten zur Verfügung stehe (vgl. §17 Abs. 1 und Abs. 2 i. V. m. §1 Abs. 4 Bundesmantelvertrag-Ärzte) sowie, dass er – in den Grenzen der Zumutbarkeit und Üblichkeit – auch für Notfallbehandlungen und für andere wichtige Fälle außerhalb der Sprechzeiten tätig sein könne (vgl. §72 Abs. 1, §75 Abs. 1 Satz 2 SGB V). Die Beurteilung des zeitlich „Üblichen" könne sich dabei nicht an statischen Werten orientieren, sondern müsse den gesellschaftlichen Wandel im Dienstleistungssektor der Bundesrepublik Deutschland in den letzten Jahrzehnten **214** ebenso mitberücksichtigen wie etwa den Umstand, dass §101 Abs. 1 Nr. 4, Abs. 3 Satz 1 SGB V inzwischen auch ein job-sharing bei Vertragspsychotherapeuten ermögliche.

3.5.3.4

215 Zuletzt ist noch zu bedenken, dass sowohl bei der Auslegung des Tatbestandsmerkmales „fehlende Ausübung der vertragsärztlichen Tätigkeit" als auch bei der Beurteilung eines Pflichtenverstoßes – verfassungskonform – auch der grundrechtliche Schutz der Berufsfreiheit gem. Art. 12 GG zu beachten ist. Zwar begrenzt diese Zulassungsbeschränkung nicht die stärker geschützte Freiheit der Berufswahl, sondern lediglich die Berufsausübung[61]. Wird der Zugang nur zur vertragsärztlichen Tätigkeit und nicht zum Arztberuf insgesamt eingeschränkt, so ist nach der Rechtsprechung des Bundesverfassungsgerichts und des BSG lediglich die Berufsausübung und nicht die Berufswahl betroffen[62].

216 Aber auch innerhalb der Berufsausübungsregelungen bestehen Abstufungen hinsichtlich des erforderlichen Gewichts der den jeweiligen Eingriff rechtfertigenden Gründe. So werden erhöhte Anforderungen gestellt, falls sie Beschränkungen der Berufswahl nahe kommen[63].

217 Aber selbst wenn die strengeren Rechtmäßigkeitsanforderungen, die bei berufswahlnahen Ausübungsregelungen für Beschränkungen gem. Art. 12 Abs. 1 Satz 1 GG erfüllt sein müssen, bei der Frage des geforderten Tätigkeitsumfangs eines Vertragsarztes nicht gelten, so müsste eine Auslegung doch zumindest den allgemeinen für Berufsausübungsregelungen geltenden Anforderungen entsprechen. Danach müsste eine Auslegung, die eine bestimmte Mindestpatientenzahl oder einen Mindestleistungsumfang des einzelnen Vertragsarztes fordert, „durch ausreichende Erwägungen des Gemeinwohls gerechtfertigt sein und dem Grundsatz der Verhältnismäßigkeit entsprechen; das gewählte Mittel muss also zur Erreichung des verfolgten Zwecks geeignet sowie erforderlich sein"[64]. Ferner müsste bei einer Gesamtabwägung zwischen der Schwere des Eingriffs (Zulassungsentziehung) und dem Gewicht der ihn rechtfertigenden Gründe die Grenze der Zumutbarkeit gewahrt sein[65].

---

61) Zur Stufentheorie grundlegend BVerfGE 7, S. 377, 403 ff.
62) BVerfGE 11, 30, 41 ff.; BSGE 73, 223, 226 = SozR 3-5520 §25 Nr. 1, S. 4.
63) BSG, Urteil vom 18.03.1998, B 6 KA 37/96 R = SozR 3-2500 §103, Nr. 2.
64) BSG, SozR 3-2500 §103 Nr. 2, S. 13.
65) Ebenda.

Hier wäre zu berücksichtigen, dass die behaupteten quantitativen Versorgungsmängel, jedenfalls im gesperrten Bezirk, durch Sonderbedarfszulassungen behoben werden könnten und letztlich auf die Festlegungen der Bedarfsplanung zurückzuführen sind. Bestünde die Möglichkeit, dass weitere Vertragsärzte zur psychotherapeutischen Versorgung zugelassen würden, so könnten die Wartezeiten abgebaut werden. Insoweit bestünde keine Notwendigkeit, die zugelassenen Vertragsärzte zur Mehrarbeit zu verpflichten. Vor diesem Hintergrund stellt sich die gesamte Problematik als ein Systemfehler der Bedarfsplanung insgesamt dar; nur weil jeder zugelassene Vertragsarzt mit dem Faktor 1 bei der Feststellung des Versorgungsgrades in die Ermittlung der örtlichen Verhältniszahl seiner Arztgruppe einbezogen wird, kommt es überhaupt zur „Unterversorgung" im „gesperrten Bezirk".

218 Verfassungsrechtlich ist es aber nicht zulässig, von jedem Vertragsarzt ohne Berücksichtigung individueller Belange des Arztes den gleichen Umfang an vertragsärztlicher Tätigkeit zu fordern. Bspw. schützt Art. 6 Abs. 4 GG Mütter vor Benachteiligungen wegen ihrer Mutterschaft (Diskriminierungsverbot). Das starre Erfordernis einer bestimmten Anzahl von Patienten oder Behandlungsstunden würde Mütter benachteiligen, weil diese wegen ihrer Mutterschaft die erforderliche Patienten- oder Stundenzahlen seltener werden erreichen können. Zwar würde die Benachteiligung nicht unmittelbar von einer Rechtsnorm angeordnet, sie ergebe sich jedoch als vorhersehbare mittelbare Folge einer Mutterschaft nicht berücksichtigenden Auslegung der Verpflichtung zu einem allein bedarfsorientierten Sprechstundenangebot. Bereits eine solche mittelbare Benachteiligung ist jedoch durch eine verfassungskonforme Auslegung der einschlägigen Bestimmungen zu vermeiden. Des Weiteren legt Art. 6 Abs. 1 GG fest, dass Ehe und Familie unter dem besonderen Schutz der staatlichen Ordnung stehen. Das elterliche Erziehungsrecht nach Art. 6 Abs. 2 Satz 1 GG weist den Eltern die grundsätzliche Entscheidungsbefugnis über die Art und Weise der Erziehung zu. Nach einer Entscheidung des Bundesverfassungsgerichts aus dem Jahre 1998 garantiert Art. 6 Abs. 1 GG die Freiheit, über die Art und Weise der Gestaltung des ehelichen und familiären Zusammenlebens selbst zu entscheiden. Eltern dürfen ihr familiäres Leben nach ihren Vorstellungen planen und verwirklichen. Art. 6 Abs. 1 GG untersagt eine Benachteiligung von Eltern gegenüber Kinderlosen. **Dieses Benachteiligungsverbot steht jeder belastenden Differenzierung entgegen, die an die Wahrnehmung des Elternrechts in ehelicher Erziehungsgemeinschaft anknüpft**[66].

---

66) BVerfG, Urteil vom 10.11.1998, NJW 1999, S. 557 f.

219 Mutterschaft und Kindererziehung können zur Folge haben, dass ein Vertragsarzt seine Praxistätigkeit einschränkt. Eine verfassungskonforme Auslegung des Tatbestandsmerkmales „fehlende Ausübung der vertragsärztlichen Tätigkeit" muss damit die Entscheidung zur Reduzierung der Berufstätigkeit zu Gunsten von Kindererziehung, Mutterschaft oder Ehe berücksichtigen.

220 Nur der Vollständigkeit halber sei darauf hingewiesen, dass nach der ständigen Rechtsprechung des Europäischen Gerichtshofes (EuGH) eine innerstaatliche Bestimmung oder Regelung dann eine (unzulässige) mittelbare Diskriminierung von Frauen enthält,

> *„wenn sie zwar neutral gefasst ist, jedoch tatsächlich prozentual erheblich mehr Frauen als Männer benachteiligt, es sei denn, dass diese unterschiedliche Behandlung durch objektive Faktoren gerechtfertigt ist, die nichts mit einer Diskriminierung auf Grund des Geschlechts zu tun haben"*[67].

221 Wie oben bereits dargestellt, erscheint die Rechtfertigung einer solchen mittelbaren Diskriminierung von Frauen (die signifikant häufiger als Männer nur einer Teilzeitbeschäftigung nachgehen und damit auch als Vertragsärztin signifikant häufiger geringere Praxiszeiten anbieten als Männer) problematisch, da diese mittelbare Diskriminierung zur Erreichung eines (möglicherweise) legitimen Ziels jedenfalls nicht geeignet und erforderlich, also nicht verhältnismäßig ist. Denn das „legitime Ziel", die ausreichende Versorgung der Versicherten, könnte auch auf anderem Wege erreicht werden.

3.5.4 Zusammenfassung

222 Es gehört grundsätzlich zu den vertragsärztlichen Pflichten, dass der Vertragsarzt seine Sprechstunden entsprechend den Bedürfnissen nach einer ausreichenden und zweckmäßigen vertragsärztlichen Versorgung festsetzt. Auf die Einhaltung der vertragsärztlichen Pflichten haben die KVen zu achten und zu drängen. Wo genau die Mindestgrenze einer bedürfnisentsprechenden Sprechstundenzahl liegt, kann nicht einheitlich beantwortet werden. Allerdings ist der Vertragsarzt lediglich „gehalten", bedürfnisentsprechende Sprechstunden festzusetzen. Ein Pflichtverstoß kann deshalb dann nicht angenommen werden, wenn – außerhalb eines Regelfalles – aus besonderem Grund, insbesondere verfassungsrechtlich geschützten Umständen (Mutterschutz, Ehe, Familie), der Vertragsarzt weniger Sprechstunden anbietet.

---

67) EuGH vom 06.04.2000, Rs. C 226/98 (*Jørgensen*), Rnr. 29; EuGH vom 02.10.1997, Rs. C 100/95 (*Kording*), Rnr. 16, jeweils m. w. N.

Ein Zulassungsentzug, mit der Begründung, der Vertragsarzt übe die **223**
vertragsärztliche Tätigkeit nicht mehr aus, kommt nach der Rechtsprechung des BSG nur in Betracht, wenn der Arzt nicht mehr den Willen
zur kontinuierlichen Teilnahme an der Kassenärztlichen Versorgung
hat. Diese Frage lässt sich nur im Einzelfall entscheiden. Jedenfalls
wird wegen der Schwere des Eingriffs (Zulassungsentziehung) und des
(fehlenden) Gewichts der ihn rechtfertigenden Gründe die Grenze der
Zumutbarkeit häufig überschritten sein. Der verfassungsrechtliche und
europarechtliche Schutz vor mittelbaren Diskriminierungen (Mutterschaft, Familie, Ehe) gebietet eine besondere Berücksichtigung der
Gründe, die im Einzelfall zu einem geringen (absolut oder relativ)
Leistungsangebot des einzelnen Vertragsarztes führen.

3.6 Auskunftspflichten

Immer häufiger erreichen auch den Psychotherapeuten Anfragen ver- **224**
schiedener gesetzlicher Krankenkassen unter dem Betreff „Anfrage bei
Fortbestehen der Arbeitsunfähigkeit". Um gegebenenfalls Maßnahmen
z. B. zur Wiederherstellung der Arbeitsfähigkeit einleiten zu können,
bitten die Kassen die psychologischen Psychotherapeuten um Auskünfte zum Versicherten/Patienten. Zu klären ist, inwieweit die Therapeuten verpflichtet sind, entsprechende Auskunft zu geben.

3.6.1

Gemäß §275 Abs. 1 Nr. 3 Buchstabe a SGB V sind die Krankenkassen **225**
in bestimmten Fällen verpflichtet, bei Arbeitsunfähigkeit zur Sicherung des Behandlungserfolgs, insbesondere zur Einleitung von Maßnahmen der Leistungsträger für die Wiederherstellung der Arbeitsfähigkeit, eine gutachterliche Stellungnahme des medizinischen Dienstes
der Krankenversicherung (**Medizinischer Dienst**) einzuholen.

Gemäß §276 Abs. 2 SGB V darf der Medizinische Dienst Sozialdaten **226**
nur erheben und speichern, soweit dies für die Prüfungen, Beratungen
und gutachterlichen Stellungnahmen nach §275 [...] erforderlich ist;
haben die Krankenkassen nach §275 Abs. 1 bis 3 SGB V eine gutachterliche Stellungnahme oder Prüfung durch den medizinischen Dienst
veranlasst, **sind die Leistungserbringer verpflichtet, Sozialdaten
auf Anforderung des Medizinischen Dienstes unmittelbar an diesen zu übermitteln,** soweit dies für die gutachterliche Stellungnahme
und Prüfung erforderlich ist.

227   Danach besteht eine entsprechende Auskunftspflicht also nicht gegenüber den einzelnen Krankenkassen, sondern ausschließlich gegenüber dem Medizinischen Dienst.

3.6.2

228   Darüber hinaus regelt **§284 Abs. 1 SGB V**, dass die Krankenkassen Sozialdaten für Zwecke der Krankenversicherung nur in eingeschränktem und nur in enumerativ genanntem Umfang erheben und speichern dürfen. Insbesondere die **versichertenbezogenen** Angaben über ärztliche Leistungen (um die es den Krankenkassen unter anderem geht) dürfen ausweislich von §284 Abs. 1 Satz 2 SGB V nicht erhoben werden, wenn es um die Beteiligung des Medizinischen Dienstes gemäß §275 SGB V geht.

229   Auch nach dieser Vorschrift besteht somit ausdrücklich kein Recht zur versicherten-bezogenen Datenerhebung durch die Krankenkasse und somit auch keine Verpflichtung des Leistungserbringers, entsprechende Daten weiterzugeben.

3.6.3

230   Etwas anderes ergibt sich auch nicht aus **§100 Abs. 1 SGB X**. Danach ist der Arzt oder Angehörige eines anderen Heilberufs verpflichtet, dem Leistungsträger im Einzelfall auf Verlangen Auskunft zu erteilen, soweit es für die Durchführung von dessen Aufgaben nach diesem Gesetz erforderlich und

1. es gesetzlich zugelassen ist oder

2. der Betroffene im Einzelfall eingewilligt hat.

231   Hier ist zu beachten, dass es in der vorliegenden Fallkonstellation ja bereits an der „gesetzlichen Zulassung" der Datenanforderung fehlt (s. o.). Damit müsste in jedem Fall der Betroffene im Einzelfall eingewilligt haben, was die Krankenkasse durch eine ihrer Anfrage beigefügten Schweigepflichtsentbindungserklärung nachweisen müsste.

232   Ungeachtet dessen bleibt aber jeweils im Einzelfall noch fraglich, ob die – eingewilligte – Datenerhebung „für die Durchführung der gesetzlichen Aufgaben erforderlich" ist. Dies kann mit guten Gründen jedenfalls dann verneint werden, wenn im Sozialgesetzbuch, beispielsweise im SGB V, die Datenerhebung zweckgebunden ausdrücklich geregelt und in einer bestimmten Fallkonstellation verneint wird. In dieser Situation spricht viel dafür, dass der Gesetzgeber damit auch eine Definition der gesetzlichen Aufgaben der Krankenkasse vorgenommen und

die Überprüfung der nicht zur Erhebung zugelassenen Daten den Aufgaben der Krankenkasse ausdrücklich entzogen hat.

Für die Frage, ob der Leistungserbringer verpflichtet ist, bei stationärem Aufenthalt des Patienten den gesamten Entlassungsbericht herauszugeben, vertritt beispielsweise der Bundesbeauftragte für den Datenschutz (BfD) die Auffassung, dass die Erhebungsbefugnis ihre Grenzen in den gesetzlich geregelten Übermittlungspflichten für die Leistungserbringer findet (Schreiben des BfD vom 16.01.2001). Nach dieser Auffassung ist der Datenkatalog der Vorschrift des §301 SGB V nicht nur eine Regelung für die Fälle der maschinenlesbaren Übermittlung von Leistungsdaten, sondern grundsätzlich eine abschließende Regelung zulässiger Datenübermittlung zu Abrechnungszwecken zwischen Krankenhaus und Krankenkasse. Im Hinblick auf die spezialgesetzliche Regelung im SGB V sieht der Bundesbeauftragte keinen Raum für eine auf §100 SGB X gestützte Anforderung von Krankenhausberichten durch Krankenkassen beim Arzt. Dies sei auch nicht auf der Grundlage einer Einwilligung des Versicherten nach §100 Abs. 1 Satz 1 Nr. 2 SGB X möglich, weil wegen der spezialgesetzlichen Regelung im SGB V für die Anwendung des §100 SGB X kein Raum sei. **233**

3.6.4

Zusammengefasst besteht bei versichertenbezogenen Anfragen der Krankenkassen regelmäßig keine Auskunftspflicht, solange der Anfrage keine Schweigepflichtentbindungserklärung des Patienten/Versicherten beigefügt ist. Selbst wenn der Patient seinen Therapeuten gegenüber der Krankenkasse von der Schweigepflicht entbunden hat, bleibt noch immer fraglich, ob bei entsprechenden Anfragen der Krankenkasse eine Auskunftspflicht besteht; denn ohne ausdrückliche Erhebungsbefugnis dürfen die Krankenkassen – den Grundsatz der Datenvermeidung und Datensparsamkeit beachtend – selbst bei vorliegender Einwilligung des Patienten/Versicherten keine Daten erheben. Ist die Krankenkasse aber schon nicht zur Datenerhebung befugt, so ist auch der Therapeut zur Auskunft nicht verpflichtet. **234**

3.7 Diverse

3.7.1 Behandlungspflicht

Anders als bei der Privatbehandlung gilt im Vertragsarztrecht grundsätzlich eine Behandlungspflicht. Denn §13 Abs. 7 BMV-Ä regelt, dass der Vertragstherapeut die Behandlung eines Versicherten **nur in** **235**

begründeten Fällen ablehnen darf. Er ist berechtigt, die Krankenkasse unter Mitteilung der Gründe zu informieren. Außerdem regelt Satz 1 dieser Vorschrift, dass der Vertragstherapeut zur Behandlungsablehnung dann berechtigt ist, wenn der Versicherte, der das 18. Lebensjahr vollendet hat, nicht vor der Behandlung sowohl die Krankenversichertenkarte vorlegt als auch den in §28 Abs. 4 SGB V i.V.m. §18 Abs. 1 bestimmten Fällen die **Zuzahlung** von € 10,00 (= „Praxisgebühr") leistet. Letzteres gilt (natürlich) nicht bei akuter Behandlungsbedürftigkeit.

236 Hinsichtlich der im Bundesmantelvertrag angesprochenen „begründeten Fälle" ist zum einen grundsätzlich auf ein von vornherein gestörtes Therapeuten-Patienten-Verhältnis zu verweisen. Wichtig sind hier aber auch die berufsrechtlichen Vorgaben. Beispielsweise regelt §5 Abs. 2 BO Baden-Württemberg, dass Psychotherapeuten keine Behandlung beginnen dürfen, wenn sie feststellen, dass sie für diese Aufgabe mangels ausreichender Kenntnis und Erfahrung nicht befähigt sind. Abs. 3 der Vorschrift verpflichtet den Psychotherapeuten, eine kontraindizierte Behandlung auch dann zu unterlassen, wenn sie vom Patienten gewünscht wird. Abs. 4 der Vorschrift verpflichtet den Psychotherapeuten zur sorgfältigen Prüfung, ob die Übernahme einer zeitlich parallelen oder nachfolgenden Behandlung von Ehegatten, Partner, Familienmitgliedern oder Verwandten eines Patienten vertretbar ist. Insbesondere in den Zeiten schlechter „Kassenhonorare" ist die Regelung in §13 Abs. 7 BMV-Ä gewichtig: Es stellt eine Verletzung vertragsärztlicher/vertragstherapeutischer Pflichten dar, die Behandlung eines Patienten lediglich wegen seiner Kassenzugehörigkeit abzulehnen.

3.7.2 Sorgfaltspflicht

237 §13 Abs. 8 BMV-Ä verpflichtet den Vertragstherapeuten bei Übernahme der Behandlung zur Sorgfalt nach den Vorschriften des Bürgerlichen Vertragsrechtes. Danach schuldet der Therapeut dem Patienten die **erforderliche Sorgfalt,** nicht die ihm persönlich mögliche und auch nicht die nur übliche Sorgfalt[68]. Die vom Therapeuten geschuldete Sorgfalt bestimmt sich nicht nach den persönlichen Fähigkeiten des einzelnen Therapeuten, sondern danach, was in der konkreten Situation von dem bei der Behandlung tätigen Therapeuten zu erwarten war[69]. Erwartet wird der Standard des Fachgebietes[70]. Standard ist das,

---

68) OLG Stuttgart, U. v. 30.11.1989 – AHRS 1220/41.
69) OLG Schleswig, U. v. 24.02.1993 mit NA-Beschl. des BGH v. 07.12.1993, VersR 1994, 310 = AHRS 1220/100.
70) BGH, U. v. 29.11.1994 – NJW 1995, 776.

was die eigene Profession in dem jeweiligen Fachgebiet für geboten hält[71].

Die vom Therapeuten geschuldete Sorgfalt ist damit gegenüber sogenannten „Kassenpatienten" nicht anders als gegenüber Selbstzahlern[72]. **238**

3.7.3 Vertretung

Nach §14 Abs. 3 BMV-Ä ist die Vertretung bei genehmigungspflichtigen psychotherapeutischen Leistungen einschließlich der probatorischen Sitzungen grundsätzlich unzulässig. „Im Übrigen", also in den vom Grundsatz abweichenden Fällen, ist eine Vertretung nur im Rahmen von §14 Abs. 1 und Abs. 2 BMV-Ä und unter Beachtung der berufsrechtlichen Befugnisse zulässig. Hinsichtlich solcher „berufsrechtlichen Befugnisse" sind einige Berufsordnungen aufschlussreich: Beispielsweise regelt §23 Abs. 3 BO Baden-Württemberg, dass bei längeren Abwesenheiten von der Praxis der Praxisinhaber verpflichtet ist, für eine geeignete Vertretung Sorge zu tragen. Im Falle der Krise eines Patienten ist hier der Berufsangehörige nach der genannten Vorschrift zur Übernahme einer Vertretung berechtigt und verpflichtet. Bei der Vertretung ist darauf zu achten, dass sich in diesem Zusammenhang keine systematische Fortführung der Behandlung ergibt, die über eine erforderliche Krisenintervention oder eine haltgebende psychotherapeutische Stützung hinausgeht, es sei denn, dies ist im Einvernehmen mit dem Patienten und dem Praxisinhaber vereinbart worden (ebenda). **239**

§14 Abs. 1 BMV-Ä verpflichten den Therapeuten, der vertreten werden soll, dazu, sich darüber zu vergewissern, dass der Vertreter die notwendigen Qualifikationsvoraussetzungen erfüllt. Sind solche Voraussetzungen nicht erfüllt, dürfen die Leistungen, die einer besonderen Qualifikation erfordern, nicht erbracht werden. Nach Abs. 2 der Vorschrift haftet der Vertragstherapeut im Falle der Tätigkeit eines Vertreters für die Erfüllung der vertragstherapeutischen Pflichten dieses Vertreters wie für die eigene Tätigkeit. **240**

3.7.4 Zuzahlungen

§18 Abs. 1 BMV-Ä enthält Regelungen zur sogenannten „Praxisgebühr". Danach haben Versicherte, die das 18. Lebensjahr vollendet haben, vor jeder ersten Inanspruchnahme eines Psychotherapeuten im Kalendervierteljahr (Quartal) eine Zuzahlung von € 10,00 zu leisten. **241**

---

71) Vgl. *Steffen, E.:* MedR 1995, S.190.
72) So auch OLG Düsseldorf, U. v. 19.12.1985 mit NA-Beschl. d. BGH v. 21.10.1986 – AHRS 1952/2.

Der Vertragstherapeut ist nicht berechtigt, auf die Zuzahlung zu verzichten oder einen anderen Betrag als € 10,00 zu erheben. Die Zuzahlung entfällt u.a. bei einer Inanspruchnahme aufgrund einer Überweisung aus demselben Quartal, oder wenn vor der Behandlung ein aktueller, mit Gültigkeitszeitraum versehener Befreiungsausweis der Krankenkasse vorgelegt wird. Die nachträgliche Vorlage einer Überweisung oder eines Befreiungsausweises begründet keinen Rückzahlungsanspruch des Versicherten. Nach Abs. 3 der Vorschrift kann bei akuter Behandlungsbedürftigkeit oder einer Inanspruchnahme nicht persönlicher Art (Telefon) die Zuzahlung auch nach der Inanspruchnahme erhoben werden.

242 Soweit im Quartal eine erste Inanspruchnahme eines Psychotherapeuten erfolgt, tritt an die Stelle der zahlungsbefreienden Überweisung eine zu erstellende „Quittung". In diesen Fällen hat der danach in Anspruch genommene Vertragsarzt die Quittung mit dem Vertragsarztstempel zu versehen; ein erneutes Erheben der Zuzahlung ist unzulässig.

243 Nach §18 Abs. 10 BMV-Ä darf der Vertragstherapeut grundsätzlich von einem Versicherten **keine Zuzahlung** fordern. Einzige Ausnahme sind die oben beschriebenen „Zuzahlungen" gem. §28 Abs. 4 SGB V („Praxisgebühr").

3.7.5 Privatliquidation bei GKV-Patienten

244 3.7.5.1 Das Thema „Privatliquidation" bei gesetzlich versicherten Patienten ist schon seit einigen Jahren in lebhafter Diskussion unter den Vertragsärzten. Gemäß §92 Abs. 3 S. 2 SGB V sind für die Mitglieder der jeweils zuständigen Kassenärztlichen Vereinigung die vertraglichen Bestimmungen über die vertragsärztliche Versorgung **verbindlich**. Die vertragsärztlichen Pflichten, die gleichermaßen für die zugelassenen/ermächtigten psychologischen Psychotherapeuten gelten, ergeben sich –wie dargestellt- insbesondere aus dem fünften Buch des Sozialgesetzbuches (SGB V) und dem Bundesmantelvertrag-Ärzte (BMV-Ä).

245 Die vertragsärztliche Versorgung, auf die der Patient (Versicherter) einen Rechtsanspruch (Leistungsanspruch) hat, wird durch das sogenannte Wirtschaftlichkeitsgebot beherrscht und umschrieben. Gemäß §12 Abs. 1 SGB V gilt:

„Die Leistungen müssen ausreichend, zweckmäßig und wirtschaftlich sein; sie dürfen das Maß des Notwendigen nicht überschreiten. Leistungen, die nicht notwendig oder unwirtschaftlich sind, können

Versicherte nicht beanspruchen, dürfen die Leistungserbringer nicht bewirken und die Krankenkasse nicht bewilligen".

Diese Vorschrift stellt einerseits den notwendigen Leistungsstandard sicher, verhindert aber auch Leistungen im Übermaß. **246**

In §18 des Bundesmantelvertrages finden sich konkrete Regelungen zum Vergütungsanspruch gegen Versicherte (Patienten). Nach §18 Abs. 8 BMV-Ä gilt: **247**

„Der Vertragsarzt darf von einem Versicherten eine Vergütung nur fordern,

1. *(...)*

2. *wenn und soweit der Versicherte vor Beginn der Behandlung ausdrücklich verlangt, auf eigene Kosten behandelt zu werden und dieses dem Vertragsarzt schriftlich bestätigt,*

3. *wenn für Leistungen, die nicht Bestandteil der vertragsärztlichen Versorgung sind, vorher die schriftliche Zustimmung des Versicherten eingeholt und dieser auf die Pflicht zur Übernahme der Kosten hingewiesen wurde."*

Eine Konkretisierung des Umfanges der „vertragsärztlichen Versorgung" findet sich in §3 Abs. 1 BMV-Ä: **248**

„Die vertragsärztliche Versorgung umfasst keine Leistungen, für welche die Krankenkassen nicht leistungspflichtig sind oder deren Sicherstellung anderen Leistungserbringern obliegt. Dies gilt insbesondere für Leistungen, die nach der Entscheidung des Bundesausschusses der Ärzte und Krankenkassen in den Richtlinien nach §92 SGB V von der Leistungspflicht der Gesetzlichen Krankenversicherung ausgeschlossen wurden.

Leistungen, für die eine Leistungspflicht der Krankenkasse nicht besteht, können nur im Rahmen einer Privatbehandlung erbracht werden, über die mit dem Versicherten vor dem Beginn der Behandlung ein schriftlicher Behandlungsvertrag abgeschlossen werden muss."

3.7.5.2

Aus diesen Regelungen ergibt sich für den zugelassenen/ermächtigten Psychotherapeuten folgende Situation: Der Gemeinsame Bundesausschuss hat in den Richtlinien nach §92 SGB V als sogenannte „Richtlinienverfahren" bisher (2004) lediglich die Verhaltenstherapie, die Psychoanalyse und die tiefenpsychologisch fundierte Psychotherapie der vertragsärztlichen Versorgung zugeschrieben. Ausschließlich diese **249**

Leistungen dürfen zu Lasten der GKV erbracht werden. Sowohl der psychologische Psychotherapeut, Kinder- und Jugendlichenpsychotherapeut als auch der ärztliche Psychotherapeut verstoßen gegen Vertragsarztpflichten, wenn sie andere als diese „Richtlinienverfahren" gegenüber der KV abrechnen.

250 Positiv ausgedrückt bedeutete dies aber auch, dass alle „Extraleistungen", die nicht als Richtlinienverfahren bezeichnet werden können, (nur) im Rahmen einer Privatbehandlung erbracht werden können.

251 Vor der Behandlung muss ein schriftlicher Behandlungsvertrag abgeschlossen werden, der wie folgt aussehen könnte.

252

Patienten – Erklärung
zur individuellen Gesundheitsleistung

Name: _____

Vorname: _____

Straße: _____

Ort: _____

Krankenkasse: _____

Es ist mir bekannt, dass die Krankenkasse, bei der ich versichert bin, eine ausreichende Behandlung gewährt und vertraglich sichergestellt hat. Trotzdem wünsche ich darüber hinausgehende Leistungen. Dieser Wunsch ist nicht auf Initiative meines behandelnden Psychotherapeuten zustande gekommen. Mein Psychotherapeut hat mich neben den medizinischen Aspekten insbesondere darüber aufgeklärt, dass die nachfolgend genannten Behandlungsleistungen nicht Bestandteil der vertragsärztlichen Versorgung sind und dass die gewünschte Behandlung daher auch nicht mit meiner Krankenkasse abgerechnet werden kann. Es besteht auch kein Anspruch auf Kostenerstattung dieser Leistungen gegenüber meiner Krankenkasse. Mir ist bekannt, dass die Mehrkosten für die unten genannten Leistungen von mir selbst zu tragen sind und gemäß nachfolgender Honorarvereinbarung von meinem Psychotherapeuten privat liquidiert werden.

Ausgeführt werden folgende Leistungen:

_____

_____

_____

Ich vereinbare hierfür ein Honorar über insgesamt €_____.

Ort:_____ Datum:_____

Unterschrift _____   _____

Patient   Psychotherapeut

3.7.5.3

Zusammengefasst ist also die Privatliquidation bei GKV-Patienten un- **253**
ter folgenden Bedingungen möglich:

(1) Schriftliche Bestätigung des Patienten bzw. Versicherten **254**

Ohne schriftlich Erklärung des Patienten zum konkreten Behandlungsfall ist eine Privatliquidation beim GKV-Versicherten nicht möglich.

(2) Ausführliche Information **255**

Die ausführliche Information des Patienten bzw. des Versicherten muss
die geplante private (Zusatz-) Behandlung umfassen sowie Informationen darüber, was zur vertragsärztlichen Versorgung gehört und was
nicht. Gleichzeitig muss über die anfallende private Vergütung genau
informiert werden. Der Patient/Versicherte muss genau wissen, was fi-
nanziell auf ihn zukommt. Schließlich muss darüber informiert werden, dass gegenüber der gesetzlichen Krankenkasse kein Erstattungs-
anspruch besteht, weil es sich bei der vorgesehenen Therapie entweder
nicht um eine „notwendige" Maßnahme oder um eine solche handelt,
die nicht in den Leistungskatalog der GKV fällt.

(3) Keine Zuzahlungen **256**

Zuzahlungen für Therapien im Richtlinienverfahren sind unter keinen
Umständen erlaubt.

3.7.5.4

Um die vertraglichen Pflichten einzuhalten, wird eine strikte Trennung **257**
zwischen der Therapie im Rahmen der vertragsärztlichen Versorgung
und den Zusatzleistungen empfohlen. Es wäre in jedem Fall besser, die
Zusatzleistungen nicht im direkten Anschluss an die Richtlinienthera-
pie anzubieten. Es besteht die Gefahr, dass sich Patienten – aus welchen Gründen auch immer – beschweren und angeben, im Rahmen der
vertragsärztlichen Versorgung seien beispielsweise Atem- und Körper-
übungen oder Kommunikationstraining erfolgt. Da regelmäßig schwer
nachweisbar ist, dass die im EBM vorgesehenen Leistungszeiten vollständig im Richtlinienverfahren ausgeschöpft wurden, kann es schnell
zu dem Vorwurf kommen, der Therapeut habe methodenübergreifend
gearbeitet und sich über das Gebot des Richtlinienverfahrens hinweg-
gesetzt.

In diesem Zusammenhang sei auch darauf hingewiesen, dass der The- **258**
rapeut zu Lasten der GKV ausschließlich in dem Richtlinienverfahren
tätig sein darf, für das er über eine Abrechnungsgenehmigung verfügt.

Es sollte peinlichst genau darauf geachtet werden, dass die gemäß EBM vorgeschriebene Therapiedauer von 50/25 Minuten exakt eingehalten wird. Im Rahmen sogenannter „Plausibilitätsprüfungen" überwacht die KV, gegebenenfalls auf Antrag der Krankenkassen, sehr genau, ob die Voraussetzungen der Leistungslegende (EBM) im Einzelfall eingehalten wurden. Gerade bei den Gesprächsleistungen mit Zeitvorgabe gibt es Fälle, bei denen sich Patienten bei den Krankenkassen darüber beschweren, die einzelne Sitzung sei häufig verkürzt gewesen oder das bewilligte Sitzungskontingent sei gar nicht ausgeschöpft worden. Unregelmäßigkeiten bei der vertragsärztlichen Abrechnung werden von der KV, insbesondere im Rahmen von Disziplinarverfahren, und den Sozialgerichten ausgesprochen hart bestraft (Geldbuße, Entziehung der Zulassung).

259   Die Kassenärztliche Bundesvereinigung (KBV) hat eine offizielle IGEL- Liste, eine Liste individueller Gesundheitsleistungen, veröffentlicht. Diese Liste enthält Leistungen, die nicht von der Gesetzlichen Krankenversicherung bezahlt werden und daher privat liquidiert werden dürfen. Hier finden sich auch – nach GOÄ- Ziffern geordnet – psychotherapeutische Angebote.

3.7.6 Dokumentationspflichten

260   Nach §57 Abs. 1 BMV-Ä hat der Vertragstherapeut die Befunde, die Behandlungsmaßnahmen sowie die veranlassten Leistungen einschließlich des Tages der Behandlung in geeigneter Weise zu dokumentieren. Nach Abs. 2 der Vorschrift sind diese Aufzeichnungen vom Vertragstherapeuten mind. 10 Jahre nach Abschluss der Behandlung aufzubewahren, soweit nicht andere Vorschriften abweichende Aufbewahrungszeiten vorschreiben. Näheres zur Dokumentationspflicht findet sich unter 4.3 (Berufspflichten/Dokumentationspflichten).

3.7.7 Residenzpflicht

261   §24 Abs. 2 Ärzte- ZV verlangt, dass der Vertragstherapeut seine Wohnung so zu wählen hat, dass er für die vertragstherapeutische Versorgung der Versicherten an seinem Vertragsarztsitz zur Verfügung steht. Das BSG hat in seinem Urteil vom 05.11.2003[73] hervorgehoben, der durch den Bezug zum Vertragsarztsitz im Sinne des §24 Abs. 1 Ärzte-ZV zum Ausdruck kommende Stellenwert der Residenzpflicht nach Abs. 2 der Vorschrift unterscheide diese Verpflichtung deutlich von

---

73) AZ: B 6 Ka 2/03 R.

zahlreichen anderen mit der Zulassung verbundenen vertragsärztlichen Pflichten.

Kommt es zum Rechtsstreit, so ist wichtig, dass die Zulassungsgremien keinen – der gerichtlichen Nachprüfung nur eingeschränkt zugänglichen – „Beurteilungsspielraum" in der Frage haben, ob der Vertragstherapeut im Hinblick auf die Lage seiner Wohnung und seiner Praxis für die Versorgung der Versicherten an seinem Vertragsarztsitz ausreichend zur Verfügung steht[74].

262

Das BSG hebt in dem genannten Urteil hervor, es müssten einerseits objektive Umstände, wie die tatsächliche Entfernung in Kilometern und die für den Weg benötigte Zeit ermittelt werden und andererseits eine rechtsgebundene Abwägung zwischen den Belangen der Versicherten (gute Erreichbarkeit ihres Therapeuten) und dem Interesse des Therapeuten an einer möglichst geringen Einschränkung seiner Freiheit der Wohnungswahl vorgenommen werden. In dem vom BSG entschiedenen Fall hatte der Berufungsausschuss gefordert, der dortige Kläger, Facharzt für Psychiatrie und psychotherapeutische Medizin müsse seine Wohnung so wählen, dass die Entfernung zur Praxis nicht mehr als 15 km betrage bzw. die Dauer der Fahrtzeit zwischen beiden Orten 15 Minuten nicht überschreite. Dies hielt das BSG für rechtswidrig.

263

Die Vorschrift des §24 Abs. 2 Satz 2 Ärzte- ZV verpflichte den Arzt/ Therapeuten nicht, in dem Ort oder Ortsteil zu wohnen, in dem er seine Praxis betreibe. Einer Residenzpflicht in diesem strikten Sinne unterliege der Vertragsarzt ebenso wenig wie ein (Bundes-)Beamter, der nach §74 Abs. 1 Bundesbeamtengesetz (BBG) seine Wohnung so zu nehmen habe, dass er in der ordnungsgemäßen Wahrnehmung seiner Dienstgeschäfte nicht beeinträchtigt werde. Zu dieser Pflicht des Beamten, bei der Wahl der Wohnung auch die Belange des Dienstes zu berücksichtigen, hat das Bundesverwaltungsgericht (BVerwG) entschieden, die ordnungsgemäße Wahrnehmung der Dienstgeschäfte werde beeinträchtigt, wenn der Beamte wegen Länge und Dauer des Weges zwischen Wohnort und Dienststelle die Dienstzeiten nicht einhalten könne oder durch diesen Weg zu sehr körperlich beansprucht werde (BVerwGE 61, 241, 244). Trotz der grundlegenden Unterschiede zwischen den Pflichten eines Beamten gegenüber seinem Dienstherrn und denen des Vertragsarztes im Hinblick auf die Versorgungsverpflichtung (§95 Abs. 3 SGB V) kann nach Ansicht des BSG ein Gesichtspunkt dieser Rechtsprechung des Bundesverwaltungsge-

264

---

74) Ebenda.

richts für die Auslegung des §24 Abs. 2 Satz 2 Ärzte- ZV fruchtbar gemacht werden: Die – vereinfacht sogenannte – Residenzpflicht ist kein Selbstzweck, sondern ein Mittel zur Sicherung der mit dem Amt bzw. dem Vertragsarztstatus übernommenen Pflichten.

265 §24 Abs. 2 Satz 2 Ärzte- ZV hat den Zweck, die in Satz 1 der Vorschrift näher beschriebene, sich im Übrigen unmittelbar aus dem Zulassungsstatus des Vertragsarztes ergebene Verpflichtung abzusichern, in seiner Praxis Sprechstunden abzuhalten und damit für die Versicherten erreichbar zu sein. In diesem eingeschränkten Verständnis erweist sie sich nach Ansicht des BSG als zulässige Regelung der vertragsärztlichen Berufsausübung im Sinne des Art. 12 Abs. 1 Satz 2 GG.

266 Weiter führt das BSG aus, eine ordnungsgemäße vertragsärztliche Versorgung sei nicht gewährleistet, wenn ein Arzt mehrere hundert Kilometer von seiner Praxis entfernt wohne und diese nur gelegentlich oder unregelmäßig aufsuche. In gleicher Weise vernachlässige ein Arzt seine Versorgungsverpflichtung, die er mit der Zulassung zur vertragsärztlichen Tätigkeit übernimmt, wenn er im Hinblick auf die große Entfernung zwischen Wohnung und Praxis regelmäßig angekündigte Sprechstunden nicht einhalte, was u. a. unzumutbar lange Wartezeiten für die Patienten zur Folge hätte. Der Einwand, ein Arzt, der seine Tätigkeit in dieser Weise gestalte, könne keinen wirtschaftlichen Erfolg haben, weil die Versicherten an andere Ärzte wenden würden, greife insoweit nicht durch. Insbesondere im ländlichen Raum und in Fachgebieten, in denen in einer bestimmten Region nur wenige Ärzte zugelassen seien, hätten zahlreiche Versicherte tatsächlich nicht die Wahl, einen anderen als den für sie nächstgelegenen Vertragsarzt aufzusuchen. Im Rahmen der vertragsärztlichen Bedarfsplanung werde im Übrigen auch derjenige zugelassene Vertragsarzt berücksichtigt, der tatsächlich kaum Sprechstunden verlässlich durchführe. Wenn ein solcher Zustand auf der großen Entfernung zwischen Wohnung und Praxis beruhe, ergäben sich für die Versorgung der Versicherten erhebliche Nachteile, die die Kostenträger der vertragsärztlichen Versorgung, die Krankenkassen und die Kassenärztlichen Vereinigungen nicht hinnehmen müssten.

267 Indessen lasse sich aus §24 Abs. 2 Satz 2 Ärzte- ZV nicht ableiten, dass der Vertragsarzt seine Wohnung so zu wählen habe, dass er Versicherte auch am Wohnort bzw. in seiner Wohnung regelmäßig oder auch nur in Notfällen behandeln könne. Eine spezifisch vertragsärztliche Verpflichtung, außerhalb der Praxis Versicherte im Bedarfsfall auch am Wohnort bzw. sogar in der Wohnung zu behandeln, bestehe – abgesehen von der jedermann treffenden Verpflichtung zur sofortigen Hilfeleistung bei Unfällen oder akut lebensbedrohlichen Erkrankungen – nicht.

Der Zweck der Residenzpflicht, die Sicherung der Beratungs- und Behandlungstätigkeit des Arztes in seiner Praxis, hat nach Ansicht des BSG zur Konsequenz, dass **keine schematischen Kilometer- bzw. Minutenangaben darüber möglich sind, in welcher Entfernung von der Praxis der Vertragsarzt seine Wohnung wählen darf.** Für Arztgruppen, die nicht unmittelbar patientenbezogen tätig sind (wie Pathologen, Laborärzte), gelten insoweit andere Maßstäbe als für hausärztlich tätige Ärzte, die zusätzlich zur Abhaltung von Sprechstunden im Bedarfsfall auch Hausbesuche bei ihren Versicherten außerhalb der Zeiten durchführen müssen, in denen ein organisierter Notfalldienst eingerichtet ist. Eine gewisse Bedeutung könne insoweit schließlich auch dem Umstand zukommen, ob ein Arzt/Therapeut in einer Einzelpraxis oder in einer größeren Gemeinschaftspraxis tätig sei, soweit in einer solchen Gemeinschaftspraxis sichergestellt sei, dass zu den angekündigten Sprechstundenzeiten immer ein Arzt oder mehrere Ärzte in der Praxis den Patienten tatsächlich zur Verfügung stehen.

268

Das BSG hält es „von der Tendenz nach nicht zu beanstanden", wenn unterschiedliche Berufungsgerichte zur Residenzpflicht gefordert haben, dass der Arzt/Therapeut **seine Praxis von der Wohnung innerhalb von 30 Minuten erreichen müsse.** Strengere Anforderungen dürften jedenfalls nach Ansicht des BSG insbesondere nicht an einen nur ambulant psychotherapeutisch tätigen Arzt/Therapeuten gestellt werden, der überwiegend langfristig geplante Gesprächsleistungen gegenüber einer kleineren Zahl von Patienten erbringe und nur in ganz besonders gelagerten Ausnahmesituationen notfallmäßig tätig werde. Insbesondere im großstädtischen Raum fielen Fahrtzeiten von 30 Minuten zwischen einzelnen Stadtteilen oder einem Stadtteil und dem Stadtzentrum regelmäßig an, ohne dass Versorgungsengpässe bekannt geworden seien, wenn Ärzte in anderen Stadtteilen als denen wohnten, in denen sie ihre Praxis betreiben. Im Hinblick darauf spreche nichts dafür, dass eine Gefährdung der Versorgung der Versicherten zu besorgen sei, wenn der Arzt regelmäßig einen Fahrtweg von ca. 30 Minuten zwischen Wohnung und Praxis zurückzulegen habe. Ob im Einzelfall auch längere Zeiträume unschädlich sein können, entziehe sich einer generellen Beurteilung und bedürfe deshalb im vorliegenden Rechtsstreit keiner Entscheidung.

269

4   Berufspflichten des Niedergelassenen

4.1   Allgemeines

Die Berufspflichten des niedergelassenen Psychotherapeuten ergeben sich zum einen aus dem allgemeinen Recht, also beispielsweise den Artikeln des Grundgesetzes und den Normen des Bürgerlichen Gesetzbuches. Speziellere berufsrechtliche Pflichten finden sich sodann in den Kammer- bzw. Heilberufsgesetzen der Länder, die einige Berufspflichten ausdrücklich normieren und die Länderpsychotherapeutenkammern ermächtigen, in den Berufsordnungen das Berufsrecht auszuformulieren. Es ist das Anliegen der von der Bundespsychotherapeuten-kammer erarbeiteten Muster-Berufsordnung, die Länder-Berufsordnungen zu harmonisieren. Rechtsverbindlich ist die Muster-Berufsordnung nicht.   **270**

Die Kammer- und Heilberufsgesetze der Länder verpflichten die Psychotherapeutenkammern, die Erfüllung der Berufspflichten der Kammerangehörigen zu überwachen[75]. Sowohl in den Kammer- und Heilberufsgesetzen als auch in den Länder-Berufsordnungen finden sich Generalklauseln, die die Berufspflichten zusammenfassend umschreiben. Danach sind Psychotherapeuten verpflichtet, „ihren Beruf gewissenhaft auszuüben, um dem ihnen entgegengebrachten Vertrauen zu entsprechen"[76].   **271**

Bemerkenswerterweise gilt nach einer solchen Generalpflichtsklausel nur berufsbezogenes und nicht privates Missverhalten als pflichtwidrig. Bei anderen freien Berufen kann auch ein außerhalb des Berufs liegendes Verhalten eine zu ahndende Pflichtverletzung darstellen, wenn es das Ansehen des Berufsstandes beeinträchtigen kann. Beispielsweise enthält die Bundesrechtsanwaltsordnung folgenden Satz: *„Ein außerhalb des Berufs liegendes Verhalten eines Rechtsanwalts, das eine rechtswidrige Tat oder eine mit Geldbuße bedrohte Handlung darstellt, ist eine anwaltsgerichtlich zu ahndende Pflichtverletzung, wenn es nach den Umständen des Einzelfalls im besonderen Maße geeignet ist, Achtung und Vertrauen der Rechtssuchenden in einer für die Ausübung der Anwaltstätigkeit und für das Ansehen der Rechtsanwaltschaft*   **272**

---

75) So bspw. §4 Abs. 1 Nr. 3 Berliner Kammergesetz oder §6 Abs. 1 Nr. 6 Heilberufsgesetz NRW.

76) §4 Abs. 1 Berufsordnung Baden-Württemberg, §4a Abs. 1 Nr. 1 Kammergesetz Berlin, §6 Abs. 1 Berufsordnung Berlin, §4 Abs. 1 Berufsordnung Bremen, §5 Abs. 1 Berufsordnung Niedersachsen, §21 Abs. 1 Hamburgisches Psychotherapeutenkammergesetz, §4 Abs. 2 Berufsordnung NRW, §5 Abs. 1 Berufsordnung Rheinland-Pfalz.

bedeutsamen Weise zu beeinträchtigen"[77]. Aus dem sogenannten „Facharztbeschluss" des Bundesverfassungsgerichts lässt sich heraus- lesen, dass sowohl die Regelung über eine Generalpflichtenklausel als auch die Einbeziehung privaten Verhaltens zulässig ist: „*Es entspricht der Natur allen Standesrechts, dass die Berufspflichten der Standesan- gehörigen nicht in einzelnen Tatbeständen erschöpfend umschrieben werden können, sondern in einer Generalklausel zusammengefasst sind, welche die Berufsangehörigen zu gewissenhafter Berufsausübung und zu achtungs- und vertrauenswürdigem Verhalten innerhalb und* **außerhalb des Berufs** *anhält, die nähere Bestimmung der sich hieraus ergebenen einzelnen Pflichten aber der Aufsichtspraxis der Standesor- gane und der Rechtsprechung der Berufsgerichte überlässt. In Recht- sprechung und Schriften ist anerkannt, dass eine solche Generalklau- sel auch gegenüber dem Verfassungsgebot des Artikel 103 Abs. 2 GG als Grundlage für eine berufsgerichtliche Bestrafung ausreicht*" (Her- vorhebung durch Verfasser)[78].

273 Nachfolgend wird auf einige Berufspflichten näher eingegangen, die für den Niedergelassenen besonders relevant sind.

4.2 Werbung

274 Das Werberecht der Heilberufe hat sich in den letzten Jahren deutlich verändert. In keinem anderen Bereich des Berufsrechts hat das Bun- desverfassungsgericht in so zahlreichen Entscheidungen Regelungen der Berufsordnungen unterschiedlicher freier Berufe für unwirksam er- klärt und Entscheidungen der Berufsgerichte, die Berufsverfehlungen angenommen hatten, aufgehoben.

275 Die Berufsordnungen der etablierten verkammerten Berufe, bspw. der Ärzte und Rechtsanwälte, haben bisher jeweils lediglich reagiert; die Kammern vertreten nach wie vor in Bezug auf das Werberecht eine re- striktive Linie, die sie nur verlassen, wenn und soweit die Rechtspre- chung sie dazu zwingt.

276 Die Ärzteschaft hat schließlich am 105. Deutschen Ärztetag 2002 eine Neufassung der Regelung zur beruflichen Kommunikation von Ärzten (Verbot berufswidriger Werbung) verabschiedet. Gleichzeitig wurden Auslegungsgrundsätze beschlossen, die zuletzt am 12.08.2003 überar-

---

77) §113 Abs. 2 Bundesrechtsanwaltsordnung.
78) BVerfGE 33, 125, 164 = NJW 1972, 1504, 1508.

beitet und ergänzt wurden[79]. Diese Hinweise illustrieren übersichtlich die jüngsten Entwicklungen der Rechtsprechung und erläutern anhand von Beispielen, wann Werbung als unzulässig angesehen wird.

In den noch jüngeren Berufsordnungen der Psychotherapeutenkammern fehlen von Anfang an zahlreiche der restriktiven Vorgaben, die jahrzehntelang in den Berufsordnungen der Ärzte enthalten waren und von der Rechtsprechung kritisiert wurden. So regelt bspw. die Berufsordnung Baden-Württemberg zunächst generalklauselmäßig zur „beruflichen Selbstdarstellung":   **277**

> *„Psychotherapeuten sind gehalten, bei jedem öffentlichen Auftreten alles zu unterlassen, was geeignet ist, das Ansehen ihres Berufsstandes herabzusetzen[80]."*

Zur „Werbung" heißt es wörtlich: **278**

> *„Psychotherapeuten sind verpflichtet, berufswidrige Werbung zu unterlassen, insbesondere anpreisende, irreführende oder vergleichende Werbung. Psychotherapeuten dürfen eine solche Werbung durch andere weder veranlassen noch dulden. Bei der beruflichen Selbstdarstellung sind sowohl irreführende Heilungsversprechen als auch unlautere Vergleiche mit anderen Psychotherapeuten und deren Methoden unzulässig[81]."*

Ähnlich regelt §23 Abs. 1 bis 3 Berufsordnung Rheinland-Pfalz: **279**

> *1. Psychotherapeutinnen und Psychotherapeuten dürfen auf ihre berufliche Tätigkeit werbend hinweisen. Die Werbung muss sich in Form, Inhalt und Umfang auf die sachliche Vermittlung des beruflichen Angebots beschränken. Sie darf nicht auf den Abschluss eines Behandlungsbetrages im Einzelfall gerichtet sein.*
>
> *2. Informationen über Praxen im Internet müssen den Vorschriften des Teledienstgesetzes (TDG) entsprechen.*
>
> *3. Berufswidrige Werbung, insbesondere anpreisende, vergleichende und irreführende Werbung ist untersagt. Die Psychotherapeutinnen oder der Psychotherapeut darf eine solche Werbung durch andere*

---

79) „Hinweise und Erläuterungen zu den §§27 ff. der (Muster)Berufsordnung, beschlossen von den Berufsordnungsgremien der Bundesärztekammer am 10.09.2002, fortgeschrieben am 12.08.2003", siehe http://www.bundesaerztekammer.de/30/berufsordnung/12Arztwerbung.html.
80) §14 Abs. 1 Berufsordnung Baden-Württemberg.
81) §15 Abs. 1 Berufsordnung Baden-Württemberg.

weder veranlassen noch dulden. Werbeverbote aufgrund anderer gesetzlichen Bestimmungen bleiben unberührt.[82]."

280 Es gilt also der Grundsatz: Werbung ist erlaubt, nur berufswidrige Werbung ist verboten oder mit den Worten des Bundesverfassungsgerichts:

„Das Werbeverbot [...] soll dem Schutz der Bevölkerung dienen. Es soll das Vertrauen der Patienten darauf erhalten, dass der Arzt nicht aus Gewinnstreben bestimmte Untersuchungen vornimmt, Behandlungen vorsieht oder Medikamente verordnet. Die ärztliche Berufsausübung soll sich nicht an ökonomischen Erfolgskriterien sondern an medizinischen Notwendigkeiten orientieren. Das Werbeverbot beugt einer gesundheitspolitischen unerwünschten Kommerzialisierung des Arztberufes vor. Werberechtliche Vorschriften in der ärztlichen Berufsordnung hat das Bundesverfassungsgericht daher mit der Maßgabe als verfassungsmäßig angesehen, dass nicht jede, sondern lediglich die berufswidrige Werbung verboten ist (...) Für interessengerechte und sachangemessene Informationen, die kein Irrtum erregen, muss im rechtlichen und geschäftlichen Verkehr Raum bleiben[83]."

281 Wichtige Konkretisierungen finden sich bspw. in folgenden Entscheidungen[84]:

- Bundesverwaltungsgericht vom 05.04.2001 (AZ: 3 C 25/00):

  Das in der Berufsordnung einer Ärztekammer ausgesprochene Verbot, dass der Arzt auf dem Praxisschild nicht auf die von ihm angewandte Akupunktur hinweisen darf, ist jedenfalls dann mit dem Grundrecht der Berufsfreiheit (Art. 12 GG) unvereinbar, wenn durch ein Zusatz klargestellt wird, dass es sich nicht um eine von der Ärztekammer verliehene Qualifikation handelt.

- Bundesverfassungsgericht vom 25.04.2001 (AZ: 1 BvR 494/00):

  Bei verfassungskonformer Auslegung steht die Regelung der Berufsordnung für Rechtsanwälte, wonach diese für ihre Außendarstellung neben dem Fachanwalt nur als solche bezeichnete Interessen – und Tätigkeitsschwerpunkte verwenden dürfen, einer (werbemäßigen) Aufführung der strafrechtlichen Tätigkeitsgebiete

---

82) Fast identisch: §24 der Berliner Berufsordnung sowie §24 der Berufsordnung Niedersachsen.

83) Urteil des BVerfG vom 23.07.2001, BvR 873/00, Rnr. 17.

84) Alles zitiert nach: Hinweise und Erläuterungen zu den §§27 ff. der (Muster)Berufsordnung, beschlossen von den Berufsordnungsgremien der Bundesärztekammer am 10.09.2002, fortgeschrieben am 12.08.2003.

nicht entgegen, da diese Angaben den Fachanwaltsbereich konkretisieren und auffächern.

- Bundesverfassungsgericht vom 16.05.2001 (AZ: 1 BvR 2252/00):

  Der Begriff „Schwerpunkt" (neben der zulässigen Angaben von Interessen- und Tätigkeitsschwerpunkten) auf Kanzleibögen der in einer Anwaltssozietät tätigen Rechtsanwälte ist als irreführende Werbung unzulässig.

- Bundesverfassungsgericht vom 06.07.2002 (AZ: 1 BvR 1063/00):

  Eine Anwaltskanzlei darf als Information über ihre Dienstleistungen mitteilen, welche Schwerpunkte sie nach fachanwaltlicher Spezialisierung tatsächlich setzt.

- Bundesverfassungsgericht vom 23.07.2001 (AZ: 1 BvR 873/00):

  Das Verbot für Zahnärzte, ihren Tätigkeitsschwerpunkt „Implantologie" auf Briefbögen oder auf dem Praxisschild mitzuteilen, ist dann verfassungswidrig, wenn der Zahnarzt bereits ein Zertifikat über den Nachweis besonderer Kenntnisse und Fähigkeiten im Bereich der oralen Implantologie erworben hat.

- Bundesverfassungsgericht vom 12.09.2001 (AZ: 1 BvR 2265/00):

  Dem Anwalt ist eine Anzeige, die zum einen dem Interesse des Adressatenkreises gerecht wird, eine sachlich angemessene Information zu finden, formal und inhaltlich angemessen gestaltet ist und keinen Irrtum erregt, grundsätzlich erlaubt.

- Bundesverfassungsgericht vom 08.01.2002 (AZ.: 1 BvR 1147/01):

  Die Bezeichnung eines bestimmten Arztes als „Spezialist" (hier Wirbelsäulen- und Kniespezialist) stellt grundsätzlich eine interessengerechte und sachangemessene Information dar. Hierbei besteht nicht die Gefahr einer Verwechslung mit Facharztbezeichnungen, da unter der Bezeichnung „Spezialist" ein Fachmann verstanden wird, der über besondere Erfahrungen in einem engeren Bereich verfügt, während die Facharztbezeichnung eine förmlich erworbene Qualifikation darstellt.

- Bundesverfassungsgericht vom 18.02.2002 (AZ.: 1 BvR 1644/01):

  Grundsätzlich dürfen auch die Angehörigen der freien Berufe durch Zeitungsanzeigen werben, sofern diese nicht nach Form, Inhalt oder Häufigkeit übertrieben wirken. Zulässig ist demnach die anlassbezogene Information eines Tierarztes in einer kostenlos verteilten Stadtteilzeitung mit Mitteilung über Adresse, Öffnungszeiten und eingerichteter Röntgenstelle.

282   Wie oben bereits dargestellt, ist in den Berufsordnungen der Psychotherapeutenkammern übereinstimmend geregelt, dass berufswidrige
Werbung insbesondere anpreisende, vergleichende und irreführende
Werbung ist. Mit dem Wort „insbesondere" wird herausgestellt, dass
die Aufzählung nicht abschließend ist. Neben diesen Kategorien soll
nach Ansicht der Bundesärztekammer für die Ärzte weiterhin verboten
sein, Hinweise auf die eigene Tätigkeit/Praxis bei anderen Leistungserbringern im Gesundheitswesen auszulegen oder Gegenstände außerhalb der Praxis in Verkehr zu bringen (z.B. Kugelschreiber, T-Shirts,
Kalender, Telefonaufkleber), die auf die ärztliche Tätigkeit/Praxis hinweisen.

283   Als **anpreisend** wird eine gesteigerte Form der Werbung angesehen,
die insbesondere mit reißerischen und marktschreierischen Mitteln arbeitet. Dies kann zu bejahen sein, wenn die Informationen für den Patienten als Adressaten inhaltlich nichts aussagen oder jedenfalls keinen
objektiv nachprüfbaren Inhalt haben oder in reklamehafter Übertrei-
bung zur Darstellung kommen.

284   **Irreführend** ist die Werbung immer dann, wenn die Angaben geeignet
sind, potentielle Patienten über die Person des Therapeuten, über die
Praxis und/oder über die Behandlung irrezuführen und Fehlvorstellun-
gen von maßgeblicher Bedeutung für die Wahl des Therapeuten her-
vorzurufen. Dies kann bspw. dadurch geschehen, dass der Eindruck
über eine therapeutische Exklusivität erweckt oder eine Alleinstel-
lungsbehauptung aufgestellt wird. Daneben sind irreführend natürlich
Ankündigungen von „Qualifikationen", denen kein entsprechender
Leistungs- bzw. Kenntniszuwachs im Vergleich zum üblichen Ausbil-
dungs-/Weiterbildungsstand gegenübersteht. In den Bereich der irre-
führenden Werbung fällt auch die Ankündigung von Titeln und anderen akademischen Graden, die nicht von einer psychologischen Fakul-
tät oder im Ausland erworben wurden.

285   Eine unzulässige **vergleichende Werbung** liegt bspw. vor, wenn auf
die persönlichen Eigenschaften und Verhältnisse psychotherapeutischer Kollegen, auf andere Psychotherapie-Praxen oder auf die Behandlung anderer Psychotherapeuten Bezug genommen wird. Dabei ist
es einerlei, ob der Vergleich die Kollegen herabsetzt oder die eigenen
Vorzüge herausstellt.

4.3 Dokumentationspflichten

286   Die Dokumentationspflicht ist nicht nur eine Berufspflicht, die in allen
Berufsordnungen normiert ist. Es handelt sich nach Auffassung des

BGH vielmehr auch um eine vertragliche (Behandlungsvertrag) und deliktisch begründete Pflicht, die unverzichtbare Grundlage für die Sicherheit des Patienten in der Behandlung sein soll[85]. Außerdem wird die Dokumentationspflicht ebenso wie das Einsichtsrecht des Patienten in die Krankenunterlagen zugleich auch unter dem Aspekt des Persönlichkeitsrechts gesehen[86].

Die Regelungen der Berufsordnungen sind durchaus unterschiedlich. **287** Bremen beispielsweise verpflichtet die Kammermitglieder lediglich, ihre Tätigkeit zu dokumentieren. Nach §8 Abs. 1 Berufsordnung NRW sind Psychotherapeuten verpflichtet, über Psychodiagnostik und Psychotherapie Aufzeichnungen zu erstellen, die Datum, Befunde und psychotherapeutische Maßnahmen enthalten müssen. Niedersachsen und Berlin verlangt, dass über Psychodiagnostik, Beratung und Psychotherapie aussagefähige Aufzeichnungen erstellt werden. Baden-Württemberg verlangt die Dokumentation *„in erforderlicher und zweckmäßiger Weise"*.

Art, Inhalt und Umfang der psychotherapeutischen Dokumentations- **288** pflicht lässt sich wohl nur nach den Dokumentationszwecken bestimmen. Zweck der Dokumentationspflicht ist die Therapiesicherung, die Beweissicherung und die Rechenschaftslegung[87].

Die Dokumentation zur **Therapiesicherung** erfordert, dass Anamnese, **289** Diagnose und Therapie so sorgfältig aufgezeichnet werden, dass sowohl die sachgerechte Behandlung (möglicherweise über einen langen Zeitraum) des Therapeuten selbst als auch die weitere Behandlung durch Dritte ermöglicht wird.

Darüber hinaus muss die Dokumentation dem Bedürfnis des Patienten **290** nach **Rechenschaftslegung** Genüge tun, also eine Überprüfung ermöglichen, ob der Aufzeichnende lege artis therapiert hat[88].

Inwieweit die Dokumentationspflicht schließlich noch zur **Beweissi-** **291** **cherung** besteht, ist umstritten. Für den Beweissicherungszweck spricht aber meines Erachtens klar die Rechtsprechung zum Arzthaftungsrecht. Der BGH hat in richterlicher Rechtsfortbildung die prozessuale Situation des Patienten gestärkt, wenn und soweit Dokumenta-

---

85) Vgl. *Uhlenbruck*, in: Laufs/Uhlenbruck (Hrsg.): Handbuch des Arztrechts, 2. Aufl., §59 Rnr. 1 mit zahlreichen Nachweisen aus der Rechtsprechung.
86) Ebenda.
87) Vgl. *Uhlenbruck*, in: Laufs/Uhlenbruck (Hrsg.): Handbuch des Arztrechts, 2. Aufl., §59 Rnr. 5.
88) So *Schmid*: „Über den notwendigen Inhalt ärztlicher Dokumentation", NJW 1987, S. 681, 683.

tionsmängel des Arztes vorliegen. Letztlich wird damit der Arzt/Therapeut prozessual dafür bestraft, dass er durch fehlerhafte Dokumentation vereitelt hat, dass in der Beweisaufnahme der Sachverhalt ausreichend ermittelt werden kann. Anders gewendet: weil der Arzt/Therapeut durch ordnungsgemäße Dokumentation die Beweise nicht gesichert hat, wird der Patient aus der Beweispflicht entlassen. Damit besteht die Dokumentationspflicht auch zur „Beweissicherung".

292   Zu dokumentieren sind die Anamnese, die Diagnostik und der Therapieverlauf. Im (forensischen) Interesse des Therapeuten sollte jede Aufklärung des Patienten oder dessen Schweigepflichtsentbindung nachvollziehbar dokumentiert sein; im Falle der Behandlung von Minderjährigen ist dringend empfohlen, ausführlich zum Vorliegen der natürlichen Einsichtsfähigkeit auszuführen.

293   Die Dokumentation kann in Stichworten erfolgen und muss nicht laienverständlich sein. Entscheidend ist, dass die Angaben für den Fachmann verständlich sind[89].

4.4   Kooperationen

294   Sicherlich ist die Einzelpraxis die mit Abstand am weitesten verbreitete Niederlassungsform. Aber vor allem der wirtschaftliche Druck führt auch bei denjenigen Psychotherapeuten, die nicht bereits mit der Gemeinschaftspraxis die intensivste Form beruflicher Zusammenarbeit gewählt haben, zur Kooperation in Teilbereichen. Praxisgemeinschaften oder andere Kooperationen werden gegründet, um einerseits Praxiskosten zu sparen (Kostendegression) und andererseits die Patientenbetreuung zu optimieren.

295   Nachfolgend werden unter 4.4.1 allgemeine Hinweise zur Entwicklung und Ausgestaltung psychotherapeutischer Praxiskooperationen vorangestellt. Es folgt eine Betrachtung der einzelnen Kooperationsformen unter 4.4.2. Grundlage einer erfolgreichen Kooperation ist in jedem Fall das Einvernehmen der Kooperationspartner zu Inhalt und Ausgestaltung des Kooperationsverhältnisses. Kooperationsvereinbarungen sollten schon zu Beweiszwecken tunlichst im schriftlichen Kooperationsvertrag fixiert werden. Anmerkungen zu besonderen Vertragsinhalten finden sich unter 4.4.3.

---

89) Vgl. *Uhlenbruck*, in: Laufs/Uhlenbruck (Hrsg.): Handbuch des Arztrechts, 2. Aufl., §59, Rnr. 11.

4.4.1 Allgemeines

Der psychotherapeutische Beruf ist ein „freier Beruf[90]", für den eine **296** spezifische geistige und persönliche Leistung kennzeichnend ist, die dem Gemeinwohl und der Gesundheit dient, während ein gewerblicher Unternehmer durch Einsatz einer organisierten Wirtschaftseinheit Einnahmen erzielt[91]. In zahlreichen Berufsordnungen heißt es (jedenfalls sinngemäß): „*Der Psychotherapeut dient der Gesundheit des einzelnen Menschen und der Bevölkerung. (...) Der Beruf des Psychotherapeuten ist kein Gewerbe und seiner Natur nach ein freier Beruf*"[92].

Die Besonderheiten dieses freien Berufes haben dazu geführt, dass sich **297** als Berufsbild –ähnlich wie bei den Ärzten – klar die Einzelpraxis verfestigte. Insofern ist interessant, dass bis 1968 in der Musterberufsordnung-Ärzte (MBO-Ä) der Grundsatz der Ausübung ärztlicher Tätigkeit in Einzelpraxis festgeschrieben wurde: „*Die Einrichtung einer Gemeinschaftspraxis ist nur in Ausnahmefällen und mit Genehmigung der Ärztekammer zulässig*".

4.4.2 Kooperationen

Da sich in den letzten Jahren die wirtschaftlichen Rahmenbedingungen **298** der vertragsärztlichen Tätigkeit trotz der „10-Pfennig-Urteile" des BSG kaum verbessert haben, ist ein Trend zur gemeinschaftlichen Praxisausübung/Kooperation zu verzeichnen. Die Intensität solcher Kooperationen freilich variiert beachtlich: Der Zweck einer Kooperation kann sich auf die gemeinsame Nutzung eines Spielzimmers beschränken (Organisationsgemeinschaft), während bei der Gemeinschaftspraxis der gesamte Beruf gemeinsam ausgeübt wird (Berufsausübungsgemeinschaft). In wirtschaftlicher Hinsicht wird mit solchen Kooperationen regelmäßig die Hoffnung verbunden, durch intensivere Ausnutzung von Infrastruktur (Räume, Personal, Geräte) Sachkosten zu sparen, Investitionsaufwand zu teilen und/oder das Risiko einseitiger Spezialisierung zu mindern. In fachlicher Hinsicht kann die Kooperation bei interdisziplinärer oder sogar interprofessioneller Zusammenarbeit eine Verbesserung des psychotherapeutischen Standards oder eine Behandlungskonzentration („kurze Wege") bieten. Gedanken- und Informationsaustausch sind für den Patienten ebenso vom Vorteil wie

---

90) So z.B. §18 Abs. 1 Nr. 1 S. 2 EStG: „Zu der freiberuflichen Tätigkeit gehören die (...) selbständige Berufstätigkeit der Ärzte, Zahnärzte, (...) und ähnlicher Berufe".

91) Vgl. *Werner, F.*: Gemeinschaftliche ärztliche Berufsausübung in Form interprofessioneller ärztlicher Kooperation, Frankfurt am Main 1999, S. 1.

92) §1 Abs. 3 BO-Baden-Württemberg, §2 BO-Niedersachsen, §2 BO-Berlin, §2 BO-NRW.

eine verbesserte und komplexe räumliche und/oder personelle Ausstattung. Schließlich entspricht es häufig dem Bedürfnis der Patienten, wenn durch eine Kooperation die Betreuung durch verschiedene Fachrichtungen an einheitlicher Adresse gewährleistet ist oder sich verschiedene Leistungserbringer dem Patienten als kompetente Behandler empfehlen.

299 Vorteile einer Kooperation:

> * Teilung des Investitionsvolumens und der betriebswirtschaftlichen Verantwortung
> * niedrigere Raum- und Personalkosten
> * intensivere Gerätenutzung
> * Kostenreduktion führt zur Gewinnmaximierung
> * Gedanken- und Informationsaustausch
> * vereinfachte Vertretungsregelungen (Urlaub/Krankheit)
> * größere Gestaltungsmöglichkeiten beim Praxisangebot

300 Nachteile einer Kooperation:

> * Notwendigkeit der Rücksichtnahme, des Unterordnens von Gemeinschaftsbeschlüssen
> * Verluste individueller Freiheit gegenüber der Gemeinschaft
> * Abhängigkeiten
> * geringere Flexibilität bei Unternehmensentscheidungen
> * Haftungsrisiken

4.4.3 Rechtsformen

301 Von der konkreten Ausgestaltung der Kooperation (Praxisgemeinschaft, Gemeinschaftspraxis) ist die Frage der **Rechtsform** zu trennen. Während Umfang und Ausgestaltung der Praxiskooperation zunächst von den Vorschriften des Berufsrechts und des Vertragsarztrechts bestimmt wird, regelt das Gesellschaftsrecht die möglichen Rechtsformen der Kooperation. Der Gesetzgeber hat die Zahl der möglichen Gesellschaftsformen beschränkt (*„numerus clausus"*); im Interesse der Rechtssicherheit besteht ein gesetzlich auferlegter „Typenzwang". Bei den für eine Praxiskooperation möglichen Gesellschaftsformen handelt es sich um die Gesellschaft bürgerlichen Rechts, die Personenhandelsgesellschaften der offenen Handelsgesellschaft und der Kommanditgesellschaft, um die Gesellschaft mit beschränkter Haftung als Kapitalgesellschaft und die Partnerschaftsgesellschaft.

4.4.3.1

Die bei den Praxiskooperationen am weitesten verbreitete Gesellschaftsform ist die **Gesellschaft des bürgerlichen Rechts** (GbR). Dies liegt zum Teil an den ehemals restriktiven berufsrechtlichen Vorgaben[93] der Ärzte, vor allem aber daran, dass es zur Gesellschaftsgründung keine Formerfordernisse gibt: Die Gesellschaft bürgerlichen Rechts entsteht durch die einvernehmliche Vereinigung (Kooperation) von mindestens 2 Personen (Gesellschaftern) zur Förderung eines von ihnen gemeinsam verfolgten Zwecks (§705 BGB). Der Gesellschaftsvertrag ist formfrei und kann daher auf mündlichen Vereinbarungen oder sogar schlüssigem Verhalten beruhen. Die GbR ist „Gesamthandsgemeinschaft", das Vermögen steht den Gesellschaftern zur gesamten Hand bzw. zu gleichen ideellen Anteilen zu. Die Höhe der jeweiligen Beteiligung kann jedoch im Vertrag abweichend geregelt werden. Es herrscht grundsätzlich das Konsensprinzip; eine Beschlussfassung erfolgt daher einstimmig, soweit die Gesellschafter nicht ausdrücklich etwas anderes vereinbaren. Auch die Geschäftsführung und Vertretung der Gesellschafter nach außen erfolgt regelmäßig gemeinschaftlich durch alle Gesellschafter. Die Gesellschafter haften gesamtschuldnerisch mit ihrem gesamten Vermögen. Ihre Haftung kann im Außenverhältnis nur durch gesonderte Vereinbarung mit den jeweiligen Vertragspartnern auf das Gesellschaftsvermögen beschränkt werden.

302

4.4.3.2

Die **Partnerschaftsgesellschaft** ist im Gegensatz zur GbR voll namens-, rechts-, partei-, grundbuch-, konkurs- und deliktsfähig. Es besteht die Möglichkeit der Haftungskonzentration. In der Partnerschaftsgesellschaft werden Behandlungsverträge mit der Partnerschaft geschlossen. Für die sich daraus ergebenden Verbindlichkeiten haftet zunächst das Vermögen der Partnerschaft, jedoch auch die Partner persönlich als Gesamtschuldner. Die Haftung für Schäden aus fehlerhafter Berufsausübung kann durch Vertrag mit dem Patienten auf denjenigen Partner beschränkt werden, der die berufliche Leistung zu erbringen

303

---

93) Vgl. z.B. Kapitel D Nr. 8 Abs. 1 Musterberufsordnung Ärzte (MBO-Ä): *„Für die Berufsausübungsgemeinschaft dürfen Ärzte nur Gesellschaftsformen wählen, welche die eigenverantwortliche und selbständige sowie nicht gewerbliche Berufsausübung wahren. Solche Gesellschaftsformen sind die Gesellschaft des bürgerlichen Rechts (§705 ff) für die Gemeinschaftspraxis und die Partnerschafsgesellschaft für die Ärztepartnerschaft."*

und zu verantworten hat. Hierdurch wird eine wechselseitig unbegrenzte persönliche Haftung aller Partner für den Fehler eines einzelnen aufgehoben. Im Hinblick auf die persönliche Leistungserbringung durch den Arzt und das besondere Vertrauensverhältnis zum Patienten ist es folgerichtig, dass eine Haftungskonzentration auf den jeweils handelnden bzw. verantwortlich leitenden Partner möglich ist. Dies bedeutet also eine Risikoverminderung für die nicht mit der Berufsausübung befassten Partner. Nicht möglich ist jedoch die Konzentration der Haftung auf einen vielleicht vermögenslosen Partner, der lediglich als Strohmann eingeschaltet wird. Selbstverständlich soll sich der mit der Erfüllung des Vertragsverhältnisses befasste Partner seiner Haftung nicht entziehen dürfen. Nicht ausgeschlossen ist im übrigen auch die deliktische Haftung eines weiteren Partners nach §823 ff. BGB. Die Vorteile der Partnerschaft liegen insbesondere in der Möglichkeit der Haftungsbegrenzung auf den handelnden Partner. Als weitere Vorzüge sind die erhöhte rechtliche Stabilität und Handlungsmöglichkeit für eine Therapeutengruppe als Träger gemeinsamer Versorgungsverantwortung und die Werbewirkung für Kapitalinvestoren anzusehen.

4.4.3.3

304 Bei der **offenen Handelsgesellschaft** (OHG) haften die Gesellschafter unbeschränkt persönlich. Durch gesonderte Vereinbarung mit den Vertragspartnern der Gesellschaft kann die Haftung im Einzelfall auf das Gesellschaftsvermögen beschränkt werden. Bei der **Kommanditgesellschaft** (KG), die eine Modifikation der offenen Handelsgesellschaft darstellt, werden zwei Arten von Gesellschaftern unterschieden: der Komplementär als persönlich haftender Gesellschafter haftet unbeschränkt, der Kommanditist haftet dagegen grundsätzlich nur bis zur Höhe der Haftsumme, die im Handelsregister für ihn eingetragen wird. Die Personenhandelsgesellschaften (OHG und KG) bieten im Vergleich zu Kapitalgesellschaften (GmbH) einen größeren Spielraum für die Gestaltung der Verhältnisse der Gesellschaften untereinander. Eine registergerichtliche Prüfung dieser Rechtsverhältnisse erfolgt nicht, der Gesellschaftsvertrag ist nicht vorzulegen. Weder die Höhe des Gesamtkapitals der Gesellschaft noch die Beteiligungsverhältnisse der Gesellschafter werden daher publik. Die Regelungen zwischen den Gesellschaftern können formfrei erfolgen. Die Besteuerung erfolgt bei allen Personengesellschaften (GbR, Partnerschaft, OHG oder KG) auf der Ebene der Gesellschafter.

4.4.3.4

Bei der **Gesellschaft mit beschränkter Haftung** (GmbH) ist das   305
wichtigste Merkmal die Beschränkung der Haftung der Gesellschafter
auf das Gesellschaftsvermögen. Eine Haftung für ärztliche Behandlungsfehler lässt sich allerdings bei einer GmbH nicht beschränken.
Bei der Anschaffung von Praxisinventar oder der Anmietung von Praxisräumen käme die Haftungsbeschränkung aber zur Geltung. Die
GmbH unterliegt den strengen Formvorschriften des GmbH-Gesetzes.
Der Gesellschaftsvertrag muss zum Registergericht zwecks Überprüfung eingereicht werden. Kapitalerhöhungen sowie eine Reihe von
weiteren Gesellschafterbeschlüssen (z.B. auch Geschäftsführerbestel-
lungen und -abberufung) unterliegen der registergerichtlichen Kontrolle. Der Freiraum für die Gestaltung der Rechtsverhältnisse ist im
Vergleich zu einer Personengesellschaft enger begrenzt. Im Gegensatz
zur Personengesellschaft wird die Kapitalgesellschaft (GmbH) als ei-
genständiges Besteuerungssubjekt behandelt. Sie ist Besteuerungssubjekt für die Körperschaftssteuer und die Gewerbesteuer. Als Vorteil der
GmbH ist zu nennen, dass zivilrechtliche Vereinbarungen zwischen der
Gesellschaft und ihren Gesellschaftern steuerrechtlich grundsätzlich
anerkannt werden. Sie beeinflussen also das Einkommen der Gesellschaft. Die GmbH ist Gewerbebetrieb kraft Rechtsform. Damit erzielt
sie unabhängig von ihrem Unternehmensgegenstand Einkünfte aus Gewerbebetrieb und ist insoweit gewerbesteuerpflichtig.

Die **Wahl der Rechtsform** ist (natürlich) abhängig von der geplanten   306
Kooperationsform. Vor allem aber engt das Berufsrecht (Berufsordnungen der Landespsychotherapeutenkammern) die Wahl der Rechtsform ein. Darauf wird im folgenden Abschnitt jeweils unter Bezug auf
die konkrete Kooperationsform eingegangen.

4.4.4 Verschiedene Kooperationsformen

Auch wenn die möglichen Kooperationsformen fließende Übergänge   307
zeigen, lässt sich doch eine Typisierung vornehmen. Die nachfolgend
dargestellten Kooperationsformen sind dabei weder abschließend noch
in der beschriebenen Ausgestaltung begrenzt. Es kann lediglich versucht werden, einen Überblick über Kooperationsform, Rechtsform
und die berufsrechtlichen Regelungen zu geben.

4.4.5 Gemeinschaftspraxis

Unter einer Gemeinschaftspraxis versteht man den Zusammenschluss   308
mehrerer Psychotherapeuten zur gemeinsamen Berufsausübung, in ge-

meinsamen Räumen mit gemeinsamer Praxiseinrichtung, gemeinsamer Karteiführung und Abrechnung, mit gemeinsamem Personal auf gemeinsame Rechnung[94]. Die Gemeinschaftspraxis tritt nach außen als eine psychotherapeutische Versorgungseinheit auf. Die Behandlungsverträge der Patienten kommen mit der Gemeinschaft zustande. Abgerechnet wird im Namen und für Rechnung der Gemeinschaft. Gewinn und Verlust werden je nach Ausgestaltung der Vereinbarungen gemeinsam von den Gemeinschaftspartnern getragen, die gesamtschuldnerisch haften. Die Gemeinschaftspraxis hat einen gemeinsamen Patientenstamm. Dennoch muss die freie Arztwahl des Patienten auch in der Gemeinschaftspraxis gewahrt sein.

4.4.5.1

309   Für die Abrechnung von Leistungen im Rahmen der Gesetzlichen Krankenversicherung (GKV – Vertragsarztrecht) als Gemeinschaftspraxis ist die vorherige Zustimmung des Zulassungsausschusses bei der Kassenärztlichen Vereinigung (KV) erforderlich[95].

4.4.5.2

310   Bei der Gemeinschaftspraxis handelt es sich um eine **Berufsausübungsgemeinschaft** („Zusammenschluss zur gemeinsamen Berufsausübung"). Für diese Berufsausübungsgemeinschaften regeln die Berufsordnungen in weitestgehender Übereinstimmung wie folgt:

> *„Psychotherapeuten dürfen zur Ausübung ihres Berufes **in allen gesetzlich zulässigen Formen** mit anderen Angehörigen des Berufsstandes oder Angehörigen anderer Berufsgruppen, die in Gesundheits- und Beratungsberufen tätig sind, kooperieren, sofern insbesondere die Eigenverantwortlichkeit und Selbständigkeit der Berufsausübung, die Einhaltung der berufsrechtlichen Bestimmungen der Psychotherapeuten, die Pflicht zur Dokumentation, das Verbot der berufswidrigen Werbung, die Regelung zur Erstellung einer Honorarforderung und die freie Wahl des Psychotherapeuten durch den Patienten gewährleistet bleibt"*[96] (Hervorhebung durch Verfasser).

311   Allerdings muss hinsichtlich der Zulässigkeit von Berufsausübungsgemeinschaften jeweils auch besonders auf die Kammer- und Heilberufsgesetze geachtet werden. Beispielsweise regelt §29 Abs. 2 Heilberufs-

---

94) Vgl. Laufs/Uhlenbruck (Hrsg.): Handbuch des Arztrechts, 2. Auflage §18, Rnr. 12 m. w. N.
95) §33 Abs. 2 Zulassungsverordnung-Ärzte (Ärzte-ZV).
96) §29 Abs. 1 BO Baden-Württemberg. Vergleichbar: §21 BO Niedersachsen, §20 BO Bremen, §21 Abs. 1 BO NRW, §21 BO Berlin, §20 BO Rheinland-Pfalz.

gesetz NRW in der Fassung vom 09.05.2000 (noch), dass die gemeinsame Führung einer Praxis nur zulässig ist, wenn die Beteiligten die Berechtigung zur Ausübung des ärztlichen, psychotherapeutischen oder zahnärztlichen Berufs besitzen. Danach kann eine Gemeinschaftspraxis in NRW bisher noch nicht mit Angehörigen anderer Berufe geführt werden. Daher heißt es in der Berufsordnung NRW auch abweichend von der oben zitierten BO Baden-Württemberg, dass sich Psychotherapeuten (nur) „im Rahmen der Vorgaben des Heilberufsgesetzes" zu Berufsausübungsgemeinschaften in allen rechtlich möglichen Formen mit anderen Angehörigen ihres Berufsstandes oder anderer Heilberufe zusammenschließen dürfen. Hier ist also im Einzelfall genau zu prüfen, welche Voraussetzungen das Heilberufsgesetz und die Berufsordnung aufstellt.

312 Darüber hinaus fragt sich natürlich, welches denn die „rechtlich möglichen Formen der Kooperation" sind. Es wurde bereits darauf hingewiesen, dass die Musterberufsordnung der Ärzte und die Länderberufsordnungen der Ärzte jahrzehntelang als zulässige Rechtsform für die Gemeinschaftspraxis nur die Gesellschaft bürgerlichen Rechts und die Partnerschaft ansahen. Die Formulierung „alle rechtlich möglichen" oder „alle gesetzlich zulässigen Formen" bezweckt in klarer Abgrenzung zu dieser historischen Beschränkung eine Liberalisierung. Nun mag kritisiert werden, dass diese Formulierung den Normadressaten zunächst im Unklaren darüber lässt, welche Rechtsform tatsächlich zulässig ist. Erreicht werden soll durch diese dynamische Formulierung aber, dass ggf. bestehende Restriktionen in den Heilberufs- und Kammergesetzen unmittelbar nach Änderung dieser Gesetze wegfallen, ohne dass die Berufsordnungen angepasst werden müssen. Beispielsweise regelt Art. 18 Abs. 1 Satz 2 des Heilberufe-Kammergesetze Bayerns, dass die Führung einer ärztlichen Praxis in der Rechtsform einer juristischen Person des privaten Rechts nicht statthaft ist. Dieses Verbot gilt gem. Art. 65 des Gesetzes für die Psychotherapeuten entsprechend. Eine solche „juristische Person" ist die GmbH, die Aktiengesellschaft, die Genossenschaft, die Kommanditgesellschaft auf Aktien oder der Verein.

4.4.5.3

313 Besonderes Augenmerk verdienen die **Haftungsfragen**. Während die deliktische Haftung (unerlaubte Handlung) nur den Schädiger selbst trifft, betreffen die vertraglichen Ansprüche des Patienten grundsätzlich alle Partner der Gemeinschaftspraxis. Da der Behandlungsvertrag regelmäßig mit der Gemeinschaftspraxis, und nicht den einzelnen Psychotherapeuten, geschlossen wird, treffen die Schadensersatzansprüche wegen „schlechter Erfüllung des Behandlungsvertrages" (Behandlungsfehler) alle kooperierenden Therapeuten. In einer Entscheidung vom 29.06.1999[97] hat der BGH nochmals bestätigt, dass dies zumindest dann gilt, wenn die in einer Gemeinschaftspraxis verbundenen Leistungserbringer nach außen als Gemeinschaft zur Erbringung gleichartiger Leistungen auf einem bestimmten Fachgebiet auftreten. Jedenfalls gegenüber den Kassenpatienten war durch das gemeinsame Praxisschild, gemeinsame Briefbögen und Kassenrezepte und die gemeinsame Abrechnung gegenüber der KV nach Ansicht des BGH deutlich geworden, dass die kooperierenden Therapeuten ihre Pflichten aus dem Behandlungsvertrag gemeinsam erbringen wollten und erbrachten. Daher kommt der Behandlungsvertrag auch mit allen kooperierenden Psychotherapeuten zustande, unabhängig davon, welcher Therapeut konkret die Behandlungen durchführt. Tritt ein Therapeut in eine bereits bestehende (Gemeinschafts-) Praxis ein, so haftet er für alle Verbindlichkeiten der Gesellschaft mit seinem Privatvermögen. Dabei ist es gleichgültig, ob die Verbindlichkeit vor oder nach seinem Eintritt entstanden ist. Die Haftung für Altverbindlichkeiten basiert auf einer Änderung der höchstrichterlichen Rechtsprechung und ist noch nicht in allen Einzelheiten geklärt. So hat es die Rechtsprechung bislang offen gelassen, ob der eintretende Gesellschafter auch für Altverbindlichkeiten aus Behandlungsfehlern haftet[98]. Gewichtige Stimmen der Literatur gehen aber davon aus, dass die Rechtsprechung die Haftung des Neugesellschafters auch auf solche Verbindlichkeiten ausdehnen wird[99]. Zudem haftet der neueintretende Gesellschafter für die vor seinem Eintritt begründeten Verbindlichkeiten mit seinem Anteil am Gesellschaftsvermögen. Bei Auflösung einer Gemeinschaftspraxis oder nach dem Ausscheiden eines der Therapeuten haftet dieser gem. §736 Abs. 2 BGB i. V. m. §159 Abs. 1 HGB innerhalb einer Verjährungsfrist von 5 Jahren gegenüber seinen ehemaligen Mitgesellschaftern.

4.4.5.4

314 Die Gesellschafter (GbR), also die kooperierenden Ärzte der Gemeinschaftspraxis, können ihre vertraglichen Beziehungen weitestgehend frei ausgestalten (Grundsatz der **Vertragsautonomie**). Häufig fehlt es jedoch an solchen Vereinbarungen oder es ist in Ermangelung eines schriftlichen Vertrages streitig, welche Vereinbarungen im Einzelnen getroffen wurden. In diesen Fällen gelten die gesetzlichen Regelungen

---

97) BGH, Urteil vom 29.06.1999 – VI ZR 24/98, MedR 1999, S. 561.
98) vgl. zum Ganzen BGH, Urteil vom 07.04.2003 – II ZR 56/02, NJW 2003, 1803.
99) *Ulmer*: Die Haftungsverfassung der BGB-Gesellschaft, ZIP 2003, S. 1113 ff..

des BGB. Die wichtigen Rechtsfragen der **Auflösung einer Gemein-schaftspraxis** sollen deshalb unter Berücksichtigung der gesetzlichen Vorschriften beleuchtet werden.

Therapeuten einer Gemeinschaftspraxis sollten es tunlichst vermeiden, ohne Absprache (z.B. durch Gesellschafterbeschluss) Verträge zu kündigen oder Geräte der Gemeinschaftspraxis zu verkaufen. Außerdem sollte nicht einer der Partner „überraschend" gegenüber der KV die Beendigung der Gemeinschaftspraxis anzeigen, um dadurch „Fakten" zu schaffen. Hierin ist ein Verstoß gegen gesellschaftliche Pflichten zu sehen. Nach dem BGB steht die Führung der Gesellschaft den Gesellschaftern gemeinschaftlich zu. Für jedes Geschäft ist die Zustimmung aller Gesellschafter erforderlich. Verstößt daher einer der Gesellschafter gegen die Pflicht zur gemeinschaftlichen Geschäftsführung, kann er sich im Innenverhältnis schadensersatzpflichtig machen. Erwächst der Gesellschaft insgesamt oder einem der Gesellschafter persönlich durch das Verhalten des anderen ein Schaden, so führt die Pflichtverletzung zu Ersatzansprüchen. **315**

Die Gemeinschaftspraxis kann jederzeit gekündigt werden, sofern nichts anderes vereinbart wurde. Das Gesetz stellt aber klar, dass die Kündigung nicht zur Unzeit geschehen darf. Unzeitig ist die Kündigung, wenn durch den Zeitpunkt die gemeinschaftlichen Interessen der Gesellschafter verletzt werden. Auch im Falle einer solchen Interessenverletzung ist dem anderen Gesellschafter der daraus entstandene Schaden zu ersetzen. **316**

Bei einer Gemeinschaftspraxis mit zwei Psychotherapeuten führt die Kündigung dazu, dass der Gesellschaftszweck (gemeinsame Berufsausübung) nicht mehr erreicht werden kann. Damit endet die Gesellschaft. Das Gesetz geht in einem solchen Fall davon aus, dass die Gemeinschaftspraxis aufgelöst und auseinandergesetzt wird. Diese Auseinandersetzung gehört noch immer zu den Pflichten der Gesellschafter; sie müssen mitwirken und möglichen Schaden abwenden. Entzieht sich ein Gesellschafter seinen Mitwirkungspflichten und fehlt es an der notwendigen Kooperation, so ist der Auseinandersetzungsanspruch nötigenfalls gerichtlich durchzusetzen. Die Auseinandersetzung wird auch als „Liquidation" der Gesellschaft bezeichnet. **317**

Bei der Liquidation einer Gemeinschaftspraxis interessiert vor allem die Frage: Wer bekommt wie viel? Nach dem gesetzlichen Leitbild fällt bei der Zwei-Mann-Gesellschaft das Gesellschaftsvermögen je zur Hälfte einem der Gesellschafter zu (§722 Abs. 1 BGB: „*Sind die Anteile der Gesellschafter am Gewinn und Verlust nicht bestimmt, so hat* **318**

jeder Gesellschafter ohne Rücksicht auf die Art und Größe seines Bei-
trages einen gleichen Anteil am Gewinn und Verlust").

319   Die Gemeinschaftspraxis als Gesellschaft ist in der Regel zahlreiche
vertragliche Verpflichtungen eingegangen (z.B. Mietvertrag, Personal-
verträge). Hier laufen unterschiedliche (gesetzliche) Kündigungsfristen, welche zu beachten sind. Die Pflicht zu sofortigen Auseinandersetzung nach wirksamer Kündigung der Gesellschaft schafft hier Pro-
bleme. Die wirtschaftlichen Nachteile (Lohn- oder Mietfortzahlung)
haben im Außenverhältnis die Gesellschafter zur Gesamthand (gemeinsam, aber jeder haftet selbst für den vollen Betrag) zu tragen. War
die (voreilige) Auflösung der Gemeinschaft nur dem pflichtwidrigen
Verhalten eines der Gesellschafter zuzuschreiben, so bestehen im Innenverhältnis wiederum Schadensersatzverpflichtungen.

4.4.6 Praxisgemeinschaft

320   Die Praxisgemeinschaft ähnelt der Gemeinschaftspraxis in der gemeinschaftlichen Nutzung von wesentlichen Bestandteilen einer Praxis,
also z.B. gemeinsame Geräte-, Personal- oder Raumnutzung. Anders
als bei der Gemeinschaftspraxis handelt es sich aber nicht um eine Kooperation zur gemeinsamen Berufsausübung. Die in Praxisgemeinschaft kooperierenden Therapeuten führen jeweils Einzelpraxen mit eigenem Patientenstamm, eigener Karteiführung und eigener Abrechnung. Es handelt sich bei der Praxisgemeinschaft – in Abgrenzung von
der „Berufsausübungsgemeinschaft" – um eine **„Organisationsgemeinschaft"** .

4.4.6.1

321   Da die an der Praxisgemeinschaft beteiligten Therapeuten jeweils selb-
ständig handeln, kommen die Behandlungsverträge ausschließlich zwischen den jeweiligen Psychotherapeuten und den Patienten zustande.
Daraus folgt, dass die *Haftung* auf den einzelnen Therapeuten beschränkt ist, eine Vertretung (Urlaub, Krankheit, o.ä.) aber auch nur in
dem Umfang zulässig ist, wie zwischen anderen Einzelpraxen[100].

4.4.6.2

322   Zweck der Praxisgemeinschaft ist regelmäßig die gemeinsame Nutzung von Räumen, Personal und/oder Geräten. Dieser „Gesellschaftszweck" (§705 BGB) führt bei Gründung einer Praxisgemeinschaft zur
Rechtsform der GbR, sofern kein anderer Gesellschaftstyp gewählt

---

100) Vgl. *Laufs/Uhlenbruck* (Hrsg.): Handbuch des Arztrechts, 2. Aufl. §18, Rnr. 9 m. w.
N.

wird. Neben der GbR kommen als Rechtsform insbesondere die Handelsgesellschaften OHG und KG in Betracht, wenn Gesellschaftszweck der Betrieb eines Handelsgewerbe (§105 Abs. 1 HGB) ist. Dies wäre ausgeschlossen, wenn Gesellschaftszweck die Heilkundeausübung wäre. Darum geht es aber, wie bereits dargestellt, bei der Organisationsgemeinschaft nicht. Durch die Praxisgemeinschaft sollen lediglich organisatorische Rahmenbedingungen geschaffen werden, durch die die Berufsausübung der Beteiligten, und dort jeder für sich, ermöglicht wird. Daher kann eine Praxisgemeinschaft als OHG oder KG geführt werden. Die Handelsgesellschaft tritt dann als Vermieterin von Räumen, Einrichtungsgegenständen oder Geräten auf, ohne selbst psychotherapeutische Leistungen anzubieten[101].

4.4.6.3

Zum Teil regeln die Berufsordnungen, dass „bei allen Formen von Zusammenschlüssen" die freie Wahl der Psychotherapeuten durch die Patienten gewährleistet und die eigenverantwortliche und selbständige so wenig gewerbliche Berufsausübung gewahrt bleiben muss (so bspw. §19 Abs. 4 BO NRW). Ein solcher Zusammenschluss (= Kooperation) ist auch die Praxisgemeinschaft. Unter Umständen ist daher zu beachten, dass entsprechende Kooperationen der Kammer angezeigt und die Kooperationsverträge vorgelegt werden müssen (so §19 BO NRW).   323

4.4.7 Besondere Vertragsbestandteile

Bei der Vielschichtigkeit von Kooperationsformen und -vereinbarungen kann auch zu den Vertragsbestandteilen im Einzelnen nicht abschließend Stellung genommen werden. Besonderes Problembewusstsein sollte jedoch bezüglich der folgenden Punkte herrschen: 324

4.4.8 Abfindungsklauseln

Die gesetzliche Folge der Auflösung einer Gemeinschaftspraxis ist die „Liquidierung der Gesellschaft". Wollen die (ehemaligen) Kooperationspartner jedoch einen substantiellen Teil des Praxiswertes erhalten und die Patientenversorgung gewährleisten, sollte die Praxis als Einzelpraxis oder unter Hinzunahme eines anderen Therapeuten in Gemeinschaft fortgeführt werden. Da die Übernahme des Gesellschaftsvermögens durch einen Gesellschafter ohne Liquidation unter Abfindung der übrigen Gesellschafter für die GbR gesetzlich nicht vorgese-   325

---

101) Vgl. *Werner, F.*: Gemeinschaftliche ärztliche Berufsausübung und Formen interprofessioneller ärztlicher Kooperation, Frankfurt am Main1999, S. 200 m. w. N.

hen ist, muss die Fortführung der Gemeinschaftspraxis hierzu unter Abfindung des ausscheidenden Therapeuten vertraglich vereinbart werden.

326   Die Höhe des Abfindungsanspruchs oder seine Berechnungsweise sollten möglichst detailliert geregelt werden. Die Höhe des Abfindungsanspruchs sollte sich nach dem materiellen und immateriellen Wert der Praxis richten.

327   Der **materielle Praxiswert** kann anhand von Inventarlisten oder der Gesellschaftsbilanz ermittelt werden. Trefflich streiten lässt sich allerdings, ob hier der Buchwert, Zeitwert oder Wiederbeschaffungswert in Ansatz gebracht werden soll. Eine klare vertragliche Vereinbarung hilft, diesen Streit zu vermeiden.

328   Der **immaterielle Praxiswert** (Goodwill) ist als „Inhaberwert" einer Praxis schwer bezifferbar. Er setzt sich aus verschiedenen wertschaffenden Faktoren zusammen, wie bspw. Stellung der Praxis am „Markt", der Stammklientel, des Einzugsbereiches oder der Praxisorganisation. Zur Berechnung des immateriellen Praxiswertes einer Arztpraxis wurde von den Ärztekammern[102] viele Jahre das folgende Modell empfohlen:

329   Der ideelle Wert wird mit einem Drittel des durchschnittlichen Bruttojahres-umsatzes der Praxis angenommen. Von dem ermittelten durchschnittlichen Bruttojahresumsatz ist allerdings zuvor ein kalkulatorischer Arztlohn für den Praxisinhaber abzusetzen. Dieser kalkulatorische Arztlohn bemisst sich nach dem Jahresgehalt eines Oberarztes nach I b BAT, Brutto, verheiratet, zwei Kinder, Endstufe, ohne Mehrarbeitsvergütung.

330   Der Vorteil einer solchen Modellberechnung ist darin zu sehen, dass keine weiteren kosten- und zeitintensiven Begutachtungen zur Ermittlung des Goodwill notwendig sind. Verfügt die Praxis allerdings über besondere wertschaffende Faktoren, die in den umsatzbezogenen Modellberechnungen keine Berücksichtigung finden, mag es im Einzelfall notwendig sein, ein **unabhängiges Wertgutachten** erstellen zu lassen. Auch wenn die Therapeuten sich über den Praxiswert nicht einigen können, vermag ein solches unabhängiges Gutachten möglicherweise einen für beide Seite annehmbaren Kompromiss zu liefern.

331   Da der Abfindungsanspruch regelmäßig sofort und in voller Höhe fällig ist, besteht die Gefahr einer Liquiditätskrise für die Gemeinschaft-

---

102) Vgl. die Richtlinie zur Bewertung von Arztpraxen aus dem Jahre 1987, abgedr. im DÄBl. 84, Heft 14, 02.04.1987.

spraxis. Werden zur Absicherung des fortführenden Gesellschafters **Abfindungsklauseln** vereinbart, so ist zu beachten, dass es **Wirksamkeitsgrenzen** solcher Klauseln gibt.

Die Grenzen der Wirksamkeit von Abfindungsvereinbarungen werden durch die Sittenwidrigkeit gem. §138 BGB, durch unzulässige Kündigungsbeschränkungen gem. §723 Abs. 3 BGB in Folge von wirtschaftlichen Nachteilen sowie durch die gesellschaftsrechtlichen Treuebindungen gem. §242 BGB gezogen[103]. Nach der gefestigten Rechtsprechung des BGH sind **Abfindungsklauseln** unwirksam, wenn sie zu einer erheblichen unter dem Wert der Beteiligung liegenden Abfindung führen[104]. Wann von einem „erheblichen Missverhältnis" zum wirklichen Wert der Beteiligung gesprochen werden kann, ist bislang nicht exakt beziffert worden. *Werner/Jung* sind der Auffassung, der vertragliche Abfindungsanspruch bleibe dann der Höhe nach in sittenwidriger Weise hinter dem Wert des Anteils zurück, wenn die Wertdifferenz mehr als 100% beträgt[105]. *Ullmer* zieht die Grenze bei 2/3 des wirklichen Anteilswertes[106]. **332**

Der BGH hatte in seinem Urteil vom 29.05.1978[107] wie folgt abstrahiert: „*Liegen keine besonderen Umstände vor, so wird eine Abfindungsklausel nur grundsätzlich dann als angemessen angesehen werden können, wenn die Abfindungsregelung so gestaltet ist, dass sie dem Kern der gesetzlichen Regelung entspricht und im wesentlichen zur Abgeltung des vollen Wertes des Gesellschaftsanteils führt*". **333**

4.4.9 Konkurrenzschutzklausel

Bei den Gemeinschaftspraxisverträgen unter gleichberechtigten Partnern werden Wettbewerbsverbote vereinbart, um zu verhindern, dass die Patienten dem ausscheidenden Therapeuten nachfolgen, wenn sich dieser in direkter Nachbarschaft in neuer (eigener) Praxis niederlässt. Die prinzipiell sinnvollen vertraglichen Wettbewerbsverbote sind aber nur eingeschränkt zulässig. Die Rechtsprechung prüft die „Erforderlichkeit" und „Angemessenheit" solcher Klauseln in sachlicher, räumlicher und zeitlicher Hinsicht. Es lassen sich keine allgemeingültigen Feststellungen treffen; es kommt auf die besonderen Umstände des Einzelfalles an. Es können aber die folgenden Größenordnungen genannt werden: **334**

---

103) *Werner/Jung*: Der Betrieb, 1982, S. 1503 m. w. N.
104) BGH, Urteil vom 17.04.1989 – II ZR 258/88 – WM 1989, S. 878
105) *Werner, H./Jung, H.*: Der Betrieb, 1982, S. 1503, 1504.
106) Münchener Kommentar/Ullmer, §738, Rnr. 40.
107) Urteil vom 29.05.1978 – II ZR 52/77 – NJW 1979, S. 104.

335 In **zeitlicher Hinsicht** dürfte bei Gemeinschaftspraxisverträgen in Anlehnung an §74a HGB die Grenze bei ungefähr zwei Jahren gezogen werden.

336 In **örtlicher Hinsicht** muss sich das Wettbewerbsverbot auf den bisherigen Einzugsbereich der Praxis beschränken.

337 In **sachlicher Hinsicht** ist zu beachten, dass das Verbot jedweder psychotherapeutischer Betätigung übermäßig ist. Dem ausscheidenden Therapeut darf nicht verwehrt werden, bspw. als psychotherapeutischer Gutachter einer Krankenkasse tätig zu sein. Da es um Konkurrenzschutz geht, darf das Wettbewerbsverbot nur die niedergelassene Tätigkeit umfassen.

338 In einer – soweit ersichtlich einmaligen – Entscheidung hat das OLG Stuttgart[108] entschieden, dass der vorübergehende Schutz vor Konkurrenz durch ausscheidende Kollegen (Wettbewerbsverbot) auch dann gilt, wenn es dazu keine vertragliche Vereinbarung gibt. Das Gericht hielt das Schutzbedürfnis der in der Gemeinschaftspraxis verbleibenden Partner für so wichtig, dass es einen halbjährlichen Konkurrenzschutz auch ohne ausdrückliche Vereinbarung annahm. Ein solcher (gesetzlicher) Konkurrenzschutz ohne besondere Vereinbarung dürfte im Rahmen einer Praxisgemeinschaft nicht angenommen werden können. Da im Rahmen der Praxisgemeinschaft auch während der Zeit der gemeinsamen Nutzung von Räumen/Personal/Geräten eine gewisse Konkurrenz besteht und jeder Therapeut seine eigenen Patienten versorgt, sind die verbleibenden Praxisgemeinschaftspartner nicht schutzwürdig.

4.4.10 Gewinn- und Verlustverteilung

339 In jeder Kooperationsvereinbarung muss der Frage der Gewinn- und Verlustverteilung besondere Aufmerksamkeit geschenkt werden. Hier besteht die größte Gefahr für Unzufriedenheit und Streit zwischen den Kooperationspartnern. Nach den gesetzlichen Regelungen gilt, dass bei der GbR jeder Gesellschafter gleichen Anteil am Gewinn und Verlust hat[109]. Da die „Beiträge" der Gesellschafter (Arbeitsbelastung, Vergütungshöhe) sehr unterschiedlich sein bzw. sich im Laufe der Kooperation stark verändern können, kann es sinnvoll sein, die Gewinnverteilung an den genannten Parametern des Gesellschafterbeitrags festzu-

---

108) OLG Stuttgart, 2 U 204/96.

109) §722 Abs. 1 BGB: *„Sind die Anteile der Gesellschaft am Gewinn und Verlust nicht bestimmt, so hat jeder Gesellschafter ohne Rücksicht auf die Art und Größe seines Beitrags einen gleichen Anteil an Gewinn und Verlust".*

machen. Insbesondere im Rahmen vertragsärztlicher Tätigkeit ist es heute unproblematisch, über die Praxissoftware den Anteil der jeweiligen Praxispartner am Gesamtvergütungsvolumen zu ermitteln. Sachgerecht kann es sein, die Gewinnverteilung an die Höhe dieser Anteile zu koppeln.

4.5 Einsichtsrecht der Patienten

Alle Berufsordnungen enthalten Regelungen zum Einsichtsrecht der Patienten in Aufzeichnungen des Psychotherapeuten. Dabei differenzieren die Berufsordnungen überwiegend hinsichtlich sogenannter „objektiver" und „subjektiver" Daten. Beispielsweise regelt §11 der Berufsordnung Berlin: **340**

> *„Patientinnen und Patienten ist, auch nach Abschluss der Therapie, auf deren Verlangen grundsätzlich Einsicht in die sie betreffenden Aufzeichnungen, die nach §8 zu erstellen sind, zu gewähren; ausgenommen sind diejenigen Teile, die subjektive Eindrücke und Wahrnehmungen der Psychotherapeutin oder des Psychotherapeuten enthalten. Sie können die Einsicht verweigern, sobald die Patientin oder der Patient durch die Einsichtnahme gesundheitlich erheblich gefährdet würde oder wenn zu erwarten ist, dass die therapeutische Behandlung erheblich erschwert wird; Psychotherapeutinnen und -therapeuten haben dies der Patientin oder dem Patienten oder einer Person deren Vertrauens angemessen zu erläutern und zu prüfen, ob die Gefährdung durch Hinzuziehung einer anderen Person ausgeschlossen werden kann".*

Hintergrund dieser mehrfachdifferenzierenden Regelung sind verschiedene Urteile des Bundesgerichtshofes und des Bundesverfassungsgerichts zum Einsichtsrecht der Patienten. Hierzu und zu der besonderen Fragestellung des Anspruchs der Patienten auf Herausgabe der Antragsunterlagen nach §11 Abs. 1 Psychotherapie-Vereinbarung sei nachfolgend ausführlich Stellung genommen.   **341**

4.5.1 Einführung

Gem. §11 Abs. 1 der Psychotherapie-Vereinbarung hat der ärztliche oder psychologische Psychotherapeut bei entsprechender Indikation den Patienten zu veranlassen, einen Antrag auf Feststellung der Leistungspflicht für Psychotherapie bei dessen Krankenkasse zu stellen, sofern eine Therapie im Richtlinienverfahren durchgeführt werden soll. Diesem Antrag ist gem. §11 Abs. 2 Psychotherapie-Vereinbarung eine Begründung des Therapeuten für die beantragte Therapie beizufü-   **342**

gen. Aus der Begründung muss im Falle der Kurzzeittherapie hervorgehen, dass aufgrund der Diagnose die gestellte Indikation mit dem
vereinbarten Indikationskatalog übereinstimmt. Zusätzlich ist in diesen
Fällen zu begründen, warum bei dem vorliegenden Krankheitsbild mit
einem therapeutischen Erfolg im Rahmen der Kurzzeittherapie gerech-
net werden kann (§11 Abs. 3 Psychotherapie-Vereinbarung). Dem Antrag auf Langzeittherapie ist ein ausführlicher Bericht gem. den entsprechenden Formblättern (PT 3a, PT 3a [K], VT 3a) beizufügen (§11
Abs. 5 Psychotherapie-Vereinbarung).

343   Sofern eine Langzeittherapie innerhalb des von der Krankenkasse genehmigten Umfanges nicht zum Erfolg führt, kann ein Antrag auf Fortsetzung der Behandlung gestellt werden, der wiederum vom Therapeuten zu begründen ist (§11 Abs. 7 Psychotherapie-Vereinbarung).

344   Gem. §12 Psychotherapie-Vereinbarung dient das Gutachterverfahren
dazu, festzustellen, ob die in den Psychotherapie-Richtlinien niederge-
legten Voraussetzungen für die Durchführung einer Therapie zu Lasten
der GKV erfüllt sind. Insbesondere soll überprüft werden, ob das beantragte Psychotherapieverfahren nach den Richtlinien anerkannt und im
konkreten Behandlungsfall indiziert ist und ob die Prognose einen ausreichenden Behandlungserfolg erwarten lässt. Die dem Gutachter zur
Verfügung gestellten Unterlagen müssen anonymisiert sein (§12 Abs. 9
Psychotherapie-Vereinbarung).

4.5.2 Fragestellung

345   Vor diesem Hintergrund stellt sich die Frage, ob dem Patienten gegenü-
ber dem Psychotherapeuten ein Einsichtsrecht in die dem Antrag des
Patienten beigefügte Begründung des Therapeuten für die beantragte
Therapie zusteht.

4.5.3 Grundsätzliches zum Einsichtsrecht der Patienten

4.5.3.1

346   Seit ungefähr 20 Jahren hat sich in Rechtsprechung und Literatur die
Ansicht durchgesetzt, dass der Patient grundsätzlich ein Recht auf Ein-
blick in seine Krankenunterlagen hat. Als Rechtsgrundlage für dieses
Einsichtsrecht werden das verfassungsrechtlich anerkannte Selbstbestimmungsrecht des Patienten und eine vertragliche Nebenpflicht aus
dem Behandlungsvertrag genannt. Bezug genommen wird auch auf
§810 BGB, der einen gesetzlichen Anspruch auf Einsicht in eine in einem fremden Besitz befindliche Urkunde normiert, wenn der Einblick-

suchende ein rechtliches Interesse dartut und die Urkunde in seinem Interesse errichtet worden ist. Genannt werden schließlich auch die §§19 und 34 Bundesdatenschutzgesetz (BDSG), wonach der Betroffene Auskunft über die zu seiner Person gespeicherten Daten verlangen kann[110].

4.5.3.2

Der Bundesgerichtshof (BGH) beschränkt in seiner Rechtsprechung zum Einsichtsrecht der Patienten den Gegenstand des Einsichtsrechts (also auch den Herausgabeanspruch) auf objektivierbare naturwissenschaftliche Befunde und Behandlungsfakten[111]. Im Urteil des BGH vom 23.11.1982[112] heißt es zur Umschreibung der einsichtspflichtigen Behandlungsunterlagen: *„Es handelt sich um die naturwissenschaftlich konkretisierbaren Befunde und die Aufzeichnungen über Behandlungsmaßnahmen – insbesondere Angaben über Medikation und Operationsberichte".* Das Einsichtsrecht bezieht sich nicht auf Aufzeichnungen subjektiver Wertungen oder „emotionale Wertungen des Arztes."[113] Nach der bereits zitierten Entscheidung des BGH vom 23.11.1982 soll die Anamnese dem Einsichtsrecht entzogen sein. Gleiches gilt für später aufgegebene Verdachtsdiagnosen.

347

4.5.3.3

Somit stellt sich schon die Frage, ob überhaupt die Begründung des Antrages auf Feststellung der Leistungspflicht für Psychotherapie vom Einsichtsrecht in die Krankenunterlagen umfasst wäre, sollte ein solches Einsichtsrecht grundsätzlich zu bejahen sein. Dabei ist insbesondere zu berücksichtigen, dass im Falle des Erstantrages der Begründung vor allem rein subjektive Prognoseentscheidungen des Psychotherapeuten zugrunde liegen. Wenn schon die Anamnese nicht Gegenstand des Einsichtsrechtes ist und Verdachtsdiagnosen ebenfalls auszuklammern sind, bleiben in der Antragsbegründung kaum noch „objektivierbare naturwissenschaftliche Befunde und Behandlungsfakten", die dem Einsichtsrecht unterfallen würden. Wird dann noch bedacht, dass die der Antragsbegründung vorangegangen probatorischen Sitzungen ja bereits zu dokumentieren waren und damit die vom Einsichtsrecht grundsätzlich umfassten Informationen bereits mit den übrigen Krankenunterlagen einsichtsfähig sind, lässt sich die Auffassung

348

---

110) *Deutsch, E.*: MedR, 4. Aufl., Rnr. 365.
111) Vgl. *Nüssgens*: Zur ärztlichen Dokumentationspflicht und zum Recht auf Einsicht in die Krankenunterlagen, Festschrift für *Karl-Heinz Boujong*, München, 1996, S. 831, 841.
112) VI ZR 222/79, NJW 1983, 328.
113) *Nüssgens*, a. a. O., S. 841.

vertreten, dass die Antragsbegründung bereits nicht Gegenstand des Einsichtsrechts des Patienten ist.

4.5.4 Besonderheiten bei psychiatrischer oder psychotherapeutischer Behandlung

349   Bezüglich der grundsätzlich einsichtsfähigen Krankenunterlagen wurden darüber hinaus durch die Rechtsprechung Sonderregeln für die Fälle der psychiatrischen oder psychotherapeutischen Behandlung herausgearbeitet.

350   Der BGH hat in seinem Urteil vom 06.12.1988[114] das Recht des Patienten auf Einsicht in die Krankenunterlagen selbst dann erheblich eingeschränkt, wenn die psychiatrische Behandlung bereits abgeschlossen und der Patient inzwischen beschwerdefrei ist. Als Grund für diese Beschränkung wird die Natur des psychiatrischen Behandlungsverhältnisses, das Interesse des Arztes, das Interesse von in die Krankengeschichte einbezogener dritter Personen sowie das therapeutische Interesse des Patienten genannt. Der „therapeutische Vorbehalt" gegen ein Einsichtsrecht des Patienten rechtfertige sich vor allem aus den Besonderheiten des hier betroffenen Leidens und der Gefahr einer fehlerhaften Verarbeitung:

> *„Sie [die Besonderheiten des der Behandlung zugrundeliegenden Leidens] können für den Erfolg selbst einer abgeschlossenen Therapie und für eine negative Entwicklung der Befindlichkeit des Patienten spezifische Risiken eröffnen, wenn ihm durch Einsicht in die Krankenaufzeichnungen und Protokolle über die Gespräche mit seinem Arzt die Möglichkeit gegeben wird, sich ohne ärztlichen Rat mit seiner Krankheit zu beschäftigen und dabei den Prozess der therapeutischen Verarbeitung seiner psychischen Ausfälle krankhaft zu reproduzieren. Wenn derartige spezifische Risiken konkret zu befürchten sind, dann kann der Arzt berechtigt sein, nach pflichtgemäßer Abwägung mit dem schutzbedürftigen Interesse des Patienten an Erkenntnis der Krankengeschichte und der darüber gefertigten Aufzeichnungen dem therapeutischen Schutz-Vorrang einzuräumen"[115]* (Einfügung durch Verfasser).

351   Dabei ist allerdings auch zu beachten, dass in diesem vom BGH entschiedenen Fall das Krankenhaus dem Patienten angeboten hatte, im Beisein eines Arztes die Krankenunterlagen einzusehen; lediglich die

---

114) VI ZR 76/88, Arztrecht 11/89, S. 338 ff.
115) Ebenda.

Herausgabe der Krankenunterlagen oder eine uneingeschränkte Einsichtnahme waren abgelehnt worden.

Die Entscheidung, ob therapeutische Bedenken gegen die uneingeschränkte Offenbarung der Krankenakten bestehen, bleibt den Psychotherapeuten überlassen. Allerdings fordert die Rechtsprechung, dass erkennbar ist, dass die Entscheidung verantwortlich in voller Würdigung des grundsätzlich auch dem psychisch Kranken zustehenden Rechts auf Unterrichtung über seine Krankengeschichte getroffen wird. **352**

In einer Entscheidung des Bundesverwaltungsgerichts vom 27.04.1989 wurde allerdings im krassen Gegensatz zur Spruchpraxis des BGH entschieden, das Selbstbestimmungsrecht schließe auch die Befugnis ein, darüber zu entscheiden, welchen Gefahren sich der einzelne aussetzen wolle. Nach Ansicht des Bundesverwaltungsgerichts könne dem Patienten die Einsicht in seine Krankenunterlagen nicht mit dem Argument verweigert werden, sein psychischer Gesundheitszustand könne sich verschlechtern[116]. **353**

Das Bundesverfassungsgericht hat in seinem Beschluss vom 17.11.1992[117] jedoch die Rechtsprechung des Bundesgerichtshofes zur Frage des Einsichtsrecht in Krankenunterlagen ausdrücklich bestätigt. Die Einschränkung des Einsichtsrechts dergestalt, dass dem Patienten lediglich angeboten werde, die Unterlagen im Beisein eines Arztes einzusehen, sei verfassungsrechtlich nicht zu beanstanden. Zu Recht hätten die Ärzte die Aushändigung von Kopien der Krankenunterlagen, die dem Patienten eine unkontrollierte Beschäftigung mit seiner Krankheit ermöglichen würden, abgelehnt mit der Begründung, dieses sei medizinisch nicht zu vertreten. **354**

Zusammengefasst ergibt sich somit für die Frage des Einsichtsrechts in die Begründung des Antrages gem. §11 Abs. 2 Psychotherapie-Vereinbarung, dass ein uneingeschränktes Einsichtsrecht zu verneinen ist, sofern therapeutische Bedenken gegen die Offenbarung bestehen. **355**

---

116) Urteil des BVerfG vom 27.04.1989 zum AZN BVerfG 3 C 4.86, zitiert in *Rieger*: Deutsche Medizinische Wochenschrift 114 (1989), 1935 bis 1937.
117) AZN: 1 BvR 162/89, MedR 1993, S. 232.

4.5.5 BDSG und §810 BGB als Ausnahme von der Ausnahme?

356 Schließlich bleibt die Frage, ob dieser Einschränkung des Einsichtsrechts des Patienten die Vorschriften des BDSG oder die Regelung des §810 BGB entgegenstehen könnten.

4.5.5.1

357 Entgegen der Zweifel des BGH im Urteil vom 23.11.1982[118] wird man der Begründung des Antrages auf Feststellung der Leistungspflicht für Psychotherapie gem. §11 Abs. 2 Psychotherapie-Vereinbarung wohl nicht die Urkundsqualität absprechen können. Als Urkunde im Sinne des §810 BGB wird jede durch bleibende Zeichen ausgedrückte, mit den Sinnen wahrnehmbare Verkörperung eines Gedankens, soweit sie geschäftliche Bedeutung hat, bezeichnet[119]. Das in §810 BGB geforderte rechtliche Interesse an der Einsichtnahme muss aber gegen andere schutzwürdige Belange abgewogen werden. Aus diesem Grunde gelten die vom BGH erarbeiteten Einschränkungen des Einsichtsrechts auch im Rahmen des §810 BGB.

4.5.5.2

358 Fraglich allerdings bleibt, ob aus den Vorschriften des BDSG ein uneingeschränktes Einsichtsrecht folgen könnte.

359 Zweck des BDSG ist es, den einzelnen davor zu schützen, dass er durch den Umgang mit seinen personenbezogenen Daten in seinem Persönlichkeitsrecht beeinträchtigt wird (§1 Abs. 1 BDSG). Während §19 BDSG die Auskunftsrechte gegenüber öffentlichen Stellen regelt, ergeben sich diese Rechte für die Datenverarbeitung nicht-öffentlicher Stellen aus §34 BDSG. Gem. §34 Abs. 1 BDSG kann der Betroffene über die zu seiner Person gespeicherten Daten, auch soweit sie sich auf Herkunft und Empfänger beziehen, Auskunft verlangen.

360 Hier ist aber bereits problematisch, ob man bei der dem Antrag auf Feststellung der Leistungspflicht für Psychotherapie beigefügten Begründung überhaupt von „zur Person gespeicherten Daten" sprechen kann. Denn unter „speichern" versteht das Gesetz das Erfassen, Aufnehmen oder Aufbewahren personenbezogener Daten auf einem Datenträger zum Zwecke ihre weiteren Verarbeitung oder Nutzung (§3 Abs. 5 Nr. 1 BDSG). Zwar fehlt es an einer Definition des Datenträgers. Die sich in den Krankenunterlagen als Kopie befindliche Begrün-

---

118) VI ZR, 222/79, NJW 1983, S. 328 ff.
119) Palandt: Bürgerliches Gesetzbuch, 57. Aufl., §810, Rnr. 1.

dung zum Antrag auf Feststellung der Leistungspflicht für Psychotherapie ist allerdings nicht als „Datenträger" zu qualifizieren. Dies folgt aus §3 Abs. 2 BDSG. Nach der letztgenannten Vorschrift fallen Akten und Aktensammlungen nicht unter den „Datei-Begriff", soweit die Unterlagen nicht durch automatisierte Verfahren umgeordnet und ausgewertet werden können. So verhält es sich hier. Nichts anderes aber kann für den „Datenträger-Begriff" gelten.

Selbst wenn man jedoch davon ausginge, es handele sich um „zur Person gespeicherte Daten", entfiele in der hier zu beurteilenden Fallsituation die Pflicht zur Auskunftserteilung auf Grund der Sonderregeln des §34 Abs. 4 i. V. m. §33 Abs. 2 Nr. 2 BDSG. Die Pflicht zur Auskunftserteilung besteht nicht, wenn die Daten deshalb gespeichert sind, weil sie auf Grund gesetzlicher Aufbewahrungsvorschriften nicht gelöscht werden dürfen. Gem. §57 Abs. 2 Bundesmantelvertrag-Ärzte (BMV-Ä) sind ärztliche Aufzeichnungen mind. 10 Jahre nach Abschluss der Behandlung aufzubewahren. Damit besteht auch für die dem Antrag auf Feststellung der Leistungspflicht für Psychotherapie beigefügte Begründung eine entsprechende Aufbewahrungspflicht des Psychotherapeuten. Therapeutische Gründe für die Aufbewahrung dieser Unterlagen gibt es daneben nicht, da die Begründung ja lediglich eine Zusammenfassung der bereits vorliegenden Krankenaufzeichnungen darstellt und somit keine weitergehenden Informationen beinhaltet. **361**

Auf solche personenbezogenen Daten jedoch bezieht sich die Pflicht zur Auskunftserteilung nicht. **362**

Damit folgt aus dem BDSG kein uneingeschränktes Einsichtsrecht in die Krankenunterlagen und insbesondere kein Einsichtsrecht in die dem Antrag auf Feststellung der Leistungspflicht für Psychotherapie beigefügte Begründung. **363**

Allerdings soll nicht unerwähnt bleiben, dass eine vom gesellschaftlichen Konsens möglicherweise getragene Hervorhebung des Datenschutzgedankens dazu führen kann, dass die Vorschriften des BDSG von den Gerichten für einschlägig gehalten werden. In diesem Falle ist aber nicht erkennbar, auf welcher gesetzlichen Grundlage das Einsichtsrecht des §34 BDSG eingeschränkt werden könnte. Ein „therapeutisches Privileg" ist im BDSG nicht vorgesehen. **364**

4.5.6 Ergebnis

Vor dem Hintergrund der bisherigen Rechtsprechung des BGH kann bereits argumentiert werden, dass die dem Psychotherapeuten vorliegende Kopie der Begründung gem. §11 Abs. 2 Psychotherapie-Verein- **365**

115

barung nicht Gegenstand des allgemeinen Einsichtsrechtes des Patienten ist. Jedenfalls aber kann nach der Rechtsprechung des BGH die uneingeschränkte Einsichtnahme in die Antragsbegründung verweigert werden, wenn die Gefahr einer fehlerhaften Verarbeitung der darin enthaltenen Informationen besteht und selbst bei einer abgeschlossenen Therapie spezifische Risiken einer negativen Entwicklung der Befindlichkeit des Patienten bestehen. In Anlehnung an die vom BGH zu dieser Problemlage entschiedenen Fälle sollte dem Patienten angeboten werden, er könne die Begründung gem. §11 Abs. 2 Psychotherapie-Vereinbarung in Anwesenheit des Psychotherapeuten einsehen, jedoch keine Kopien fertigen.

4.6 Gutachterpflichten

366 Der Gutachtertätigkeit widmen alle Berufsordnungen besondere Aufmerksamkeit. Exemplarisch heißt es in §26 Berufsordnung NRW:

(1) Psychotherapeutinnen und Psychotherapeuten dürfen sich als Gutachter betätigen, soweit ihre Fachkenntnisse und ihre berufliche Erfahrung ausreichen, um die zu untersuchende Fragestellung nach bestem Wissen und Gewissen beantworten zu können.

(2) Gutachten sind den fachlichen Standards entsprechend zu erstellen und dürfen keine Gefälligkeitsaussagen enthalten.

(3) Psychotherapeutinnen und Psychotherapeuten haben vor Übernahme eines Gutachtenauftrags ihre gutachterliche Rolle zu verdeutlichen und von einer psychotherapeutischen Behandlungstätigkeit klar abzugrenzen.

(4) Ein Auftrag zur Begutachtung eigener Patientinnen und Patienten im Rahmen eines Gerichtsverfahrens ist in der Regel abzulehnen. Eine gutachterliche Stellungnahme ist nur dann möglich, wenn die Patientin oder der Patient auf die Risiken einer möglichen Aussage der Psychotherapeutin oder des Psychotherapeuten als Sachverständige oder Sachverständiger in geeigneter Weise hingewiesen wurde und die Psychotherapeutin oder den Psychotherapeuten diesbezüglich von der Schweigepflicht entbunden hat.

367 Für den Therapeuten, der einen Gutachtenauftrag erhält, bleiben nach dieser Vorschrift aber viele Fragen offen. Zur Form eines Gutachtens, Vergütungsfragen und Haftungsproblemen wird daher nachfolgend noch ergänzend Stellung genommen.

4.6.1 Welche Gutachtenaufträge begegnen dem Therapeuten?

Zunächst kann der Therapeut natürlich durch die Gerichte oder die **368** Staatsanwaltschaft als Sachverständiger um die Erstattung eines Gutachtens gebeten werden. In diesen Fällen ist der Psychotherapeut verpflichtet, dem Gutachtenauftrag zu entsprechen, es sei den, ihm stünde ein Gutachtenverweigerungsrecht, vergleichbar mit dem Zeugnisverweigerungsrecht, zu. Beim niedergelassenen Psychotherapeuten sind es daneben auch die Sozialversicherungsträger, die sich mit Gutachtenaufträgen an ihn wenden. Auch hier besteht eine Pflicht zur Gutachtertätigkeit, sofern Grund für die Beauftragung die notwendige Entscheidung über eine Sozialleistung ist. Des weiteren kommen auch Anforderungen durch Schlichtungsstellen oder Gutachterkommissionen in Betracht. Da es sich hier aber um freiwillige Verfahren handelt, ist der Psychotherapeut nicht zur Mitwirkung verpflichtet. Tritt der Patient oder seine Privatversicherung an den Psychotherapeuten mit der Bitte um Gutachtenerstellung heran, so ist der Psychotherapeut aufgrund des Behandlungsvertrages verpflichtet, die Begutachtung durchzuführen (Nebenpflicht). Der Psychotherapeut hat allerdings bei Anfragen der Versicherung des Patienten darauf zu achten, dass der Patient seine Einwilligung gegeben hat. Fehlt diese, so verstößt der Psychotherapeut gegen die Schweigepflicht.

4.6.2 Form des Gutachtens

Der medizinische Dienst der Krankenkassen oder die Berufsgenossen- **369** schaften arbeiten häufig mit sogenannten Formulargutachten. Zur Anwendung kommen Vordrucke, die gemäß der Erläuterungen vom Psychotherapeuten auszufüllen sind. Wird der Psychotherapeut allerdings als Sachverständiger für ein Gericht oder eine Schiedsstelle tätig, so fehlt es meist völlig an Hinweisen auf Aufbau und Inhalt eines Gutachtens. Der Psychotherapeut sollte vor allem darauf achten, sich allgemein verständlich auszudrücken und nach Möglichkeit die Verwendung von Fachbegriffen zu vermeiden. Gleichermaßen wichtig ist es, sich streng an den Gutachtenauftrag zu halten. Schon aus diesem Grunde ist es empfehlenswert, das Gutachten mit der exakten Wiedergabe der Beweisfrage zu beginnen und sodann den Sachverhalt darzustellen. Es folgt die von der Beweisfrage geforderte psychotherapeutische Beurteilung. Insbesondere bei einer Vielzahl von Beweisfragen ist es schließlich sinnvoll, das Gutachten mit einer Zusammenfassung der Untersuchungsergebnisse abzuschließen.

4.6.3 Vergütung

370 Die Vergütung des Gutachtens richtet sich danach, wer den Auftrag für das Gutachten erteilt hat. Erstellt der Psychotherapeut Gutachten für Gerichte oder die Staatsanwaltschaft, so bestimmt sich die Vergütung nach dem „Gesetz über die Vergütung von Sachverständigen, Dolmetscherinnen, Dolmetschern, Übersetzerinnen, Übersetzern sowie die Entschädigung von ehrenamtlichen Richterinnen, ehrenamtlichen Richtern, Zeuginnen, Zeugen und Dritten (Justizvergütungs- und -entschädigungsgesetz/JVEG). Grundsätzlich erfolgt hiernach eine Vergütung des Sachverständigen unter Berücksichtigung des Zeitaufwandes. Die angefangene Stunde wird mit € 50,00 bis 85,00 vergütet. Für die Bemessung des Stundensatzes ist die Zuordnung der Leistungen in eine sogenannte „Honorargruppe" entscheidend.

371 Allerdings ist zu beachten, dass gemäß §10 Abs.2 JVEG bei ärztlichen Leistungen aus dem Abschnitt O der GOÄ der Sachverständige in entsprechender Anwendung lediglich eine Entschädigung nach dem 1,3-fachen Gebührensatz erhält. Außerdem sind für einige genau bezeichnete Leistungen Pauschalvergütungen vorgesehen (§10 Abs.1 JVEG i.V. mit Anlage 2 des Gesetzes). So erhält der Sachverständige für die Ausstellung des Befundscheins oder die Erteilung einer schriftlichen Auskunft ohne nähere gutachterliche Äußerung € 21,00 bis € 44,00.

372 Erfolgt die Begutachtung im Auftrag des Patienten oder seines Privatversicherers, so richtet sich die Vergütung nach der GOP. Nach Nr. 85 GOP wird das wissenschaftlich begründete Gutachten je angefangene Stunde Arbeitszeit mit € 29,14 honoriert. Dieser Betrag kann unter Umständen bis zum 3,5-fachen Satz auf € 101,99 gesteigert werden.

373 Die dargestellten Vergütungsgrundsätze können prinzipiell auch abbedungen werden. In der Praxis ist es allerdings kaum vorstellbar, dass die jeweiligen Auftraggeber sich tatsächlich auf eine höhere Vergütung einlassen. Sofern die GOP Grundlage des Vergütungsanspruchs bildet, ist zudem zu beachten, dass lediglich die Abdingung des Steigerungsfaktors in Frage kommt. Auch hier ist es wenig wahrscheinlich, dass es zum Abschluss einer solchen Honorarvereinbarung kommt.

4.6.4 Haftung

374 Wer vorsätzlich oder fahrlässig ein unrichtiges Gutachten erstattet, kann dafür strafrechtlich und zivilrechtlich (auf Schadenersatz) haftbar gemacht werden. Die Verletzung folgender Straftatbestände ist denkbar:

- Strafbarkeit wegen Aussagedelikten, §§153, 154, 156, 163 (falsche uneidliche Aussage, Meineid, falsche Versicherung an Eides Statt, fahrlässiger Falscheid oder fahrlässige falsche Versicherung an Eides Statt)
- falsche Verdächtigung, §164 StGB
- Strafvereitelung, §258 StGB
- Betrug und Beihilfe zum Betrug, §263 StGB
- Freiheitsberaubung, §239 StGB
- Ausstellung unrichtiger Gesundheitszeugnisse, §278 StGB
- Verletzung der Schweigepflicht, §203 StGB
- fahrlässige Tötung und fahrlässige Körperverletzung, §§222, 229 StGB

Hat sich der Sachverständige nach einem der oben bezeichneten Delikte strafbar gemacht, so haftet er auch zivilrechtlich für die von ihm verursachten Personen- und Vermögensschäden. Insbesondere kommt in solch einem Fall der Anspruch auf Zahlung eines Schmerzensgeldes an den Verletzten/Betroffenen in Betracht. **375**

Wird der Psychotherapeut aufgrund eines privatrechtlichen Auftrages beispielsweise seines Patienten oder dessen Privatversicherung tätig, so haftet er nach den allgemeinen Grundsätzen des Werkvertragsrechts im Falle der Nicht- oder Schlechterstellung auf Schadensersatz. Der Haftungsumfang ist eingeschränkt, wenn der Sachverständige durch das Gericht oder die Staatsanwaltschaft beauftragt wurde. Da keine privatrechtliche Beziehung entstanden ist, haftet der Gutachter hier nur dann, wenn er gegen ein (strafrechtliches) Schutzgesetz oder gegen sogenannte absolute Rechte (Körper, Gesundheit, Freiheit, Eigentum) einer Prozesspartei oder des Angeklagten verstoßen hat. Gehaftet wird in diesen Fällen also nicht für sogenannte Vermögensschäden. **376**

Strafrechtliche Verfahren oder zivilrechtliche Schadensersatzansprüche gegen Sachverständige sind in der Praxis ausgesprochen selten. Wer aber häufig Gutachtenaufträge bekommt, sollte einmal bei seiner Haftpflichtversicherung nachfragen, ob sich sein Versicherungsschutz auch auf Gutachtenschäden erstreckt. Dies muss nicht immer so sein. **377**

Literatur

1   *Ahrens, Hans-Jürgen*: Praxisgemeinschaften in Ärztehäusern mit Fremdgeschäftsführung – Voraussetzungen und Grenzen ärztlichen Unternehmertums, MedR 1992, S. 141 - 146.

2   *Behnsen, Erika u. a. (Hrsg.)*: Management Handbuch für die psychotherapeutische Praxis, Dezember 2003.

3   *Bergmann, Karl Otto / Kienzle, Hans Friedrich*: Krankenhaushaftung, Düsseldorf 1996.

4   *Best, Dieter (Hrsg.)*: Gesundheitsreform 2004 Bedeutung für die psychotherapeutische, Heidelberg 2003.

5   *Bohle, Thomas*: Rechtliche Aspekte des Qualitätsmanagements, in: Management von Gesundheitsnetzen, Hellmann, Wolfgang (Hrsg.), Stuttgart / Berlin / Köln 2001.

6   *Bohle, Thomas*: Umstrukturierung im Krankenhaus: Rechtsfragen der Kooperation mit niedergelassenen Ärzten, das Krankenhaus 2003, S. 621 ff.

7   *Bohle, Thomas*: Integrierte Versorgung – Aktuelle Rechtsfragen der Umsetzung in: Hellmann, W. (Hrsg.), Handbuch Integrierte Versorgung, Landsberg 2004, 3.1.1, S. 1 - 29.

8   *Cramer, Udo H. u. a.*: Ideeller Wert, Praxiskartei und Nutzung der Arztpraxis, MedR 1999, S. 498 - 505.

9   *Dahm, Andreas / Faber, Franz Rudolf / Kallinke, Dieter*: Kommentar Psychotherapie-Richtlinien, München 1999.

10 *Deutsch, Erwin*: Medizinrecht, Arztrecht, Arzneimittelrecht und Medizinprodukterecht, Berlin 1999.

11 *Dierks, Christian u.a. (Hrsg.)*: Therapieverweigerung bei Kindern und Jugendlichen, Berlin u. a. 1995.

12 *Dierks, Christian u. a. (Hrsg.)*: Gesundheitstelematik und Recht – Rechtliche Rahmenbedingungen und legislativer Anpassungsbedarf, Frankfurt am Main 2003.

13 *Dierks, Christian*: Auf dem Weg zur integrierten Versorgung – Wichtige Rechtsaspekte, in: Management von Gesundheitsnetzen, in: Hellmann, Wolfgang (Hrsg.), Stuttgart / Berlin / Köln 2001.

14   *Dodegge, Georg*: Das Unterbringungsverfahren, NJW 1987, S. 1910 ff.

15   *Ehlers, Alexander PF (Hrsg.)*: Disziplinarrecht und Zulassungs-entziehung, München 2001.

16   *Faber, Franz Rudolf / Dahm, Andreas / Kallinke, Dieter*: Kommentar Psychotherapie-Richtlinien, München 1999.

17   *Geiß, Karlmann*: Arzthaftpflichtrecht, München 2001.

18   *Gerlach, Hartmut*: Gesundheitsreform 2004 Bedeutung für die psychotherapeutische Praxis, Heidelberg 2003.

19   *Gerlach, Hartmut (Hrsg.)*: Management Handbuch für die psychotherapeutische Praxis, Dezember 2003.

20   *Gründel, Mirko*: Psychotherapeutisches Haftungsrecht, Berlin 2000.

21   *Jerouschek, Günther*: PsychThG, Kommentar, München 2004.

22   *Jörg, Michael*: Das neue Kassenarztrecht, München 1993.

23   *Kallinke, Dieter / Dahm, Andreas / Faber, Franz Rudolf*: Kommentar Psychotherapie-Richtlinien, München 1999.

24   *Kommer, Detlev*: Gesundheitsreform 2004 Bedeutung für die psychotherapeutische Praxis, Heidelberg 2003.

25   *Laufs, Adolf / Uhlenbruck, Wilhelm*: Handbuch des Arztrechts, München 1999.

26   *Lieschke, Lothar / Tophoven, Christina*: Integrierte Versorgung, Köln 2003.

27   *Meyer-Lutterloh, Klaus*: Praxiskooperation und Praxisnetze, München 1998.

28   *Michalski, Lutz*: Das Gesellschafts- und Kartellrecht der beruflich gebundenen freien Berufe, Köln 1989.

29   *Narr, Helmut*: Ärztliches Berufsrecht, Köln 1994.

30   NAV Virchow-Bund, Ärztliche Kooperationen, Köln 1997.

31   *Nentwig, Wolf M. / Bonvie, Horst / Hennings, S.*: Das Partnerschaftsgesellschaftsgesetz, 1995.

32   *Nilges, Heinz*: Grundriss des Psychotherapeutenrechts, Bonn 2003.

33 *Oberborbeck, Werner*: Handbuch Arztpraxis, Wiesbaden 1994.

34 *Opderbecke, Hans Wolfgang*: Der Wille des Kranken – oberstes Gesetz, Der Anästhesist, Heft 9, 1999, S. 591 ff.

35 *Orlowski, Ulrich*: Gesundheitsreform 2004 Bedeutung für die psychotherapeutische Praxis, Heidelberg 2003.

36 *Plagemann, Hermann*: Vertragsarztrecht Psychotherapeutengesetz, Frankfurt am Main 1998.

37 *Pulverich, Gerd*: Musterverträge für die Psychologische und Psychotherapeutische Praxis, Bonn 1999.

38 *Pulverich, Gerd*: Psychotherapeutengesetz Kommentar, Bonn 1998.

39 *Ratzel, Rudolf / Lippert, Hans-Dieter*: Kommentar zur Musterberufsordnung der Deutschen Ärzte, Berlin 1998.

40 *Rieger, Hans-Jürgen*: Praxisverkauf und ärztliche Schweigepflicht, MedR 1992, Heft 3, S. 147 - 151.

41 *Rieger, Hans-Jürgen*: Vernetzte Praxen, MedR 1998, S. 75 - 81.

42 *Rieger, Hans-Jürgen*: Verträge zwischen Ärzten in freier Praxis, Heidelberger Musterverträge, Heidelberg 1997.

43 *Rittner, Fritz*: Unternehmen und Freier Beruf als Rechtsbegriffe, in: Recht und Staat in Geschichte und Gegenwart, Tübingen 1962.

44 *Schallen, Rolf*: Zulassungsverordnung, Sankt Augustin 2004.

45 *Schmidt, Gert / Böcker, Felix:* Betreuungsrecht, München 1993, S 123 ff.

46 *Schneider, Günter*: Handbuch des Kassenarztrechts, Köln 1994.

47 *Scholz, Karsten:* Berufsrechtliche Anforderungen an Praxisnetze, Niedersächsisches Ärzteblatt 12/99, S. 10 - 12.

48 *Simon, Ines / Schmittmann, Jens*: Rechtliche Rahmenbedingungen für Internet-Präsentationen von Krankenhäusern unter besonderer Berücksichtigung des ärztlichen Berufsrechts, MedR 2001, S. 228 ff.

49 *Spellbrink, Wolfgang*: Wirtschaftlichkeitsprüfung im Kassenarztrecht, Neuwied 1994.

50   *Spoerr, Wolfgang / Brinker, Ingo / Diller, Martin*: Wettbewerbs-
     verbote zwischen Ärzte, NJW 1997, Heft 46, S. 3056 - 3061.

51   *Steffen, Erich*: Arzthaftungsrecht: neue Entwicklungslinien der
     BGH-Rechtsprechung, Köln 1999.

52   *Stellpflug, Martin H.*: Arzt und Praxisrecht, Landsberg / Lech
     2002.

53   *Stellpflug, Martin H.*: Gebührenordnung für Psychologische Psy-
     chotherapeuten und Jugendlichenpsychotherapeuten (GOP), Psy-
     chotherapeutenFORUM, 6/2000, S. 30 - 32.

54   *Stellpflug, Martin H.*: Grundlagen des Vertragsarztrechts und des
     ärztlichen Berufsrechts, in: Management von Gesundheitsnetzen,
     in: Hellmann, Wolfgang (Hrsg.), Stuttgart / Berlin / Köln 2001.

55   *Stellpflug, Martin H.*: Praxiskooperationen – Möglichkeiten und
     Grenzen, in: Management von Gesundheitsnetzen, in: Hellmann,
     Wolfgang (Hrsg.), Stuttgart / Berlin / Köln 2001.

56   *Tophoven, Christina / Lieschke, Lothar*: Integrierte Versorgung,
     Köln 2003.

57   *Wasem, Jürgen*: Gesundheitsreform 2004 Bedeutung für die
     psychotherapeutische Praxis, Heidelberg 2003.

58   *Weidhaas, Hans-Jochen*: Gesundheitsreform 2004 Bedeutung für
     die psychotherapeutische Praxis, Heidelberg 2003.

59   *Werner, Frank*: Gemeinschaft ärztlicher Berufsausübung und For-
     men interprofessioneller ärztlicher Kooperation, Frankfurt am
     Main 1999.

60   *Werner, Horst / Jung, Harald*: Zur Unwirksamkeit von Abfin-
     dungsklauseln beim Ausscheiden aus Personengesellschaften –
     insbesondere freiberuflichen Sozietäten, in: Der Betrieb 1982, S.
     1503 - 1506.

61   *Wiegand, Dietrich*: Kassenarztrecht, Heidelberg 1995.

Anhang

Übersicht

Bundesmantelvertrag – Ärzte (BMV-Ä)

vom 19. 12. 1994 (DÄ Heft 9 vom 3. 3. 1995, S. A 625),

zuletzt geändert durch Vereinbarung vom 27. 7. 2004 (PP Heft 9, S. 439)

– Auszug –)[1]

Die Kassenärztliche Bundesvereinigung, K. d. ö. R., Köln,

— einerseits —

und

der AOK-Bundesverband, K. d. ö. R., Bonn,
der Bundesverband der Betriebskrankenkassen, K. d. ö. R., Essen,
der IKK-Bundesverband, K. d. ö. R., Bergisch Gladbach,
der Bundesverband der landwirtschaftlichen Krankenkassen, K. d. ö. R., Kassel,
die See-Krankenkasse, K. d. ö. R, Hamburg
die Bundesknappschaft, K. d. ö. R., Bochum

— andererseits —

vereinbaren gemäß § 82 Abs. 1 SGB V den nachstehenden Bundesmantelvertrag-Ärzte (BMV-Ä) über den allgemeinen Inhalt der Gesamtverträge:

1. Abschnitt
Regelungs- und Geltungsbereich

§ 1
Vertragsgegenstand, Sondervereinbarungen

(1) Dieser Vertrag regelt als allgemeiner Inhalt der Gesamtverträge die vertragsärztliche Versorgung. Sein Geltungsbereich erstreckt sich auf den Geltungsbereich des SGB V. Soweit sich Regelungen nur auf das in Artikel 3 des Einigungsvertrages genannte Gebiet beziehen, wird im Folgenden dafür der Begriff „neue Bundesländer" verwendet.

(2) Bestandteil dieses Vertrages sind der auf der Grundlage des Einheitlichen Bewertungsmaßstabes (EBM) erstellte Bewertungsmaßstab für vertragsärztliche Leistungen (BMÄ) und die besonderen Vereinbarungen in den Anlagen:

Anlage 1: Psychotherapievereinbarung
Anlage 2: Vordruckvereinbarung
Anlage 3: Vereinbarungen über Qualitätssicherung
Anlage 4: Vereinbarung zur Gestaltung und bundesweiten Einführung der Krankenversichertenkarte
Anlage 5: Vertrag über die hausärztliche Versorgung
Anlage 6: Vertrag über den Datenaustausch auf Datenträgern
Anlage 7: Vereinbarung über die Abrechnung von Fremdfällen zwischen Kassenärztlichen Vereinigungen und Krankenkassen
(unbesetzt)
Anlage 9: Besondere Versorgungsaufträge
Anlage 9.1: Versorgung chronisch niereninsuffizienter Patienten

---

1) Nur Anlagen 1 und 6 aufgenommen.

(unbesetzt)
(unbesetzt)
(unbesetzt)

Anlage 13: Rahmenvereinbarung zur integrierten Versorgung gemäß § 140 d SGB V

(3) Bestandteil dieses Vertrages sind auch die Richtlinien des Bundesausschusses der Ärzte und Krankenkassen nach § 92 SGB V.

(4) Soweit sich die Vorschriften dieses Vertrages einschließlich seiner Anlagen auf Vertragsärzte beziehen, gelten sie entsprechend für Psychologische Psychotherapeuten und Kinder- und Jugendlichenpsychotherapeuten, sofern sich aus den nachfolgenden Vorschriften und der Anlage 1 (Psychotherapie-Vereinbarung) zu diesem Vertrag nichts Abweichendes ergibt.

(5) Insbesondere folgende Vorschriften finden für Psychologische Psychotherapeuten und Kinder- und Jugendlichenpsychotherapeuten keine Anwendung:

§ 2 Absatz 1 Nrn. 2 – 8, 10 und 11 sowie 9, soweit sich diese Regelung auf die Feststellung und Bescheinigung von Arbeitsunfähigkeit bezieht

§ 17 Absätze 4, 6 und 7

§§ 22, 25 – 32

§§ 38 – 40.

2. Abschnitt
Vertragsärztliche Versorgung: Inhalt und Umfang

§ 2
Umfang der vertragsärztlichen Versorgung

(1) Die vertragsärztliche Versorgung umfasst:

1. die ärztliche Behandlung,
2. die ärztliche Betreuung bei Schwangerschaft und Mutterschaft,
3. die ärztlichen Maßnahmen zur Früherkennung von Krankheiten,
4. die ärztlichen Maßnahmen zur Empfängnisregelung, Sterilisation und zum Schwangerschaftsabbruch, soweit die Leistungspflicht nicht durch gesetzliche Regelungen ausgeschlossen ist,
5. die ärztlichen Leistungen zur Herstellung der Zeugungs- oder Empfängnisfähigkeit sowie die medizinischen Maßnahmen zur Herbeiführung einer Schwangerschaft,
6. die Verordnung von Arznei-, Verband-, Heil- und Hilfsmitteln, von Krankentransporten, von Krankenhausbehandlung, von Behandlung in Vorsorge- oder Rehabilitationseinrichtungen sowie die Veranlassung von ambulanten Operationen, auch soweit sie im Krankenhaus durchgeführt werden sollen,
7. die Beurteilung der Arbeitsunfähigkeit,
8. die ärztliche Verordnung von ambulanten Vorsorgeleistungen in anerkannten Kurorten,
9. die Ausstellung von Bescheinigungen und Erstellung von Berichten, welche die Krankenkassen oder der Medizinische Dienst zur Durchführung ihrer gesetzlichen Aufgaben oder welche die Versicherten für den Anspruch auf Fortzahlung des Arbeitsentgelts benötigen,
10. die Verordnung von häuslicher Krankenpflege,

11. die Verordnung von medizinischen Leistungen der Rehabilitation, Belastungserprobung und Arbeitstherapie,

12. die vom Arzt angeordneten und unter seiner Verantwortung erbrachten Hilfeleistungen anderer Personen,

13. die psychotherapeutische Behandlung einer Krankheit durch Psychologische Psychotherapeuten und Kinder- und Jugendlichenpsychotherapeuten und Vertragsärzte im Rahmen des SGB V und der Richtlinien des Bundesausschusses der Ärzte und Krankenkassen,

14. die Verordnung von Soziotherapie.

(2) Zur ärztlichen Behandlung im Rahmen der vertragsärztlichen Versorgung gehören auch

1. die belegärztlichen Leistungen im Sinne von § 121 SGB V,

2. die ambulante ärztliche Behandlung als medizinische Vorsorgeleistung im Sinne von § 23 Abs. 1 SGB V,

3. ärztliche Leistungen bei interkurrenten Erkrankungen während ambulanter Vorsorgeleistungen in anerkannten Kurorten sowie ambulant ausgeführte Leistungen, die während einer stationären Rehabilitation erforderlich werden und nicht mit dem Heilbehandlungsleiden im Zusammenhang stehen,

4. die in Notfällen ambulant ausgeführten ärztlichen Leistungen durch nicht an der vertragsärztlichen Versorgung teilnehmende Ärzte,

5. die ärztlichen Leistungen bei vorübergehender Erbringung von Dienstleistungen gemäß Artikel 60 des EWG-Vertrages (§ 8).

(3) Zur vertragsärztlichen Versorgung gehören auch die ärztlichen Leistungen in ermächtigten poliklinischen Institutsambulanzen der Hochschulen und, unbeschadet der besonderen Regelungen über die Vergütung, die ärztlichen Leistungen in ermächtigten psychiatrischen Institutsambulanzen sowie in ermächtigten sozialpädiatrischen Zentren, und Leistungen der Psychotherapie nach den Richtlinien des Bundesausschusses der Ärzte und Krankenkassen an poliklinischen Institutsambulanzen psychologischer Universitätsinstitute und Ausbildungsstätten nach § 6 des Psychotherapeutengesetzes.

(4) Zur vertragsärztlichen Versorgung gehören nach Maßgabe des dazu abgeschlossenen Vertrages (Kurarztvertrag) ambulante Vorsorgeleistungen in anerkannten Kurorten.

(5) Zur vertragsärztlichen Versorgung gehören auch Maßnahmen zur Erhaltung und Förderung der Gesundheit und zur Verhütung von Krankheiten und zur Rehabilitation, soweit dies in den Gesamtverträgen vereinbart ist.

(6) Die Durchführung von Leistungen der Psychotherapie und der Psychosomatik in der vertragsärztlichen Versorgung wird ergänzend zu diesem Vertrag durch besondere Vereinbarung geregelt, die Bestandteil dieses Vertrages ist (Anlage 1).

(7) Zur Sicherung der Versorgungsqualität und der Wirtschaftlichkeit der Leistungserbringung können die Vertragspartner Inhalt und Umfang der Versorgung von definierten Patientengruppen durch besondere Versorgungsaufträge festlegen. Ein Versorgungsauftrag ist die Übernahme der ärztlichen Behandlung und Betreuung für eine definierte Patientengruppe im Sicherstellungsauftrag unter Einbeziehung konsiliarer ärztlicher Kooperation, die eine an der Versorgungsnotwendigkeit orientierte vertraglich vereinbarte Qualitätssicherung voraussetzt. In den Versorgungsaufträgen kann festgelegt werden, dass bestimmte Leistungen nur im konsiliarischen Zusammenwirken erbracht werden. Dabei können zu § 15 (Persönliche Leistungserbringung) abweichende Bestimmungen festgelegt werden. Die Durchführung der in den Versorgungs-

aufträgen genannten Leistungen kann unter einen Genehmigungsvorbehalt gestellt werden. (Anlage 9)

(8) Zur vertragsärztlichen Versorgung gehören auch die nach Maßgabe besonderer vertraglicher Regelungen vereinbarten Leistungen.

(9) Voraussetzung für die Abrechnung von Leistungen gegenüber der Kassenärztlichen Vereinigung ist eine Leistungsbeschreibung im Einheitlichen Bewertungsmaßstab, welche die vertragsärztliche Leistung eindeutig definiert oder der eine ärztliche Leistung durch die Vertragspartner verbindlich zugeordnet wurde, oder eine Vereinbarung nach Abs. 7.

§ 3
Leistungen außerhalb der vertragsärztlichen Versorgung

(1) Die vertragsärztliche Versorgung umfasst keine Leistungen, für welche die Krankenkassen nicht leistungspflichtig sind oder deren Sicherstellung anderen Leistungserbringern obliegt. Dies gilt insbesondere für Leistungen, die nach der Entscheidung des Bundesausschusses der Ärzte und Krankenkassen in den Richtlinien nach § 92 SGB V von der Leistungspflicht der gesetzlichen Krankenversicherung ausgeschlossen wurden.

Leistungen, für die eine Leistungspflicht der Krankenkassen nicht besteht, können nur im Rahmen einer Privatbehandlung erbracht werden, über die mit dem Versicherten vor Beginn der Behandlung ein schriftlicher Behandlungsvertrag abgeschlossen werden muss.

(2) Der Ausschluss aus der vertragsärztlichen Versorgung gilt insbesondere für folgende Leistungen:

1. Die Ausstellung von Bescheinigungen und Erstellung von Berichten, welche die Krankenkassen oder der Medizinische Dienst zur Durchführung ihrer gesetzlichen Aufgaben oder welche die Versicherten für den Anspruch auf Fortzahlung des Arbeitsentgelts nicht benötigen (z. B. sonstige Bescheinigungen für den Arbeitgeber, für Privatversicherungen, für andere Leistungsträger, Leichenschauscheine),
2. die Behandlung von Zahnkrankheiten, die in der Regel durch Zahnärzte erfolgt, mit Ausnahme
   2.1 der Behandlung von Mund- und Kieferkrankheiten durch die an der vertragsärztlichen Versorgung teilnehmenden Ärzte für Mund-, Kiefer, Gesichtschirurgie,
   2.2 der Leistungen, die auch von an der vertragsärztlichen Versorgung teilnehmenden Ärzten gelegentlich vorgenommen werden (z. B. Zahnextraktionen),
   2.3 der Leistungen, die auf Veranlassung von Vertragszahnärzten durch an der vertragsärztlichen Versorgung teilnehmende Ärzte ausgeführt werden,
3. Reihen-, Einstellungs-, Eignungs- und Tauglichkeitsuntersuchungen (einschließlich Sporttauglichkeit), auch wenn sie für bestimmte Betätigungen für Angehörige bestimmter Berufsgruppen vorgeschrieben sind,
4. Leistungen, für die ein Träger der Unfall-, der Rentenversicherung, der Sozialhilfe oder ein anderer Träger (z. B. Versorgungsbehörde) zuständig ist oder dem Arzt einen Auftrag gegeben hat,
5. die ärztliche Versorgung von Personen, die aufgrund dienstrechtlicher Vorschriften über die Gewährung von Heilfürsorge einen Anspruch auf unentgeltliche ärztliche Versorgung haben, ärztliche Untersuchungen zur Durchführung der allgemeinen Wehrpflicht sowie Untersuchungen zur Vorbereitung von Personalentscheidungen

und betriebs- und fürsorgeärztliche Untersuchungen, die von öffentlich-rechtlichen Kostenträgern veranlasst werden,

6. die ärztliche Behandlung von Gefangenen in Justizvollzugsanstalten,

7. Maßnahmen zur Früherkennung von Krankheiten, wenn sie im Rahmen der Krankenhausbehandlung oder der stationären Entbindung durchgeführt werden, es sei denn, diese ärztlichen Leistungen werden von einem Belegarzt oder auf einer Belegabteilung von einem anderen Vertragsarzt erbracht, wenn das Krankenhaus die Leistungen nicht sicherstellen kann,

8. Leistungen für Krankenhäuser, Vorsorgeeinrichtungen oder Rehabilitationseinrichtungen – auch im Rahmen vor- und nachstationärer Behandlung, teilstationärer Behandlung oder ambulanter Operationen, soweit das Krankenhaus oder die Einrichtung diese Leistungen zu erbringen hat –, die auf deren Veranlassung durch Vertragsärzte, ermächtigte Ärzte oder ärztlich geleitete Einrichtungen in den oben genannten Häusern oder ambulanten Einrichtungen im Rahmen der genannten Behandlung erbracht werden, auch wenn die Behandlung des Versicherten im Krankenhaus oder in den Einrichtungen nur zur Durchführung der veranlassten Leistungen unterbrochen wird; dies gilt nicht für die von einem Belegarzt veranlassten Leistungen nach § 121 Abs. 3 SGB V,

9. ärztliche Behandlung außerhalb des Geltungsbereichs dieses Vertrages, sofern Gegenteiliges nicht ausdrücklich vereinbart wird,

10. Leistungen in einer zeitlich begrenzten vor- und nachstationären Behandlung im Krankenhaus (§ 115 a SGB V),

11. ambulant im Krankenhaus durchgeführte Operationen und stationsersetzende Eingriffe (§ 115 b Absatz 1 SGB V),

12. Leistungen, die im Krankenhaus teilstationär erbracht werden.

(3) Die ärztliche Versorgung in Eigeneinrichtungen der Krankenkassen richtet sich nach den hierfür abgeschlossenen Verträgen.

3. Abschnitt
Teilnahme an der vertragsärztlichen Versorgung

§ 4
Zulassung und Ermächtigung

(1) An der vertragsärztlichen Versorgung nehmen zugelassene Ärzte (Vertragsärzte) und nach § 311 Abs. 2 Satz 1 und 2 SGB V zugelassene Einrichtungen (neue Bundesländer), soweit sie am 1. Oktober 1992 noch bestanden, sowie ermächtigte Ärzte und ermächtigte ärztlich geleitete Einrichtungen teil. Die in diesem Vertrag für Vertragsärzte getroffenen Regelungen gelten auch für zugelassene Einrichtungen sowie für ermächtigte Ärzte und ermächtigte ärztlich geleitete Einrichtungen, soweit nichts anderes bestimmt ist.

(2) An der vertragsärztlichen Versorgung nehmen auch zugelassene und ermächtigte Psychologische Psychotherapeuten und Kinder- und Jugendlichenpsychotherapeuten sowie ermächtigte Einrichtungen nach § 117 Abs. 2 SGB V teil.

(3) Die Kassenärztliche Vereinigung kann die Weiterführung der Praxis eines verstorbenen Vertragsarztes durch einen anderen Arzt bis zur Dauer von zwei Quartalen genehmigen. Sie informiert darüber die Landesverbände der Krankenkassen.

§ 5
Ermächtigung zur Durchführung bestimmter ärztlicher Leistungen

(1) Die Zulassungsausschüsse können über die Ermächtigungstatbestände des § 31 Absatz 1 Ärzte-ZV hinaus gemäß § 31 Absatz 2 Ärzte-ZV geeignete Ärzte und in Ausnahmefällen ärztlich geleitete Einrichtungen zur Durchführung bestimmter, in einem Leistungskatalog definierter Leistungen auf der Grundlage des EBM ermächtigen, wenn dies zur Sicherstellung der vertragsärztlichen Versorgung erforderlich ist.

(2) Die Zulassungsausschüsse können ferner ohne Prüfung eines Bedürfnisses auf Antrag für folgende Leistungsbereiche Ärzte und ärztlich geleitete Einrichtungen zur Teilnahme an der vertragsärztlichen Versorgung ermächtigen:

1. Zytologische Diagnostik von Krebserkrankungen, wenn der Arzt oder die Einrichtung mindestens 6000 Untersuchungen jährlich in der Exfoliativ-Zytologie durchführt und regelmäßig die zum Erwerb der Fachkunde in der zytologischen Diagnostik notwendigen eingehenden Kenntnisse und Erfahrungen vermittelt,
2. ambulante Untersuchungen und Beratungen zur Planung der Geburtsleitung im Rahmen der Mutterschaftsvorsorge gemäß den Richtlinien des Bundesausschusses der Ärzte und Krankenkassen.

(3) Für Ärzte, die am 31. Dezember 1994 zur Erbringung von Leistungen der Mutterschaftsvorsorge und Früherkennung von Krankheiten ermächtigt waren, ist bei der Prüfung des Bedürfnisses für die Fortsetzung der Ermächtigung zu berücksichtigen, ob und inwieweit hierdurch die Inanspruchnahme dieser Untersuchungen gefördert wird.

(4) Die Zulassungsausschüsse können abweichend von § 31 Abs. 9 Satz 1 Zulassungsverordnung für Vertragsärzte (Ärzte-ZV) Ärzte, die das 55. Lebensjahr überschritten haben, zur Erbringung von Leistungen zur Früherkennung von Brustkrebs im Rahmen des Früherkennungsprogramms nach Abschnitt B Nr. 4 Krebsfrüherkennungs-Richtlinien des Bundesausschusses der Ärzte und Krankenkassen für die Funktion als ärztlicher Leiter eines Referenzzentrums zur Sicherstellung der vertragsärztlichen Versorgung von anspruchsberechtigten Frauen ermächtigen.

§ 6
Ermächtigung von Fachzahnärzten für Kieferchirurgie und Fachzahnärzten für theoretisch-experimentelle Fachrichtungen der Medizin

(1) Approbierte Fachzahnärzte für Kieferchirurgie, welche Inhaber einer unbefristeten gültigen Erlaubnis nach § 10 a Abs. 1 Bundesärzteordnung (BÄO) zur Ausübung des ärztlichen Berufs auf dem Gebiet der Mund-, Kiefer- und Gesichtschirurgie und zur vertragszahnärztlichen Versorgung zugelassen sind, werden auf ihren Antrag durch die Zulassungsausschüsse für die Dauer ihrer Teilnahme an der vertragszahnärztlichen Versorgung im Umfang ihrer berufsrechtlichen Erlaubnis zur Teilnahme an der vertragsärztlichen Versorgung ermächtigt. Der ermächtigte Fachzahnarzt ist verpflichtet, die Beendigung oder das Ruhen der Teilnahme an der vertragszahnärztlichen Versorgung der Kassenärztlichen Vereinigung mitzuteilen.

(2) Approbierte Fachzahnärzte für eine theoretisch-experimentelle Fachrichtung der Medizin, welche Inhaber einer unbefristeten gültigen Erlaubnis nach § 10 a Abs. 2 BÄO zur Ausübung des ärztlichen Berufs in ihrem Fachgebiet sind, werden auf ihren Antrag durch die Zulassungsausschüsse für die Dauer und im Umfang ihrer berufs-

rechtlichen Erlaubnis zur Teilnahme an der vertragsärztlichen Versorgung ermächtigt, wenn und solange sie in freier Praxis niedergelassen sind und im Rahmen ihrer Erlaubnis ärztliche Leistungen erbringen können, welche Gegenstand der vertragsärztlichen Versorgung sind. Dies gilt nur, wenn in dem Versorgungsgebiet, für das der approbierte Fachzahnarzt eine Ermächtigung beantragt, keine Zulassungssperren für Gebiete bestehen, denen die Leistungen, für die eine Ermächtigung beantragt wird, zuzuordnen sind. Im Ermächtigungsbescheid sind die ärztlichen Leistungen, welche in der vertragsärztlichen Versorgung erbracht werden dürfen, in einem Leistungskatalog auf der Grundlage des EBM festzulegen. Der Fachzahnarzt hat die Beendigung seiner Tätigkeit in niedergelassener Praxis der Kassenärztlichen Vereinigung mitzuteilen.

§ 7
Fachwissenschaftler der Medizin

(1) Soweit dies zur Sicherstellung der vertragsärztlichen Versorgung notwendig ist, kann die Kassenärztliche Vereinigung im Einvernehmen mit den Landesverbänden der Krankenkassen und den Verbänden der Ersatzkassen Fachwissenschaftler der Medizin zur Teilnahme an der vertragsärztlichen Versorgung ermächtigen, wenn der Fachwissenschaftler nachweist, dass er in der jeweiligen Fachrichtung die nach dem maßgeblichen Recht der neuen Bundesländer für ein entsprechendes postgraduales Studium vorgesehene Weiterbildung erfolgreich abgeschlossen hat. Der Ermächtigungsbescheid der Kassenärztlichen Vereinigung muss bestimmen, für welche einzelnen Leistungen oder Leistungsbereiche der Fachwissenschaftler ermächtigt wird und dass er nur auf Überweisung in Anspruch genommen werden kann. Die Ermächtigung kann sich nur auf solche Leistungen beziehen, für die der Fachwissenschaftler der Medizin aufgrund der Vorlage entsprechender Zeugnisse und Bescheinigungen eine Qualifikation zur selbstständigen Leistungserbringung nachgewiesen hat. Mit der Ermächtigung darf der Fachwissenschaftler die entsprechenden Leistungen selbstständig und eigenverantwortlich ausführen. Die Ermächtigung darf unbefristet erteilt werden.

(2) Fachwissenschaftler der Medizin der Fachrichtung Klinische Chemie und Labordiagnostik können unter den Voraussetzungen von Abs. 1 zur Durchführung laboratoriumsdiagnostischer Leistungen des Kapitels O und der Abschnitte B IX und B X des EBM ermächtigt werden. Die Ermächtigung nur für Leistungen des Abschnittes O III und entsprechender Leistungen der Abschnitte B IX und B X kann auch erfolgen, wenn der Klinische Chemiker Leiter eines Gemeinschaftslabors von niedergelassenen Ärzten ist, in der für die Mitglieder der Laborgemeinschaft Leistungen der Abschnitte O I und O II des Leistungsverzeichnisses erbracht werden. Die Ermächtigung des Klinischen Chemikers gestattet den ärztlichen Mitgliedern der Gemeinschaftseinrichtung nicht, die Laboratoriumsleistungen des Abschnittes O III und der entsprechenden Leistungen der Abschnitte B IX und B X in der Gemeinschaftseinrichtung als eigene Leistungen zu beziehen und abzurechnen. Die Ermächtigung des Klinischen Chemikers begründet entsprechend der für Ärzte geltenden Regelung die Verpflichtung, Laboratoriumsleistungen des Abschnittes O III und der entsprechenden Leistungen der Abschnitte B IX und B X nach Maßgabe der Abschnitte A und B der Richtlinien der Kassenärztlichen Bundesvereinigung für die Durchführung von Laboratoriumsuntersuchungen in der vertragsärztlichen Versorgung als persönliche Leistungen auszuführen.

(3) Die Ermächtigung eines Klinischen Chemikers in einer Einrichtung nach § 311 Abs. 2 SGB V ist ausgeschlossen.

133

§ 8
Ermächtigung von Ärzten aus Mitgliedstaaten
der Europäischen Union (EU) zur Erbringung von Dienstleistungen

(1) Ärzte, die als Angehörige eines der anderen Mitgliedstaaten der Europäischen Gemeinschaften nach Maßgabe der Artikel 17 und 18 der Richtlinien 93/16/EWG vom 5. April 1993 ärztliche Leistungen ohne Begründung einer Niederlassung in der Bundesrepublik Deutschland (Dienstleistungen) erbringen wollen, werden auf ihren Antrag gemäß § 31 Abs. 5 Ärzte-ZV von den Zulassungsausschüssen des Bereichs, in dem die Leistungen durchgeführt werden sollen, hierzu ermächtigt, wenn

1. der Antragsteller aufgrund einer Anzeige an die zuständige Behörde in der Bundesrepublik Deutschland berechtigt ist, als Dienstleistungserbringer im Sinne des Artikels 60 des EG-Vertrages vorübergehend den ärztlichen Beruf im Geltungsbereich der Bundesärzteordnung auszuüben,

2. der Antragsteller die persönlichen Voraussetzungen erfüllt, die ein Vertragsarzt nach seinem Berufsrecht, den Bestimmungen dieses Vertrages und den Richtlinien des Bundesausschusses erfüllen muss, um die gleichen Leistungen zu erbringen,

3. in der Person des Antragstellers keine Gründe vorliegen, die bei einem Vertragsarzt die Entziehung der Zulassung zur Folge haben würden,

4. die Dienstleistungen, welche der Antragsteller erbringen will, Gegenstand der vertragsärztlichen Versorgung nach § 73 Abs. 2 SGB V sind,

5. die Dienstleistungen, welche der Antragsteller erbringen will, nicht einem Gebiet zuzuordnen sind, für das nach Maßgabe der Bedarfsplanungs-Richtlinien eine Zulassungssperre besteht.

(2) Unterliegen die Dienstleistungen, die der Antragsteller erbringen will, Bestimmungen der Qualitätssicherung gemäß § 135 Abs. 2 SGB V, sind vom Antragsteller Zeugnisse vorzulegen, aus denen die Erfüllung der geforderten Qualifikationsvoraussetzungen hervorgeht. Bestehen trotz der vorgelegten Zeugnisse Zweifel an der Qualifikation des Antragstellers, ist die Genehmigung zum Erbringen der beantragten Dienstleistungen von der erfolgreichen Teilnahme an einem Kolloquium durch die zuständige Kassenärztliche Vereinigung abhängig zu machen.

(3) Die Ermächtigung berechtigt den Arzt zur Erbringung der ärztlichen Leistungen nach Maßgabe der für Vertragsärzte geltenden Bestimmungen.

(4) Der Versicherte hat entstehende Mehrkosten (insbesondere Reisekosten) zu tragen, wenn ohne zwingenden Grund ermächtigte Ärzte aus anderen Mitgliedstaaten der Europäischen Gemeinschaften als Dienstleistungserbringer in Anspruch genommen werden.

(5) Für die Erbringung von Dienstleistungen in Notfällen durch Ärzte aus anderen Mitgliedstaaten der Europäischen Gemeinschaften finden die für die Behandlung im Notfall durch nicht an der vertragsärztlichen Versorgung teilnehmende Ärzte geltenden Bestimmungen Anwendung. Der Dienstleistungserbringer hat die Notfallbehandlung unverzüglich der Kassenärztlichen Vereinigung anzuzeigen, in deren Bereich die Behandlung durchgeführt worden ist.

§ 9
(unbesetzt)

4. Abschnitt
Hausärztliche und fachärztliche Versorgung

§ 10
Inhalt und Umfang

Die vertragsärztliche Versorgung gliedert sich in die hausärztliche und die fachärztliche Versorgung. Das Nähere über Inhalt und Umfang der hausärztlichen Versorgung regeln die Vertragspartner in einer Anlage zu diesem Vertrag (Anlage 5).

5. Abschnitt
Qualität der vertragsärztlichen Versorgung

§ 11
Qualitätssicherung in der vertragsärztlichen Versorgung

(1) Ärztliche Untersuchungs- und Behandlungsmethoden, welche wegen der Anforderungen an ihre Ausführung oder wegen der Neuheit des Verfahrens besonderer Kenntnisse und Erfahrungen (Fachkunde) sowie einer besonderen Praxisausstattung oder weiterer Anforderungen an die Strukturqualität bedürfen, können in der vertragsärztlichen Versorgung nur ausgeführt und abgerechnet werden, wenn der Arzt die vorgeschriebenen Voraussetzungen erfüllt. Diese werden jeweils in den Anlagen zu diesem Vertrag unter Berücksichtigung des Weiterbildungsrechts von den Vertragspartnern vereinbart.

(2) Der Nachweis der nach Abs. 1 geforderten fachlichen Qualifikation ist durch ein Kolloquium von der Kassenärztlichen Vereinigung zu führen, sofern der Arzt nicht die fachliche Qualifikation für diese Leistung durch Weiterbildung erworben und diese erfolgreich durch ein Fachgespräch oder eine andere Prüfung vor der Ärztekammer abgeschlossen hat. Dieses gilt, soweit in den Vereinbarungen nach § 135 Abs. 2 SGB V nichts anderes ausdrücklich bestimmt ist.

(3) Der Bundesausschuss der Ärzte und Krankenkassen bestimmt durch Richtlinien Kriterien zur Qualitätsbeurteilung gemäß § 136 SGB V. Diese Richtlinien sind in der vertragsärztlichen Versorgung verbindlich.

(4) Der Bundesausschuss der Ärzte und Krankenkassen bestimmt aufgrund § 136 a SGB V durch Richtlinien nach § 92 SGB V die verpflichtenden einrichtungsübergreifenden Maßnahmen der Qualitätssicherung, die insbesondere zum Ziel haben, die Ergebnisqualität zu verbessern, sowie Kriterien für die indikationsbezogene Notwendigkeit und Qualität der durchgeführten diagnostischen und therapeutischen Leistungen, insbesondere aufwändiger medizinischer Leistungen. Diese Richtlinien sind in der vertragsärztlichen Versorgung verbindlich.

(5) Die Erfüllung der Anforderungen nach Absatz 1 ist gegenüber der Kassenärztlichen Vereinigung nachzuweisen. Die Kassenärztlichen Vereinigungen teilen den Landesverbänden der Krankenkassen mit, welche Ärzte die vorgeschriebenen Voraussetzungen erfüllen.

(6) Ärzte, die aufgrund eines Qualifikationsnachweises gemäß den Vereinbarungen nach § 135 Abs. 2 SGB V die Berechtigung zur Ausführung und Abrechnung ver-

tragsärztlicher Leistungen durch eine Kassenärztliche Vereinigung erhalten haben, behalten diese Berechtigung auch dann, wenn sie diese Leistungen aufgrund einer Zulassung zur vertragsärztlichen Tätigkeit in einem anderen KV-Bereich erbringen wollen.

(7) Die Kassenärztliche Bundesvereinigung bestimmt durch Richtlinien Verfahren zur Qualitätssicherung der ambulanten vertragsärztlichen Versorgung. Diese Richtlinien sind in der vertragsärztlichen Versorgung verbindlich.

(8) Die von den Spitzenverbänden der Krankenkassen, der Kassenärztlichen Bundesvereinigung und den betroffenen Bundesverbänden der Leistungserbringer bestimmten Maßnahmen zur Qualitätssicherung ambulant erbrachter Vorsorgeleistungen und/oder Rehabilitationsmaßnahmen gemäß § 137 d SGB V sind in der vertragsärztlichen Versorgung verbindlich.

(9) Die Spitzenverbände der Krankenkassen, die Deutsche Krankenhausgesellschaft und die Kassenärztliche Bundesvereinigung vereinbaren Maßnahmen zur Qualitätssicherung bei ambulanten Operationen und stationsersetzenden Eingriffen gemäß § 115 b SGB V. Diese Vereinbarungen sind in der vertragsärztlichen Versorgung verbindlich.

(10) Psychotherapeutische Leistungen, die ihrer Eigenart nach besondere Kenntnisse und Erfahrungen voraussetzen, dürfen in der vertragsärztlichen Versorgung nur ausgeführt und abgerechnet werden, wenn der Leistungserbringer die vorgeschriebenen Qualifikationserfordernisse erfüllt. Diese sind in der Anlage 1 zu diesem Vertrag für Ärzte und für Psychotherapeuten von den Vertragspartnern vereinbart. Die Absätze 3, 6 und 7 gelten entsprechend.

§ 12
Neue Untersuchungs- und Behandlungsmethoden

(1) Neue Untersuchungs- und Behandlungsmethoden im Sinne des § 135 Abs. 1 SGB V dürfen in der vertragsärztlichen Versorgung nur dann angewendet und abgerechnet werden, wenn der Bundesausschuss der Ärzte und Krankenkassen in Richtlinien deren Anerkennung empfohlen hat und sie in den Einheitlichen Bewertungsmaßstab aufgenommen wurden. Nicht anerkannte Behandlungsmethoden sind im Rahmen der vertragsärztlichen Versorgung auch keine verordnungsfähigen Leistungen.

(2) Die Durchführung neuer Untersuchungs- und Behandlungsmethoden, für welche der Bundesausschuss der Ärzte und Krankenkassen Empfehlungen über die notwendige Qualifikation der Ärzte und die apparativen Anforderungen abgegeben hat, bedarf der Genehmigung durch die Kassenärztliche Vereinigung. Die Genehmigung ist zu erteilen, wenn der an der vertragsärztlichen Versorgung teilnehmende Arzt die in Anlage 3 a zu diesem Vertrag genannten Voraussetzungen erfüllt.

(3) Neue Behandlungsverfahren der Psychotherapie dürfen in der vertragsärztlichen Versorgung nur angewandt und abgerechnet werden, wenn der Bundesausschuss der Ärzte und Krankenkassen dies in Richtlinien gem. § 92 Absatz 6 a SGB V geregelt hat und sie in den EBM aufgenommen worden sind.

6. Abschnitt
Allgemeine Grundsätze der vertragsärztlichen Versorgung

§ 13
Anspruchsberechtigung und Arztwahl

(1) Anspruchsberechtigt nach diesem Vertrag sind alle Versicherten, die ihre Anspruchsberechtigung durch Vorlage der Krankenversichertenkarte oder eines anderen gültigen Behandlungsausweises nachweisen. Die Versicherten sind verpflichtet, die Krankenversichertenkarte vor jeder Inanspruchnahme eines Vertragsarztes vorzulegen. Die Krankenkassen werden ihre Mitglieder entsprechend informieren.

(2) Kostenerstattungsberechtigte Versicherte, die sich nicht nach Abs. 1 ausweisen, sind Privatpatienten. Unberührt davon bleiben die Regelungen nach § 18 Abs. 1 Nr. 1 und Abs. 2. Ärztliche Leistungen im Rahmen einer Privatbehandlung sind nach den Grundsätzen der Gebührenordnung für Ärzte (GOÄ) in Rechnung zu stellen. Die Krankenkassen erstatten nach Maßgabe ihrer Satzung ihren kostenerstattungsberechtigten Versicherten hierfür die entsprechenden Vergütungen nach dem Bewertungsmaßstab für vertragsärztliche Leistungen (BMÄ).

(3) Den Versicherten steht die Wahl unter den Vertragsärzten, den nach § 311 Abs. 2 SGB V zugelassenen Einrichtungen, den ermächtigten Ärzten und den ermächtigten ärztlich geleiteten Einrichtungen im Umfang der jeweiligen Ermächtigung sowie den zu ambulanten Operationen in den betreffenden Leistungsbereichen zugelassenen Krankenhäusern frei. Andere Ärzte und ärztlich geleitete Einrichtungen dürfen nur in Notfällen in Anspruch genommen werden. Dies gilt auch für freiwillig Versicherte gemäß § 13 Abs. 2 SGB V.

(4) Ärzte für Laboratoriumsmedizin, Mikrobiologie und Infektionsepidemiologie, Nuklearmedizin, Pathologie, Radiologische Diagnostik bzw. Radiologie, Strahlentherapie und Transfusionsmedizin können nur auf Überweisung in Anspruch genommen werden.

Abweichend von Satz 1 können Ärzte für Radiologische Diagnostik bzw. Radiologie im Rahmen des Programms zur Früherkennung von Brustkrebs durch Mammographie-Screening gemäß den Krebsfrüherkennungs-Richtlinien des Bundesausschusses der Ärzte und Krankenkassen i. V. m. Anlage 9.2 des Bundesmantelvertrages direkt in Anspruch genommen werden. Sie sind berechtigt, gemäß Anlage 9.2 die notwendigen Leistungen zu veranlassen.

(5) Im Einheitlichen Bewertungsmaßstab (EBM) können hochspezialisierte Leistungen bestimmt werden, die wegen besonderer apparativer und fachlicher Voraussetzungen oder zur Sicherung der Qualität der Versorgung nur auf Überweisung in Anspruch genommen werden können.

(6) Bei psychotherapeutischer Behandlung durch Psychologische Psychotherapeuten und Kinder- und Jugendlichenpsychotherapeuten ist spätestens nach den probatorischen Sitzungen der Konsiliarbericht einzuholen. Das Nähere bestimmt Anlage 1 zu diesem Vertrag.

(7) Der Vertragsarzt ist berechtigt, die Behandlung eines Versicherten, der das 18. Lebensjahr vollendet hat, abzulehnen, wenn dieser nicht vor der Behandlung sowohl die Krankenversichertenkarte vorlegt als auch in den in § 28 Absatz 4 SGB V i. V. m. § 18 Absatz 1 bestimmten Fällen eine Zuzahlung von 10,00 _ leistet. Dies gilt nicht bei akuter Behandlungsbedürftigkeit sowie für die nicht persönliche In-

anspruchnahme des Vertragsarztes durch den Versicherten. Der Vertragsarzt darf die Behandlung eines Versicherten im Übrigen nur in begründeten Fällen ablehnen. Er ist berechtigt, die Krankenkasse unter Mitteilung der Gründe zu informieren.

(8) Die Übernahme der Behandlung verpflichtet den Vertragsarzt dem Versicherten gegenüber zur Sorgfalt nach den Vorschriften des bürgerlichen Vertragsrechtes. Hat der Vertragsarzt die Behandlung übernommen, ist er auch verpflichtet, die in diesem Rahmen notwendigen Verordnungen zu treffen, soweit die zu verordnenden Leistungen in die Leistungspflicht der gesetzlichen Krankenversicherung fallen.

(9) Bei der Verordnung von zuzahlungspflichtigen Arznei-, Verband-, Heil- und Hilfsmitteln – sofern der Patient das 18. Lebensjahr vollendet hat – und Verordnung von Krankenbeförderungen ist von der Zuzahlungspflicht des Patienten auszugehen. Dies gilt nicht im Falle von Verordnungen im Rahmen der Behandlung von Schwangeren.

Vertragsärzte dürfen nur dann die Befreiung von der Zuzahlung kenntlich machen, wenn der Versicherte einen für das jeweilige Abrechnungsquartal gültigen Befreiungsbescheid seiner Krankenkasse vorlegt.

§ 14
Vertreter, Assistenten, angestellte Ärzte, nichtärztliche Mitarbeiter

(1) Erbringen Vertreter Leistungen, für deren Erbringung eine Qualifikation gemäß § 11 dieses Vertrages Voraussetzung ist, hat sich der vertretene Arzt darüber zu vergewissern, dass die Qualifikationsvoraussetzungen erfüllt sind. Sind diese Qualifikationsvoraussetzungen nicht erfüllt, dürfen die Leistungen, die eine besondere Qualifikation erfordern, nicht erbracht werden.

Dasselbe gilt, wenn der nach § 32 b Ärzte-ZV angestellte Arzt nach entsprechender fachlicher Weisung mit der selbstständigen Ausführung betraut wird. In diesem Fall hat der Vertragsarzt die Qualifikation gegenüber der Kassenärztlichen Vereinigung nachzuweisen.

Sind die Qualifikationsvoraussetzungen nicht erfüllt, darf der angestellte Arzt diese Leistungen nicht selbstständig ausführen.

(2) Werden Assistenten, angestellte Ärzte oder Vertreter (§§ 32, 32 a, 32 b Ärzte-ZV) beschäftigt, so haftet der Vertragsarzt für die Erfüllung der vertragsärztlichen Pflichten wie für die eigene Tätigkeit. Das Gleiche gilt bei der Beschäftigung nichtärztlicher Mitarbeiter.

(3) Vertretung bei genehmigungspflichtigen psychotherapeutischen Leistungen einschließlich der probatorischen Sitzungen ist grundsätzlich unzulässig. Im Übrigen ist eine Vertretung nur im Rahmen der Absätze 1 und 2 und unter Beachtung der berufsrechtlichen Befugnisse zulässig.

§ 15
Persönliche Leistungserbringung

(1) Jeder an der vertragsärztlichen Versorgung teilnehmende Arzt ist verpflichtet, die vertragsärztliche Tätigkeit persönlich auszuüben.

Persönliche Leistungen sind auch ärztliche Leistungen durch genehmigte Assistenten und angestellte Ärzte gemäß § 32 b Ärzte-ZV, soweit sie dem Praxisinhaber als Eigenleistung zugerechnet werden können. Persönliche Leistungen sind ferner Hilfeleistungen nichtärztlicher Mitarbeiter, die der an der vertragsärztlichen Versorgung teilnehmende Arzt, der genehmigte Assistent oder ein angestellter Arzt anordnet und fachlich überwacht, wenn der nichtärztliche Mitarbeiter zur Erbringung der jeweiligen Hilfeleistung qualifiziert ist.

(2) Verordnungen dürfen vom Vertragsarzt nur ausgestellt werden, wenn er sich persönlich von dem Krankheitszustand des Patienten überzeugt hat oder wenn ihm der Zustand aus der laufenden Behandlung bekannt ist. Hiervon darf nur in begründeten Ausnahmefällen abgewichen werden.

(3) Vertragsärzte können sich bei gerätebezogenen Untersuchungsleistungen zur gemeinschaftlichen Leistungserbringung mit der Maßgabe zusammenschließen, dass die ärztlichen Untersuchungsleistungen nach fachlicher Weisung durch einen der beteiligten Ärzte persönlich in seiner Praxis oder in einer gemeinsamen Einrichtung durch einen gemeinschaftlich beschäftigten angestellten Arzt nach § 32 b Ärzte-ZV erbracht werden. Die Leistungen sind persönliche Leistungen des jeweils anweisenden Arztes, der an der Leistungsgemeinschaft beteiligt ist. Sind Qualifikationsvoraussetzungen gemäß § 11 dieses Vertrages vorgeschrieben, so müssen alle Gemeinschaftspartner und ein angestellter Arzt nach § 32 b Ärzte-ZV, sofern er mit der Ausführung der Untersuchungsmaßnahmen beauftragt ist, diese Voraussetzungen erfüllen.

§ 15 a
Genehmigung von Zweigpraxen, ausgelagerte Praxisstätten

(1) Die Tätigkeit eines Vertragsarztes in einer weiteren Praxis (Zweigpraxis) außerhalb seines Vertragsarztsitzes bedarf der Genehmigung der Kassenärztlichen Vereinigung im Benehmen mit den zuständigen Verbänden der Krankenkassen auf Landesebene. Die Genehmigung darf nur erteilt werden, wenn die Zweigpraxis zur Sicherung einer ausreichenden vertragsärztlichen Versorgung erforderlich und im Bezirk der Kassenärztlichen Vereinigung gelegen ist. Besondere Genehmigungsvoraussetzungen, welche die Sicherstellung einer ausreichenden vertragsärztlichen Versorgung bei der Durchführung bestimmter vertragsärztlicher Leistungen außerhalb der Vertragsarztpraxis in anderen Vorschriften dieses Vertrages betreffen, bleiben unberührt.

(2) Ein Fall des Absatzes 1 Satz 1 liegt nicht vor, wenn der Vertragsarzt

1. vertragsärztliche Leistungen in einer nach dem maßgeblichen Berufsrecht zugelassenen ausgelagerten Praxisstätte („ausgelagerte Praxisräume" im Sinne von § 18 MBO-Ä) erbringt; dies gilt auch, wenn eine ärztliche Tätigkeit des Vertragsarztes nach der bis zum Zeitpunkt der Entscheidung des Bundessozialgerichts vom 12. September – B 6 KA 64/00 R – maßgeblichen Auslegung der ärztlichen Berufsordnung durch die zuständige Ärztekammer als Tätigkeit in ausgelagerten Praxisräumen gestattet war, für die Fortdauer dieser Tätigkeit;

2. ambulante Operationen in einem Operationszentrum ausführt, soweit es sich um Operationen bei Versicherten handelt, welche den Vertragsarzt an seiner Praxisstätte in Anspruch genommen haben.

Für besondere Versorgungsfunktionen kann in anderen Vorschriften dieses Vertrages auch die Genehmigung der vertragsärztlichen Tätigkeit in einer ausgelagerten Praxisstätte vorgesehen werden.

(3) Wird dem Vertragsarzt die Tätigkeit in einer Zweigpraxis genehmigt, ist er verpflichtet, die Behandlung von Versicherten in der Zweigpraxis persönlich durchzuführen. Die Beschäftigung eines Assistenten oder Vertreters allein zur Durchführung der Behandlung in der Zweigpraxis ist nicht gestattet.

(4) Wird die Genehmigung zur Tätigkeit in einer Zweigpraxis widerrufen, ist dem Vertragsarzt eine angemessene Übergangszeit zur Beendigung seiner Tätigkeit in der Zweigpraxis einzuräumen.

§ 16
Regeln der ärztlichen Kunst, Qualität, Wirtschaftlichkeit

Jeder Vertragsarzt hat die vertragsärztlichen Leistungen nach den Regeln der ärztlichen Kunst und unter Berücksichtigung des allgemein anerkannten Standes der medizinischen Erkenntnisse zu erbringen sowie das Gebot der Wirtschaftlichkeit (§ 12 SGB V) zu beachten und hierauf seine Behandlungs- und Verordnungsweise einzurichten.

Die vom Bundesausschuss der Ärzte und Krankenkassen beschlossenen Richtlinien nach § 92 SGB V zur Sicherung einer ausreichenden, zweckmäßigen und wirtschaftlichen Versorgung sind für den Vertragsarzt, die Krankenkasse und für den Leistungsanspruch des Versicherten verbindlich. Außerdem hat der Vertragsarzt die Anforderungen an die Qualität der Leistungserbringung nach § 11 zu beachten.

§ 17
Sprechstunden, Besuche

(1) Der Vertragsarzt ist gehalten, seine Sprechstunden entsprechend dem Bedürfnis nach einer ausreichenden und zweckmäßigen vertragsärztlichen Versorgung und den Gegebenheiten seines Praxisbereiches festzusetzen und seine Sprechstunden auf einem Praxisschild bekannt zu geben. Die Sprechstunden sind grundsätzlich mit festen Uhrzeiten auf dem Praxisschild anzugeben. Sprechstunden „nach Vereinbarung" oder die Ankündigung einer Vorbestellpraxis dürfen zusätzlich angegeben werden. Die Ankündigung besonderer Sprechstunden ist nur für die Durchführung von Früherkennungsuntersuchungen zulässig.

(2) Bei der Verteilung der Sprechstunden auf den einzelnen Tag sollen die Besonderheiten des Praxisbereiches und die Bedürfnisse der Versicherten (z. B. durch Sprechstunden am Abend oder an Samstagen) berücksichtigt werden.

(3) Ist der Vertragsarzt länger als eine Woche an der Ausübung seiner Praxis verhindert, so hat er dies der Kassenärztlichen Vereinigung unter Benennung der vertretenden Ärzte unverzüglich mitzuteilen. Darüber hinaus soll der Vertragsarzt – auch bei Verhinderung von weniger als einer Woche – dies in geeigneter Weise (z. B. durch Aushang) bekannt geben. Die Vertretung ist jeweils mit dem vertretenden Arzt abzusprechen. Bei Krankheit, Urlaub oder Teilnahme an ärztlicher Fortbildung oder an einer Wehrübung kann sich der Vertragsarzt innerhalb von zwölf Monaten bis zu einer Dauer von drei Monaten ohne Genehmigung der Kassenärztlichen Vereinigung vertreten lassen.

(4) Besuche außerhalb seines üblichen Praxisbereiches kann der Vertragsarzt ablehnen, es sei denn, dass es sich um einen dringenden Fall handelt und ein Vertragsarzt, in dessen Praxisbereich die Wohnung des Kranken liegt, nicht zu erreichen ist.

(5) Wird ohne zwingenden Grund ein anderer als einer der nächsterreichbaren Vertragsärzte in Anspruch genommen, hat der Versicherte die Mehrkosten zu tragen.

(6) Die Besuchsbehandlung ist grundsätzlich Aufgabe des behandelnden Hausarztes. Ein Arzt mit Gebietsbezeichnung, der nicht die Funktion des Hausarztes wahr-

nimmt, ist unbeschadet seiner Verpflichtung zur Hilfeleistung in Notfällen auch zur Besuchsbehandlung berechtigt und verpflichtet:

1. Wenn er zur konsiliarischen Beratung hinzugezogen wird und nach dem Ergebnis der gemeinsamen Beratung weitere Besuche durch ihn erforderlich sind,
2. wenn bei Patienten, die von ihm behandelt werden, wegen einer Erkrankung aus seinem Fachgebiet ein Besuch notwendig ist.

(7) Die Krankenkassen haben ihre Versicherten darüber aufzuklären, dass sie einen Anspruch auf Besuchsbehandlung nur haben, wenn ihnen das Aufsuchen des Arztes in dessen Praxisräumen wegen Krankheit nicht möglich oder nicht zumutbar ist.

7. Abschnitt
Inanspruchnahme vertragsärztlicher Leistungen durch den Versicherten

§ 18
Zuzahlungspflichten der Versicherten und Vergütungsanspruch gegen Versicherte

(1) Versicherte, die das 18. Lebensjahr vollendet haben, haben vor jeder ersten Inanspruchnahme

– eines Vertragsarztes,
– eines medizinischen Versorgungszentrums,
– eines psychologischen Psychotherapeuten oder Kinder- und Jugendlichenpsychotherapeuten,
– einer ermächtigten Einrichtung,
– eines ermächtigten Krankenhausarztes,
– eines Krankenhauses, wenn es an der ambulanten Versorgung teilnimmt,

im Kalendervierteljahr eine Zuzahlung von 10,00 Euro zu leisten.

Der Vertragsarzt ist nicht berechtigt, auf die Zuzahlung zu verzichten oder einen anderen Betrag als 10,00 Euro zu erheben.

Die Zuzahlung entfällt

– bei einer Inanspruchnahme aufgrund einer Überweisung aus demselben Kalendervierteljahr,
– bei einer Inanspruchnahme aufgrund einer Überweisung aus einem vorhergehenden Kalendervierteljahr zu Auftragleistungen, die ohne Arzt-Patienten-Kontakt durchgeführt werden (z. B. Probeneinsendung zur Laboratoriumsuntersuchung),
– wenn vor der Inanspruchnahme ein aktueller, mit Gültigkeitszeitraum versehener Befreiungsausweis der Krankenkasse vorgelegt wird,
– bei einer Inanspruchnahme ausschließlich zum Zweck von Schutzimpfungen,
– bei ausschließlicher Inanspruchnahme von Vorsorge- und Früherkennungsmaßnahmen nach § 25 SGB V, Schwangerenvorsorge gemäß § 196 Absatz 1 RVO.
– bei Inanspruchnahme ärztlicher Leistungen im Notfall oder im organisierten Notfalldienst, wenn mit der nach Absatz 2 zu erstellenden und für den Notfall oder organisierten Notfalldienst vorgesehenen Quittung nachgewiesen wird, dass in demselben Kalendervierteljahr bereits im Rahmen einer Erstinanspruchnahme eines Leistungserbringers im Notfall oder im organisierten Notfalldienst die Zuzahlung gemäß § 28 Abs. 4 SGB V geleistet worden ist.

Eine Inanspruchnahme im Sinne des § 28 Absatz 4 SGB V liegt nicht vor, wenn einem Leistungserbringer oder einer Krankenkasse gegenüber ausschließlich ein Bericht abgegeben wird.

Wird im Einvernehmen zwischen Vertragsarzt und Versichertem festgestellt, dass eine Zuzahlung gemäß § 28 Abs. 4 SGB V ohne rechtliche oder vertragliche Grundlage vom Versicherten einbehalten wurde, ist der Vertragsarzt dazu verpflichtet, dem Versicherten die Zuzahlung zurückzuerstatten.

Die nachträgliche Vorlage einer Überweisung, einer Quittung gemäß Abs. 2 oder eines Befreiungsausweises begründet keinen Rückzahlungsanspruch des Versicherten.

(2) Geleistete Zuzahlungen sind von dem zum Einbehalt Verpflichteten entweder auf den hierzu vereinbarten Formularen oder in einem Nachweisheft seiner Krankenkasse zu quittieren. Ein Vergütungsanspruch hierfür besteht nicht.

(3) Bei akuter Behandlungsbedürftigkeit oder einer Inanspruchnahme nicht persönlicher Art kann die Zuzahlung auch nach der Inanspruchnahme erhoben werden.

(4) Soweit die Zuzahlung gemäß Absatz 3 nicht vor der Behandlung entrichtet wurde, zieht der Vertragsarzt diesen Betrag nachträglich ein und quittiert die geleisteten Zahlungen. Der Versicherte ist verpflichtet, die Zuzahlung unverzüglich, spätestens innerhalb von zehn Tagen, zu entrichten. Die ggf. entstehenden Portokosten für eine schriftliche Zahlungsaufforderung stellt der Vertragsarzt dem Versicherten in Rechnung.

(5) Leistet der Versicherte trotz einer schriftlichen Zahlungsaufforderung innerhalb der vom Arzt gesetzten Frist nicht, übernimmt die für den Arzt zuständige Kassenärztliche Vereinigung für den Vertragsarzt und die Krankenkasse den weiteren Zahlungseinzug. Die Kassenärztliche Vereinigung fordert den Versicherten schriftlich mit Fristsetzung erneut zur Zahlung auf. Zahlt der Versicherte wiederum nicht, führt die Kassenärztliche Vereinigung Vollstreckungsmaßnahmen durch. Bleibt die Vollstreckungsmaßnahme erfolglos, entfällt die Verrechnung dieser Zuzahlung mit der Gesamtvergütung.

Die Krankenkasse erstattet in diesem Fall der Kassenärztlichen Vereinigung die nachgewiesenen Gerichtskosten zuzüglich einer Pauschale von 4,00 Euro.

(6) Soweit im Quartal eine Erstinanspruchnahme
- eines psychologischen Psychotherapeuten oder Kinder- und Jugendlichenpsychotherapeuten,
- eines Leistungserbringers im Rahmen der ambulanten Behandlung eines Krankenhauses

erfolgt, tritt die nach Absatz 2 zu erstellende Quittung an die Stelle der Überweisung.

In diesen Fällen hat der in Folge in Anspruch genommene Vertragsarzt die Quittung mit dem Vertragsarztstempel zu versehen; ein erneutes Erheben der Zuzahlung ist unzulässig.

(7) Soweit im Quartal nach einer Erstinanspruchnahme eines Vertragsarztes dessen Vertreter in Anspruch genommen wird, ist ein erneutes Erheben der Zuzahlung unzulässig.

Soweit im Quartal eine Erstinanspruchnahme eines Vertreters erfolgt, erhebt dieser die Zuzahlung. Ein erneutes Erheben der Zuzahlung durch den vertretenen Vertragsarzt ist unzulässig.

142

In diesen Fällen hat der in Folge in Anspruch genommene vertretende bzw. vertretene Vertragsarzt die Quittung mit dem Vertragsarztstempel zu versehen.

Die mit dem Vertragsarztstempel nach Satz 4 zusätzlich versehene Quittung ist in weiteren Vertretungen in demselben Kalendervierteljahr als Nachweis der geleisteten Zuzahlung vom Versicherten vorzulegen. Ein erneutes Erheben der Zuzahlung ist unzulässig.

(8) Der Vertragsarzt darf von einem Versicherten eine Vergütung nur fordern

1. wenn die Krankenversichertenkarte vor der ersten Inanspruchnahme im Quartal nicht vorgelegt worden ist bzw. ein anderer gültiger Behandlungsausweis nicht vorliegt und nicht innerhalb einer Frist von zehn Tagen nach der ersten Inanspruchnahme nachgereicht wird,

2. wenn und soweit der Versicherte vor Beginn der Behandlung ausdrücklich verlangt, auf eigene Kosten behandelt zu werden, und dieses dem Vertragsarzt schriftlich bestätigt,

3. wenn für Leistungen, die nicht Bestandteil der vertragsärztlichen Versorgung sind, vorher die schriftliche Zustimmung des Versicherten eingeholt und dieser auf die Pflicht zur Übernahme der Kosten hingewiesen wurde.

(9) Eine entsprechend Absatz 8 Nr. 1 vom Versicherten entrichtete Vergütung ist zurückzuzahlen, wenn dem Vertragsarzt bis zum Ende des Kalendervierteljahres eine gültige Krankenversichertenkarte bzw. ein anderer gültiger Behandlungsausweis vorgelegt wird.

(10) Der Vertragsarzt darf für vertragsärztliche Leistungen mit Ausnahme

1. der Erstinanspruchnahme oder Inanspruchnahme ohne Überweisung gemäß § 28 Absatz 4 SGB V,

2. bei Massagen, Bädern und Krankengymnastik, die als Bestandteil der ärztlichen Behandlung erbracht werden,

von Versicherten keine Zuzahlungen fordern.

Die Landesverbände der Krankenkassen verständigen sich intern über einheitliche Zuzahlungsbeträge für Leistungen gemäß Nr. 2 und teilen diese den Kassenärztlichen Vereinigungen spätestens sechs Wochen vor Quartalsende mit Wirkung zum folgenden Quartal mit. Den Vertragsärzten wird durch die Kassenärztlichen Vereinigungen der für ihren Praxissitz geltende, für alle Kassenarten einheitliche Zuzahlungsbetrag mitgeteilt.

§ 19
Krankenversichertenkarte und Behandlungsausweis

(1) Die nach § 13 Abs. 1 zum Nachweis der Anspruchsberechtigung vom Versicherten vorzulegende Krankenversichertenkarte (Versichertenkarte) enthält gemäß § 291 Abs. 2 SGB V folgende Angaben:

1. die Bezeichnung der ausstellenden Krankenkasse mit einer Kassenkurzbezeichnung und dem Institutionskennzeichen der Krankenkasse,

2. den Familiennamen, Titel und Vorname des Versicherten (die Angabe des Titels entfällt sofern vom Versicherten gewünscht),

3. das Geburtsdatum des Versicherten,

4. die Anschrift des Versicherten mit Straße, Hausnummer, Postleitzahl, Ort und ggf. Zustellbereich, einschließlich eines Kennzeichens für die Länderkennung für die im Ausland wohnenden Mitglieder,

5. die Krankenversichertennummer,
6. den Versichertenstatus, einschließlich eines Kennzeichens für Versichertengruppen nach § 267 Absatz 2 Satz 4 SGB V in einer verschlüsselten Form,
7. a) für Versicherte der Betriebs- und Innungskrankenkassen ein Feld, welches die Zuordnung der Versicherten zu den Kassenärztlichen Vereinigungen ermöglicht. Dabei enthält das Feld
   – bei Mitgliedern, deren Kassen Verträge nach § 83 Abs. 1 Satz 1 SGB V abschließen, ein Kennzeichen für die Kassenärztliche Vereinigung, in deren Bezirk das Mitglied seinen Wohnsitz hat;
   – bei mitversicherten Familienangehörigen wird – unabhängig vom Wohnort des Familienangehörigen – das dem Mitglied zugeordnete Kennzeichen auf die Krankenversichertenkarte aufgebracht. Die Krankenkassen stellen die korrekte Angabe des Kennzeichens auf der Krankenversichertenkarte bei Neuausstellung sicher,
   – bei Mitgliedern, deren Kassen Verträge nach § 83 Abs. 1 Satz 2 SGB V abschließen und die ihren Wohnsitz außerhalb der Bezirke der beteiligten Kassenärztlichen Vereinigungen haben, ein Kennzeichen für die Kassenärztliche Vereinigung, in deren Bezirk die Krankenkasse ihren Sitz hat,
   – bei im Ausland wohnenden Versicherten unabhängig von der Gestaltung der Verträge nach § 83 Abs. 1 SGB V das Kennzeichen der Kassenärztlichen Vereinigung, in deren Bezirk die Krankenkasse ihren Sitz hat.
   b) für Versicherte aller anderen Krankenkassen ist dieses Feld mit der Vertragskassennummer (VKNR) zu bestücken.
8. bei Befristung der Gültigkeit die Angabe von Monat und Jahr des Fristablaufs.

(2) Die Krankenversichertenkarte wird durch die Krankenkasse ausgegeben, sie ist grundsätzlich nur gültig mit der Unterschrift des Versicherten oder eines gesetzlichen Vertreters (z. B. bei Versicherten bis zur Vollendung des 15. Lebensjahres).

Wird von der Krankenkasse anstelle der Krankenversichertenkarte im Einzelfall ein papiergebundener Behandlungsausweis als Anspruchsnachweis ausgegeben, muss dieser die Angaben gemäß Abs. 1 enthalten.

(3) Die Krankenkasse hat die Versicherten in geeigneter Weise anzuhalten, die gültige Krankenversichertenkarte bzw. einen gültigen Behandlungsausweis, falls dieser dem Vertragsarzt bei dessen erster Inanspruchnahme nicht vorgelegt werden konnte, innerhalb von zehn Tagen vorzulegen. Sie hat die Versicherten weiterhin dazu anzuhalten, die Zuzahlungen vor der ersten Inanspruchnahme zu leisten oder eine Überweisung oder einen gültigen Befreiungsausweis vorzulegen.

Die Krankenkasse wird den Vertragsarzt auf dessen Wunsch dabei unterstützen, dass der Versicherte die Krankenversichertenkarte bzw. den Behandlungsausweis dem Vertragsarzt nachträglich vorlegt.

(4) Der Arzt ist verpflichtet, die Daten der Krankenversichertenkarte auf die Vordrucke für die vertragsärztliche Versorgung maschinell unter Verwendung eines zertifizierten Lesegerätes und eines geeigneten Druckers zu übertragen; Ausnahme hiervon bildet das Ersatzverfahren. Nach Übertragung der Daten der Krankenversichertenkarte auf den Abrechnungsschein (Muster 5 der Vordruckvereinbarung) bestätigt der Versicherte das Bestehen der Mitgliedschaft durch Unterschrift auf dem Abrechnungsschein. Eine Unterschriftsleistung ist nicht erforderlich bei Versicherten, die einen gesetzlichen Vertreter haben (z. B. Versicherte vor Vollendung des 15. Lebensjahres) oder die zur Unterschrift nicht in der Lage sind.

(5) Die Daten der Krankenversichertenkarte dürfen vom Vertragsarzt nur für die Zwecke der gesetzlichen Krankenversicherung aus dem Chip der Krankenversichertenkarte ausgelesen und nur in eine von der Prüfstelle bei der Kassenärztlichen Bundesvereinigung zertifizierten Software übernommen werden. Eine solche Datenübernahme in ein für die Abrechnung vorgesehenes Praxisverwaltungssystem ist nur auf drei Wegen erlaubt:

1. Durch unmittelbares Einführen der Krankenversichertenkarte in ein stationäres Lesegerät nach Abs. 4. Die Verwendung von Adapterkarten zur Übernahme von Daten aus anderen Hard- und Softwarelösungen ist unzulässig,

2. durch Übernahme aus einer anderen für die Abrechnung von der KBV zertifizierten Software,

3. durch unmittelbares Einführen der Krankenversichertenkarte in ein mobiles Lesegerät und eine Datenübertragung in eine für die Abrechnung von der KBV zertifizierte Software. Nach dem erfolgreichen Übertragen aus einem mobilen Lesegerät sind die Daten der ausgelesenen Krankenversichertenkarten vom mobilen Lesegerät automatisch zu löschen.

Die quartalsübergreifende Speicherung von ausgelesenen Daten einer Krankenversichertenkarte bei Nutzung mobiler Lesegeräte ist nicht zulässig. Die Verwendung von Adapterkarten zur Übernahme von Daten aus anderen Hard- und Softwarelösungen in ein mobiles Lesegerät ist unzulässig.

In diesen Fällen darf das Einlesedatum der Krankenversichertenkarte nicht verändert werden können und muss neben den Patientendaten in die von der KBV zertifizierte Software übernommen werden.

(6) Ärzte, die mit Hilfe einer genehmigten Praxis-EDV abrechnen, können von der Kassenärztlichen Vereinigung von der Ausstellung eines Abrechnungsscheines befreit werden, wenn ein nicht veränderbares Einlesedatum der Krankenversichertenkarte im jeweiligen Quartal festgehalten und Bestandteil der in der Abrechnung zu prüfenden Daten wird.

(7) Das Nähere zur Gestaltung der Krankenversichertenkarte sowie zur technischen Ausstattung der Arztpraxen ist in Anlage 4 geregelt.

(8) Für Kosten einer Behandlung, die aufgrund einer vorgelegten falschen Krankenversichertenkarte oder eines zu Unrecht ausgestellten anderen Behandlungsausweises erfolgte, haftet die Krankenkasse dem Arzt gegen Abtretung seines Vergütungsanspruches. Das Nähere regeln die Partner der Gesamtverträge. Zieht ein Vertragsarzt aufgrund einer vorgelegten falschen Befreiungsbescheinigung die Zuzahlung nicht ein, so verringert sich sein Honoraranspruch nicht.

§ 20
Ersatzverfahren zur Erstellung von Vordrucken

(1) Wenn die Krankenversichertenkarte im betreffenden Quartal dem Arzt vorgelegen hat, sie aber bei einer späteren Arzt-/Patientenbegegnung nicht mitgeführt wird, oder wenn sie nicht verwendet werden kann, findet für die unmittelbar notwendige Ausstellung von Vordrucken für die vertragsärztliche Versorgung ein Ersatzverfahren statt.

Das Ersatzverfahren kann ausnahmsweise auch angewandt werden, wenn die Krankenversichertenkarte im engen zeitlichen Zusammenhang im Vorquartal vorgelegen hat. Das Gleiche gilt, wenn dem Arzt lediglich ein gültiger Überweisungsschein, nicht aber die Krankenversichertenkarte für Verordnungen zur Verfügung steht.

(2) Im Ersatzverfahren zur Ausfüllung des Personalienfeldes sind folgende Verfahren zulässig:

1. Die manuelle oder maschinelle Beschriftung aufgrund von Unterlagen in der Patientendatei oder von Angaben des Versicherten; dabei sind die Bezeichnung der Krankenkasse, der Name und das Geburtsdatum des Versicherten, der Versichertenstatus, die Postleitzahl des Wohnortes des Mitgliedes und nach Möglichkeit auch die Krankenversichertennummer anzugeben,

2. die Verwendung maschinell lesbarer vorgefertigter Aufkleber, die den Abdruck des Inhalts der Krankenversichertenkarte enthalten und die in ihrem Aufbau dem verbindlichen Personalienfeld entsprechen. Dies gilt nicht für die Ausstellung von Arzneiverordnungsblättern.

(3) Kann im weiteren Verlauf des Quartals die Krankenversichertenkarte verwendet werden, ist damit ein Abrechnungsschein auszustellen.

(4) Das Nähere zum Ersatzverfahren ist in der Anlage 6 der Vereinbarung zur Gestaltung und bundesweiten Einführung der Krankenversichertenkarte geregelt.

§ 21
Behandlungsfall/Krankheitsfall

(1) Die gesamte von demselben Vertragsarzt innerhalb desselben Kalendervierteljahres an demselben Kranken ambulant zulasten derselben Krankenkasse vorgenommene Behandlung gilt jeweils als Behandlungsfall. Ein einheitlicher Behandlungsfall liegt auch dann vor, wenn sich aus der zuerst behandelten Krankheit eine andere Krankheit entwickelt oder während der Behandlung hinzutritt oder wenn der Kranke, nachdem er eine Zeit lang einer Behandlung nicht bedurfte, innerhalb desselben Kalendervierteljahres wegen derselben oder einer anderen Krankheit von demselben Vertragsarzt behandelt wird.

Ein einheitlicher Behandlungsfall liegt auch dann vor, wenn sich der Versichertenstatus während des Quartals ändert. Es wird der Versichertenstatus bei der Abrechnung zugrunde gelegt, der bei Quartalsbeginn besteht.

Stationäre belegärztliche Behandlung ist ein eigenständiger Behandlungsfall auch dann, wenn in demselben Quartal ambulante Behandlung durch denselben Belegarzt erfolgt. Unterliegt die Häufigkeit der Abrechnung bestimmter Leistungen besonderen Begrenzungen durch entsprechende Regelungen im EBM, die auf den Behandlungsfall bezogen sind, können sie nur in diesem Umfang abgerechnet werden, auch wenn sie durch denselben Arzt in demselben Kalendervierteljahr bei demselben Kranken sowohl im ambulanten als auch stationären Behandlungsfall durchgeführt werden.

Ein Krankheitsfall umfasst das aktuelle sowie die nachfolgenden drei Kalendervierteljahre, die der Berechnung der krankheitsfallbezogenen Leistungsposition folgen.

Alle Leistungen, die in einer Einrichtung nach § 311 SGB V bei einem Versicherten pro Quartal erbracht werden, gelten als ein Behandlungsfall. Die Abrechnung der Leistungen, ihre Vergütung sowie die Verpflichtung zur Erfassung der erbrachten Leistungen werden durch die Gesamtvertragspartner geregelt.

(2) Die ausschließliche Abrechnung von Befundberichten und schriftlichen Mitteilungen an andere Ärzte bzw. von Kosten zulasten der Krankenkasse in einem auf das Behandlungsquartal folgenden Quartal lösen keinen erneuten Behandlungsfall aus.

(3) Endet die Anspruchsberechtigung eines Versicherten bei seiner Krankenkasse im Laufe eines Behandlungsfalles, ohne dass dies dem Vertragsarzt bei der Behand-

lung bekannt ist, so hat die Krankenkasse die Vergütung für die bis zum Zeitpunkt der Unterrichtung des Vertragsarztes erbrachten Leistungen zu entrichten. Dasselbe gilt für den Fall des Kassenwechsels, solange der Versicherte dem Vertragsarzt die Krankenversichertenkarte bzw. den Behandlungsausweis der neuen Krankenkasse nicht vorgelegt hat.

Legt der Versicherte noch während des laufenden Kalendervierteljahres die neue Krankenversichertenkarte bzw. den neuen Behandlungsausweis vor, gilt dieser rückwirkend zum Tage des Kassenwechsels; bereits bis dahin ausgestellte Verordnungen oder Überweisungen des Vertragsarztes bleiben davon unberührt.

(4) Die Krankenkasse hält die Versicherten dazu an, einen Vertragsarzt innerhalb eines Kalendervierteljahres nur bei Vorliegen eines wichtigen Grundes zu wechseln.

§ 22
Inanspruchnahme der Früherkennungsmaßnahmen

(1) Versicherte mit Anspruch auf Maßnahmen zur Früherkennung von Krankheiten (Gesundheitsuntersuchungen, Krebsfrüherkennung, Früherkennung von Krankheiten bei Kindern) weisen diesen durch Vorlage der Krankenversichertenkarte oder eines Behandlungsausweises nach.

(2) Die erste Untersuchung nach den Richtlinien über die Früherkennung von Krankheiten bei Kindern (U1) wird auf einem mit der Krankenversichertenkarte eines Elternteils ausgestellten Abrechnungsschein (Muster 5 der Vordruckvereinbarung) abgerechnet. Dies gilt auch für die zweite Untersuchung (U2), wenn zum Zeitpunkt der Untersuchung noch keine Krankenversichertenkarte für das Kind vorliegt.

(3) Die Krankenkassen informieren ihre Versicherten über die Voraussetzung zur Inanspruchnahme von Früherkennungsmaßnahmen. Der Vertragsarzt hat die Erfüllung der Voraussetzungen zu beachten, soweit dies anhand der Angaben des Versicherten und seiner ärztlichen Unterlagen und Aufzeichnungen möglich ist.

§ 23
Information über Richtlinien des Bundesausschusses
der Ärzte und Krankenkassen

Die Krankenkassen informieren ihre Versicherten, die Kassenärztlichen Vereinigungen die Vertragsärzte über den durch die Richtlinien des Bundesausschusses der Ärzte und Krankenkassen geregelten Umfang des Leistungsanspruchs.

§ 23 a
Information über gesetzliche Zuzahlung

Die Krankenkassen informieren ihre Versicherten, die Kassenärztlichen Vereinigungen die Vertragsärzte über gesetzliche Zuzahlungsverpflichtungen.

8. Abschnitt
Vertragsärztliche Leistungen

1. Unterabschnitt
Überweisungen

§ 24
Überweisungen

(1) Der Vertragsarzt hat die Durchführung erforderlicher diagnostischer oder therapeutischer Leistungen durch einen anderen Vertragsarzt, eine nach § 311 Abs. 2 Satz 1 und 2 zugelassene Einrichtung, einen ermächtigten Arzt oder eine ermächtigte ärztlich geleitete Einrichtung durch Überweisung auf vereinbartem Vordruck (Muster 6 bzw. Muster 10 der Vordruckvereinbarung) zu veranlassen. Dies gilt auch nach Einführung der Krankenversichertenkarte. Ein Überweisungsschein ist auch dann zu verwenden, wenn der Vertragsarzt eine ambulante Operation im Krankenhaus veranlasst. Ärztliche Leistungen, die im Rahmen des Programms zur Früherkennung von Brustkrebs durch Mammographie-Screening erbracht werden, bedürfen abweichend von Satz 1 keiner Überweisung auf Vordruck.

(2) Eine Überweisung kann – von begründeten Ausnahmefällen abgesehen – nur dann vorgenommen werden, wenn dem überweisenden Vertragsarzt ein gültiger Behandlungsausweis oder die Krankenversichertenkarte vorgelegen hat. Eine Überweisung hat auf dem Überweisungsschein (Muster 6 bzw. Muster 10 der Vordruckvereinbarung) zu erfolgen; die Krankenkassen informieren ihre Versicherten darüber, dass ein ausgestellter Überweisungsschein dem in Anspruch genommenen Vertragsarzt vorzulegen ist. Der ausführende Arzt ist grundsätzlich an den Überweisungsschein gebunden und darf sich keinen eigenen Abrechnungsschein ausstellen.

Überweisungen durch eine ermächtigte Krankenhausfachambulanz sind nicht zulässig, wenn die betreffenden Leistungen in dieser Einrichtung erbracht werden können oder in Polikliniken und Ambulatorien als verselbständigte Organisationseinheiten desselben Krankenhauses erbracht werden. Das Recht des Versicherten, auch einen anderen an der vertragsärztlichen Versorgung teilnehmenden Arzt zu wählen, bleibt davon unberührt (§ 13).

(3) Eine Überweisung an einen anderen Arzt kann erfolgen:

1. Zur Auftragsleistung,
2. zur Konsiliaruntersuchung,
3. zur Mitbehandlung,
4. zur Weiterbehandlung.

Dabei ist in der Regel nur die Überweisung an einen Arzt einer anderen Arztgruppe zulässig.

(4) Überweisungen an einen Vertragsarzt derselben Arztgruppe sind, vorbehaltlich abweichender Regelungen im Gesamtvertrag, nur zulässig zur

1. Inanspruchnahme besonderer Untersuchungs- und Behandlungsmethoden, die vom behandelnden Vertragsarzt nicht erbracht werden,
2. Übernahme der Behandlung durch einen anderen Vertragsarzt bei Wechsel des Aufenthaltsortes des Kranken,
3. Fortsetzung einer abgebrochenen Behandlung.

(5) Zur Gewährleistung der freien Arztwahl soll die Überweisung nicht auf den Namen eines bestimmten Vertragsarztes, sondern auf die Gebiets-, Teilgebiets- oder Zusatzbezeichnung ausgestellt werden, in deren Bereich die Überweisung ausgeführt werden soll. Eine namentliche Überweisung kann zur Durchführung bestimmter Untersuchungs- oder Behandlungsmethoden an hierfür ermächtigte Ärzte bzw. ermächtigte ärztlich geleitete Einrichtungen erfolgen.

(6) Der Vertragsarzt hat dem auf Überweisung tätig werdenden Vertragsarzt, soweit es für die Durchführung der Überweisung erforderlich ist, von den bisher erhobenen Befunden und/oder getroffenen Behandlungsmaßnahmen Kenntnis zu geben. Der aufgrund der Überweisung tätig gewordene Vertragsarzt hat seinerseits den erstbehandelnden Vertragsarzt über die von ihm erhobenen Befunde und Behandlungsmaßnahmen zu unterrichten, soweit es für die Weiterbehandlung durch den überweisenden Arzt erforderlich ist.

Nimmt der Versicherte einen Facharzt unmittelbar in Anspruch, übermittelt der Facharzt mit Einverständnis des Versicherten die relevanten medizinischen Informationen an den vom Versicherten benannten Hausarzt.

(7) Der überweisende Vertragsarzt soll grundsätzlich die Diagnose, Verdachtsdiagnose oder Befunde mitteilen. Er ist verpflichtet, auf dem Überweisungsschein zu kennzeichnen, welche Art der Überweisung vorliegt:

1. Auftragsleistung

Die Überweisung zur Ausführung von Auftragsleistungen erfordert

1. die Definition der Leistungen nach Art und Umfang (Definitionsauftrag) oder
2. eine Indikationsangabe mit Empfehlung der Methode (Indikationsauftrag).

Für die Notwendigkeit der Auftragserteilung ist der auftragserteilende Vertragsarzt verantwortlich. Die Wirtschaftlichkeit der Auftragsausführung ist vom auftragsausführenden Arzt zu gewährleisten. Dies erfordert bei Aufträgen nach Nr. 1 dann eine Rücksprache mit dem überweisenden Arzt, wenn der beauftragte Arzt aufgrund seines fachlichen Urteils eine andere als die in Auftrag gegebene Leistung für medizinisch zweckmäßig, ausreichend und notwendig hält.

Auftragserteilungen nach Nr. 2 erfordern eine Rücksprache nur dann, wenn der beauftragte Arzt eine konsiliarische Absprache zur Indikation für notwendig hält.

Ist eine Auftragsleistung hinsichtlich Art, Umfang oder Indikation nicht exakt angegeben, das Auftragsziel – ggf. nach Befragung des Patienten – aber hinreichend bestimmbar, gelten für die Auftragsausführung die Regelungen zu Nr. 2.

2. Konsiliaruntersuchung

Die Überweisung zur Konsiliaruntersuchung erfolgt ausschließlich zur Erbringung diagnostischer Leistungen. Sie gibt dem überweisenden Arzt die Möglichkeit, den Überweisungsauftrag auf die Klärung einer Verdachtsdiagnose einzugrenzen. Art und Umfang der zur Klärung dieser Verdachtsdiagnose notwendigen Leistungen sind vom ausführenden Vertragsarzt nach medizinischem Erfordernis und den Regeln der Stufendiagnostik unter Beachtung des Wirtschaftlichkeitsgebotes zu bestimmen.

Die Verantwortung für die Wirtschaftlichkeit liegt hinsichtlich der Indikationsstellung beim auftraggebenden Vertragsarzt, hinsichtlich der ausgeführten Leistungen beim auftragnehmenden Vertragsarzt.

3. Mitbehandlung

Die Überweisung zur Mitbehandlung erfolgt zur gebietsbezogenen Erbringung begleitender oder ergänzender diagnostischer oder therapeutischer Maßnahmen, über deren Art und Umfang der Vertragsarzt, an den überwiesen wurde, entscheidet.

4. Weiterbehandlung

Bei einer Überweisung zur Weiterbehandlung wird die gesamte diagnostische und therapeutische Tätigkeit dem weiterbehandelnden Vertragsarzt übertragen.

(8) Überweisungen zur Durchführung von Leistungen des Kapitels O BMÄ und von entsprechenden Leistungen des Kapitels B sind nur als Auftragsleistung zulässig. Hiefür ist der Vordruck Muster 10 zu verwenden.

(9) Überweisungen an Zahnärzte sind nicht zulässig.

(10) Eine von einem Vertragszahnarzt ausgestellte formlose Überweisung an einen ausschließlich auftragnehmenden Vertragsarzt gemäß § 13 Absatz 4 gilt als Behandlungsausweis im Sinne dieses Vertrages. Der Vertragsarzt rechnet seine Leistungen auf einem selbst ausgestellten Überweisungsschein ab, dem die formlose Überweisung des Vertragszahnarztes beizufügen ist.

(11) Psychologische Psychotherapeuten und Kinder- und Jugendlichenpsychotherapeuten können Überweisungen nur im Rahmen des in den Psychotherapie-Richtlinien des Bundesausschusses der Ärzte und Krankenkassen geregelten Konsiliarverfahrens vornehmen.

(12) (gestrichen)

§ 25
Erbringung und Abrechnung von Laborleistungen

(1) Ziel der laboratoriumsmedizinischen Untersuchung ist die Erhebung eines ärztlichen Befundes. Die Befunderhebung ist in vier Teile gegliedert:

1. Ärztliche Untersuchungsentscheidung,
2. Präanalytik,
3. Laboratoriumsmedizinische Analyse unter Bedingungen der Qualitätssicherung,
4. ärztliche Beurteilung der Ergebnisse.

(2) Für die Erbringung von laboratoriumsmedizinischen Untersuchungen gilt § 15 mit folgender Maßgabe:

1. Bei Untersuchungen der Abschnitte O I/II und bei entsprechenden Leistungen des Kapitels B des BMÄ ist der Teil 3 der Befunderhebung einschließlich ggf. verbliebener Anteile von Teil 2 beziehbar. Überweisungen zur Erbringung der Untersuchungen der Abschnitte O I/II und entsprechender Leistungen des Kapitels B des BMÄ sind zulässig.
2. Bei Untersuchungen des Abschnitts O III und entsprechenden Leistungen des Kapitels B des BMÄ kann der Teil 3 der Befunderhebung nicht bezogen werden, sondern muss entweder nach den Regeln der persönlichen Leistungserbringung selbst erbracht oder an einen anderen zur Erbringung dieser Untersuchung qualifizierten und zur Abrechnung berechtigten Vertragsarzt überwiesen werden.

(3) Der Teil 3 der Befunderhebung kann nach Maßgabe von Abs. 2 aus Laborgemeinschaften bezogen werden, deren Mitglied der Arzt ist. Der den Teil 3 der Befunderhebung beziehende Vertragsarzt rechnet die Analysekosten gemäß dem Anhang zu Abschnitt O I/II BMÄ gegenüber der Kassenärztlichen Vereinigung ab.

Laborgemeinschaften sind Gemeinschaftseinrichtungen von Vertragsärzten, welche dem Zweck dienen, laboratoriumsmedizinische Analysen des Abschnitts O I/II regelmäßig in derselben gemeinschaftlich genutzten Betriebsstätte zu erbringen.

(4) Der Vertragsarzt, der den Teil 3 der Befunderhebung bezieht, ist ebenso wie der Vertragsarzt, der Laborleistungen persönlich erbringt, für die Qualität der erbrachten Leistungen verantwortlich, indem er sich insbesondere zu vergewissern hat, dass die „Richtlinien der Bundesärztekammer zur Qualitätssicherung in medizinischen Laboratorien" von dem Erbringer der Analysen eingehalten worden sind.

(5) Für die Abrechnung überwiesener kurativ-ambulanter Auftragsleistungen des Kapitels O BMÄ gelten folgende ergänzende Bestimmungen:

Die vom Vertragsarzt eingereichte Abrechnung überwiesener kurativ-ambulanter Auftragsleistungen des Kapitels O muss die Abrechnungsnummer der überweisenden Praxis (Veranlasser) und ggf. die Kennziffer des Kapitels O enthalten. Die Kennziffer teilt der Veranlasser zusammen mit dem Überweisungsauftrag mit. Im Falle der Weiterüberweisung eines Auftrags hat die abrechnende Arztpraxis die Abrechnungsnummer derjenigen überweisenden Praxis anzugeben, die den ersten Überweisungsauftrag erteilt hat (Erstveranlasser).

Die Kassenärztliche Vereinigung meldet der Kassenärztlichen Bundesvereinigung die kurativ-ambulanten Fälle mit überwiesenen Auftragsleistungen des Kapitels O, die von Vertragsärzten außerhalb ihres Zuständigkeitsbereichs veranlasst und von Vertragsärzten ihres Zuständigkeitsbereichs durchgeführt worden sind.

Die Kassenärztliche Bundesvereinigung übermittelt die Daten veranlasserbezogen an die für die überweisende Arztpraxis zuständige Kassenärztliche Vereinigung.

(6) Die Arztpraxis, die auf Überweisung kurativ-ambulante Auftragsleistungen des Kapitels O BMÄ durchführt, teilt der überweisenden Arztpraxis zum Zeitpunkt der abgeschlossenen Untersuchung die Gebührennummern dieser Leistungen und die Höhe der Kosten in Euro getrennt nach Leistungen der Anhänge zu den Abschnitten O I/II und O III BMÄ mit.

Im Falle der Weiterüberweisung eines Auftrages oder eines Teilauftrages hat jede weiterüberweisende Arztpraxis dem vorhergehenden Überweiser die Angaben nach Satz 1 sowohl über die selbst erbrachten Leistungen als auch über die Leistungen mitzuteilen, die ihr von der Praxis gemeldet wurden, an die sie weiterüberwiesen hatte.

2. Unterabschnitt
Verordnungen und Bescheinigungen

§ 26
Verordnung von Krankenhausbehandlung

(1) Krankenhausbehandlung darf nur verordnet werden, wenn sie erforderlich ist, weil das Behandlungsziel nicht durch ambulante Behandlung einschließlich häuslicher Krankenpflege erreicht werden kann. Die Notwendigkeit der Krankenhausbehandlung ist bei der Verordnung zu begründen, wenn sich die Begründung nicht aus der Diagnose oder den Symptomen ergibt.

(2) In der Verordnung sind in geeigneten Fällen auch die beiden nächsterreichbaren, für die vorgesehene Krankenhausbehandlung geeigneten Krankenhäuser anzugeben. Näheres über die Verordnung von Krankenhausbehandlung bestimmen die Richtlinien des Bundesausschusses der Ärzte und Krankenkassen.

§ 27
Verordnung häuslicher Krankenpflege

(1) Der Vertragsarzt kann häusliche Krankenpflege (§ 37 SGB V) verordnen, wenn Krankenhausbehandlung geboten, aber nicht ausführbar ist oder wenn sie durch die häusliche Krankenpflege vermieden oder verkürzt wird.

(2) Häusliche Krankenpflege kann auch verordnet werden, wenn sie zur Sicherung des Ziels der ärztlichen Behandlung dient (Behandlungspflege).

(3) Die Erbringung der Leistung bedarf der Zustimmung der Krankenkasse. Über ihre Entscheidung hat die Krankenkasse den behandelnden Vertragsarzt zu unterrichten, sofern die verordnete Leistung nicht oder nicht in vollem Umfange gewährt wird.

(4) Der Vertragsarzt hat sich über die sachgerechte Durchführung und über den Erfolg der häuslichen Krankenpflege zu vergewissern. Sind einzelne Maßnahmen der häuslichen Krankenpflege ganz oder teilweise nicht mehr notwendig, ist die Krankenkasse zu informieren. Die Krankenkassen verpflichten die Leistungserbringer der häuslichen Krankenpflege, die ärztlichen Weisungen zu beachten.

(5) Sofern Krankenkassen nach Maßgabe ihrer Satzungen Grundpflege und hauswirtschaftliche Versorgung gewähren, wenn diese zur Sicherung des Ziels der ärztlichen Behandlung erforderlich ist, erfolgt deren Verordnung in gleicher Weise. Die Landesverbände der Krankenkassen informieren die Kassenärztlichen Vereinigungen über den Inhalt der Satzungsbestimmungen.

§ 28
(unbesetzt)

§ 29
Verordnung von Arzneimitteln

(1) Die Verordnung von Arzneimitteln liegt in der Verantwortung des Vertragsarztes. Die Genehmigung von Arzneimittelverordnungen durch die Krankenkasse ist unzulässig.

(2) Der Vertragsarzt soll bei der Verordnung von Arzneimitteln die Preisvergleichsliste nach § 92 Abs. 2 SGB V beachten. Er soll auf dem Verordnungsblatt kenntlich machen, ob die Apotheke ein preisgünstigeres wirkstoffgleiches Arzneimittel anstelle des verordneten Mittels abgeben darf.

(3) Verordnet der Arzt ein Arzneimittel, dessen Preis den Festbetrag nach § 35 SGB V überschreitet, hat er den Versicherten auf die Verpflichtung zur Übernahme der Mehrkosten hinzuweisen. Diese Verpflichtung entfällt für eine Arzneimittelverordnung nach Abs. 2 Satz 2.

(4) Bis zur Einführung der Liste nach Abs. 5 darf der Vertragsarzt Arzneimittel, deren Verordnung zulasten der Krankenkasse nach Maßgabe des § 34 Abs. 1 und 2 SGB V ausgeschlossen ist, dann verordnen, wenn er sie in seiner Sprechstunde im Rahmen vertragsärztlicher Versorgung anwendet und die Anwendung zur Vorbereitung auf oder im zeitlich begrenzten Anschluss an diagnostische oder therapeutische Eingriffe notwendig ist. Das Nähere regeln die Partner der Gesamtverträge.

(5) Wird eine Liste verordnungsfähiger Arzneimittel gemäß § 33 a SGB V eingeführt, sind Arzneimittel, die in dieser Liste nicht aufgeführt sind, auf einem gesonderten Arzneiverordnungsblatt (Muster 16) zu verordnen. Auf diesem Verordnungsblatt

ist die nach der Vordruckvereinbarung geforderte Kennzeichnung aufzubringen, dass diese Verordnung zulasten der gesetzlichen Krankenversicherung einer besonderen Begründungspflicht unterliegt. Die nach § 33 a Abs. 11 SGB V geforderte Begründung für die Verordnung dieser Arzneimittel ist in den ärztlichen Aufzeichnungen zu dokumentieren und auf Verlangen den Prüfgremien zu eröffnen.

(6) Wird dem Vertragsarzt bei der ersten Inanspruchnahme im Quartal die Krankenversichertenkarte bzw. ein anderer gültiger Behandlungsausweis nicht vorgelegt, ist für die Verordnung von Arznei- und Verbandmitteln auf dem Arzneiverordnungsblatt (Muster 16 der Vordruckvereinbarung) anstelle der Kassenangabe der Vermerk „ohne Versicherungsnachweis" anzubringen. Eine Zweitausstellung einer Verordnung ist nur gegen Rückgabe der zuerst ausgestellten Verordnung möglich.

(7) Will ein Versicherter für verordnete Arzneimittel oder Verbandmittel Kostenerstattung in Anspruch nehmen, ist die Verordnung dieser Arzneimittel oder Verbandmittel auf einem Arzneiverordnungsblatt (Muster 16) vorzunehmen. Dabei ist anstelle der Angabe des Namens der Krankenkasse der Vermerk „Kostenerstattung" anzubringen. Wird die Verordnung vom Patienten als Privatbehandlung gemäß § 18 Abs. 1 Nr. 2 gewünscht, ist dafür ein Privatrezept zu benutzen. Die Krankenkassen erstatten nach Maßgabe ihrer Satzung ihren kostenerstattungsberechtigten Versicherten hierfür die Kosten entsprechend dem Leistungsanspruch in der vertragsärztlichen Versorgung.

(8) Änderungen und Ergänzungen der Verordnung von Arznei- und Verbandmitteln bedürfen einer erneuten Arztunterschrift mit Datumsangabe.

(9) Verlangt ein in der gesetzlichen Krankenversicherung Versicherter die Verordnung von Arzneimitteln, die aus der Leistungspflicht der gesetzlichen Krankenkassen ausgeschlossen oder für die Behandlung nicht notwendig sind, ist dafür ein Privatrezept zu verwenden. Die Verwendung des Vertragsarztstempels auf diesem Privatrezept ist nicht zulässig.

(10) Kosten für Arzneimittel, die aus der Leistungspflicht der gesetzlichen Krankenversicherung ausgeschlossen oder für die Behandlung nicht notwendig sind, dürfen von den Krankenkassen nicht erstattet werden.

(11) Die Versicherten sind sowohl von der Krankenkasse allgemein als auch von dem verordnenden Arzt im konkreten Fall darüber aufzuklären, dass der Versicherte die Kosten für nicht verordnungsfähige Medikamente selbst zu tragen hat.

§ 30
Verordnung von Heilmitteln und Hilfsmitteln

(1) Die Verordnung von Heilmitteln und Hilfsmitteln ist auf den jeweils dafür vorgesehenen Vordrucken vorzunehmen.

(2) Wird dem Vertragsarzt bei der ersten Inanspruchnahme im Quartal die Krankenversichertenkarte bzw. ein anderer gültiger Behandlungsausweis nicht vorgelegt, gilt für die Verordnung von Heilmitteln und Hilfsmitteln § 29 Abs. 6 sinngemäß.

(3) In der Verordnung ist das Heilmittel oder das Hilfsmittel so eindeutig wie möglich zu bezeichnen; ferner sind alle für die individuelle Therapie oder Versorgung erforderlichen Einzelangaben zu machen. Das Nähere über die Verordnung bestimmen die Richtlinien des Bundesausschusses der Ärzte und Krankenkassen über die Verordnung von Heilmitteln und Hilfsmitteln in der vertragsärztlichen Versorgung.

(4) Änderungen und Ergänzungen der Verordnung von Heilmitteln und Hilfsmitteln bedürfen einer erneuten Arztunterschrift mit Datumsangabe.

(5) Der Vertragsarzt darf Heilmittel und Hilfsmittel, deren Verordnung zulasten der Krankenkassen nach Maßgabe des § 34 SGB V (Heilmittel und Hilfsmittel von geringem oder umstrittenem therapeutischen Nutzen oder geringem Abgabepreis) ausgeschlossen ist, nicht verordnen.

(6) Will ein Versicherter für die Verordnung von Heilmitteln oder Hilfsmitteln Kostenerstattung in Anspruch nehmen, sind diese Mittel auf den dafür vorgesehenen Vordrucken zu verordnen. Dabei ist anstelle der Angabe des Namens der Krankenkasse der Vermerk „Kostenerstattung" anzubringen. Wird die Verordnung vom Patienten als Privatbehandlung gemäß § 18 Abs. 1 Nr. 2 gewünscht, ist dafür ein Privatrezept zu benutzen. Die Krankenkassen erstatten nach Maßgabe ihrer Satzung ihren kostenerstattungsberechtigten Versicherten hierfür die Kosten entsprechend dem Leistungsanspruch in der vertragsärztlichen Versorgung.

(7) Verlangt ein in der gesetzlichen Krankenversicherung Versicherter die Verordnung von Heilmitteln oder Hilfsmitteln, die für die Behandlung oder Versorgung nicht notwendig sind, ist die Verordnung auf einem Privatrezept vorzunehmen. Die Verwendung des Vertragsarztstempels auf diesem Privatrezept ist nicht zulässig.

(8) Die Abgabe von Hilfsmitteln aufgrund der Verordnung eines Vertragsarztes bedarf der Genehmigung durch die Krankenkasse, soweit deren Bestimmungen nichts anderes vorsehen. Die Abgabe von Heilmitteln bedarf keiner Genehmigung, soweit die Bestimmungen der Krankenkasse nichts anderes vorsehen. Die Krankenkasse hat ihre Versicherten soweit nötig im Einzelfall darüber zu unterrichten, welche Heil- und Hilfsmittel genehmigungspflichtig sind.

(9) Kosten für Heilmittel und Hilfsmittel, die aus der Leistungspflicht der gesetzlichen Krankenversicherung ausgeschlossen oder für die Behandlung oder Versorgung nicht notwendig sind, dürfen von den Krankenkassen nicht erstattet werden.

(10) Die Versicherten sind sowohl von der Krankenkasse allgemein als auch von dem verordnenden Arzt im konkreten Fall darüber aufzuklären, dass der Versicherte die Kosten für nicht verordnungsfähige Heilmittel und Hilfsmittel selbst zu tragen hat.

§ 31
Bescheinigung von Arbeitsunfähigkeit

Die Beurteilung der Arbeitsunfähigkeit und ihrer voraussichtlichen Dauer sowie die Ausstellung der Bescheinigung darf nur aufgrund einer ärztlichen Untersuchung erfolgen. Näheres bestimmen die Richtlinien des Bundesausschusses der Ärzte und Krankenkassen.

§ 32
Bescheinigung über den voraussichtlichen Tag der Entbindung

Der Vertragsarzt darf für die Krankenkasse bestimmte Bescheinigungen über den voraussichtlichen Tag der Entbindung nur aufgrund einer Untersuchung der Schwangeren ausstellen.

§ 33
Sonstige Verordnungen und Bescheinigungen

Die Ausstellung sonstiger Verordnungen und Bescheinigungen durch den Vertragsarzt erfolgt nach Maßgabe der Anlagen zu diesem Vertrag und weiterer vertraglicher Regelungen.

9. Abschnitt
Vordrucke, Bescheinigungen und Auskünfte, Vertragsarztstempel

§ 34
Vordrucke

(1) Abrechnungs- und Verordnungsvordrucke sowie Vordrucke für schriftliche Informationen werden als verbindliche Muster in der Vordruckvereinbarung (Anlage 2) festgelegt. Gegenstand der Vordruckvereinbarung sind auch die Erläuterungen zur Ausstellung der Vordrucke. Die Vordrucke können gemäß der Vereinbarung über den Einsatz des Blankoformularbedruckungs-Verfahrens zur Herstellung und Bedruckung von Vordrucken für die vertragsärztliche Versorgung (Anlage 2 a) mittels zertifizierter Software und eines Laserdruckers vom Vertragsarzt selber in der Praxis erzeugt werden.

(2) Die Kosten für die Vordrucke werden von den Krankenkassen getragen. Die Verteilung an die Ärzte kann zwischen den Gesamtvertragspartnern geregelt werden.

(3) Für die psychotherapeutische Versorgung gelten die Regelungen zu Vordrucken nach den Anlagen 1 und 2 dieses Vertrages.

§ 35
Ausstellen von Bescheinigungen und Vordrucken

(1) Für die Ausstellung von Vordrucken im Rahmen der vertragsärztlichen Behandlung hat der Vertragsarzt die Krankenversichertenkarte zu verwenden.

Sollte vom Versicherten die Krankenversichertenkarte im Rahmen der vertragsärztlichen Behandlung nach der ersten Inanspruchnahme im Quartal nicht vorgelegt werden oder die Krankenversichertenkarte aus technischen Gründen nicht lesbar sein, sind die versichertenbezogenen Daten im Rahmen eines Ersatzverfahrens auf die vereinbarten Vordrucke zu übernehmen. Den Umfang der manuell zu übernehmenden Daten regelt § 20 dieses Vertrages.

(2) Der Vertragsarzt hat bei der Ausstellung von Vordrucken die dazu gegebenen Erläuterungen zur Vordruckvereinbarung zu beachten. Vordrucke und Bescheinigungen sind vollständig und leserlich auszufüllen, mit dem Vertragsarztstempel zu versehen und vom Vertragsarzt persönlich zu unterzeichnen.

Die Unterschrift des abrechnenden Arztes auf dem einzelnen der Kassenärztlichen Vereinigung zu übermittelnden Abrechnungsschein kann entfallen, wenn er stattdessen eine Sammelerklärung abgibt, deren Wortlaut zwischen den Partnern des Gesamtvertrages zu vereinbaren ist.

(3) Sofern gemäß § 19 Abs. 4 kein vom Versicherten unterschriebener Abrechnungsschein vorliegt, muss die Sammelerklärung zusätzlich die Bestätigung enthalten, dass im betreffenden Quartal die Krankenversichertenkarte vorgelegen hat.

§ 36
Schriftliche Informationen

(1) Der Vertragsarzt ist befugt und verpflichtet, die zur Durchführung der Aufgaben der Krankenkassen erforderlichen schriftlichen Informationen (Auskünfte, Bescheinigungen, Zeugnisse, Berichte und Gutachten) auf Verlangen an die Krankenkasse zu übermitteln. Wird kein vereinbarter Vordruck verwendet, gibt die Krankenkasse an,

155

gemäß welcher Bestimmungen des Sozialgesetzbuches oder anderer Rechtsvorschriften die Übermittlung der Information zulässig ist.

(2) Für schriftliche Informationen werden Vordrucke vereinbart. Vereinbarte Vordrucke, kurze Bescheinigungen und Auskünfte sind vom Vertragsarzt ohne besonderes Honorar gegen Erstattung von Auslagen auszustellen, es sei denn, dass eine andere Vergütungsregelung vereinbart wurde. Der Vordruck enthält einen Hinweis darüber, ob die Abgabe der Information gesondert vergütet wird oder nicht. Gutachten und Bescheinigungen mit gutachtlichen Fragestellungen, für die keine Vordrucke vereinbart wurden, sind nach den Leistungspositionen des BMÄ zu vergüten.

(3) Soweit Krankenkassen Versicherte bei der Verfolgung von Schadensersatzansprüchen, die bei der Inanspruchnahme von Versicherungsleistungen aus Behandlungsfehlern entstanden sind, unterstützen, sind die Vertragsärzte bei Vorliegen einer aktuellen Schweigepflichtsentbindung berechtigt, die erforderlichen Auskünfte zu erteilen.

§ 37
Vertragsarztstempel

(1) Der Vertragsarzt hat einen Vertragsarztstempel zu verwenden. Das Nähere über den Vertragsarztstempel ist im Gesamtvertrag zu vereinbaren.

(2) Bei den Vordrucken für die vertragsärztliche Versorgung kann auf die Verwendung des Vertragsarztstempels verzichtet werden, wenn dessen Inhalt auf dem Vordruck an der für die Stempelung vorgesehenen Stelle ausgedruckt ist.

(3) Bei der Verordnung von Arznei-, Verband- sowie Heil- und Hilfsmitteln ist vom Arzt einer Einrichtung gemäß § 311 Abs. 2 SGB V ein Vertragsarztstempel der Einrichtung zu verwenden, in dem zusätzlich der Name des verordnenden Arztes enthalten ist, oder der Name des verordnenden Arztes ist zusätzlich auf der Verordnung lesbar anzugeben.

(4) Die zur Durchführung der vertragsärztlichen Versorgung erforderlichen Vordrucke und Stempel sind sorgfältig aufzubewahren. Der Arzt haftet für schuldhafte Verletzung seiner Sorgfaltspflicht.

10. Abschnitt
Belegärztliche Versorgung

§ 38
Stationäre vertragsärztliche (belegärztliche) Behandlung

Stationäre vertragsärztliche Behandlung (belegärztliche Behandlung) liegt vor,

1. wenn und soweit das Krankenhaus gemäß § 108 SGB V zur Krankenbehandlung zugelassen ist,
2. wenn die Krankenkasse Krankenhausbehandlung oder stationäre Entbindung gewährt,
3. wenn die stationäre ärztliche Behandlung nach dem zwischen der Krankenkasse und dem Krankenhaus bestehenden Rechtsverhältnis nicht aus dem Pflegesatz abzugelten ist und
4. wenn der Vertragsarzt gemäß § 40 als Belegarzt für dieses Krankenhaus anerkannt ist.

§ 39
Belegärzte

(1) Belegärzte sind nicht am Krankenhaus angestellte Ärzte, die berechtigt sind, Patienten (Belegpatienten) im Krankenhaus unter Inanspruchnahme der hierfür bereitgestellten Dienste, Einrichtungen und Mittel vollstationär oder teilstationär zu behandeln, ohne hierfür vom Krankenhaus eine Vergütung zu erhalten.

(2) Die stationäre Tätigkeit des Vertragsarztes darf nicht das Schwergewicht der Gesamttätigkeit des Vertragsarztes bilden. Er muss im erforderlichen Maße der ambulanten Versorgung zur Verfügung stehen.

(3) Die Anerkennung als Belegarzt kann grundsätzlich für nur ein Krankenhaus ausgesprochen werden.

(4) Als Belegarzt ist nicht geeignet,

1. wer neben seiner ambulanten ärztlichen Tätigkeit eine anderweitige Nebentätigkeit ausübt, die eine ordnungsgemäße stationäre Versorgung von Patienten nicht gewährleistet,
2. ein Arzt, bei dem wegen eines in seiner Person liegenden wichtigen Grundes die stationäre Versorgung der Patienten nicht gewährleistet ist,
3. ein Arzt, dessen Wohnung und Praxis nicht so nahe am Krankenhaus liegen, dass die unverzügliche und ordnungsgemäße Versorgung der von ihm ambulant und stationär zu betreuenden Versicherten gewährleistet ist.

(5) Die Belegärzte sind verpflichtet, einen Bereitschaftsdienst für die Belegpatienten vorzuhalten, für den von den Krankenkassen ein leistungsgerechtes Entgelt zu zahlen ist (§ 121 Abs. 3 SGB V). Das Nähere regeln die Partner auf Landesebene.

(6) Ärztlicher Bereitschaftsdienst wird wahrgenommen, wenn sich der bereitschaftsdiensthabende Arzt auf Anordnung des Krankenhauses oder des Belegarztes außerhalb der regelmäßigen Arbeitszeit im Krankenhaus aufhält, um im Bedarfsfall auf der (den) Belegabteilung(en) rechtzeitig tätig zu werden.

Die Krankenkassen entgelten die Wahrnehmung dieses Bereitschaftsdienstes, wenn dem Belegarzt durch seine belegärztliche Tätigkeit Aufwendungen für diesen ärztlichen Bereitschaftsdienst entstehen.

Der Belegarzt hat – ggf. durch eine Bestätigung des Krankenhausträgers – gegenüber der Kassenärztlichen Vereinigung nachzuweisen, dass ihm Kosten für den ärztlichen Bereitschaftsdienst für Belegpatienten entstanden sind. Die Kassenärztliche Vereinigung unterrichtet hierüber die Krankenkassen.

Der von Belegärzten selbst wahrgenommene Bereitschaftsdienst fällt nicht unter die vorstehende Regelung. Für einen solchen Bereitschaftsdienst wird kein Entgelt gezahlt. Dies gilt auch für jegliche Art von Rufbereitschaft des Belegarztes, seines Assistenten oder von Krankenhausärzten für den Belegarzt.

§ 40
Verfahren zur Anerkennung als Belegarzt

(1) Die Anerkennung als Belegarzt setzt voraus, dass an dem betreffenden Krankenhaus eine Belegabteilung der entsprechenden Fachrichtung nach Maßgabe der Gebietsbezeichnung (Schwerpunkt) der Weiterbildungsordnung in Übereinstimmung mit dem Krankenhausplan oder mit dem Versorgungsvertrag eingerichtet ist und der Praxissitz des Vertragsarztes im Einzugsbereich dieser Belegabteilung liegt.

(2) Über die Anerkennung als Belegarzt entscheidet die für seinen Niederlassungs-ort zuständige Kassenärztliche Vereinigung auf Antrag im Einvernehmen mit allen Landesverbänden der Krankenkassen und den Verbänden der Ersatzkassen. Die Ziele der Krankenhausplanung sind zu berücksichtigen.

(3) Dem Antrag ist eine Erklärung des Krankenhauses über die Gestattung belegärztlicher Tätigkeit und die Zahl der zur Verfügung gestellten Betten beizufügen. Die Erklärung wird den Landesverbänden der Krankenkassen zur Kenntnis gegeben.

(4) Die Anerkennung als Belegarzt endet mit der Beendigung seiner vertragsärztlichen Zulassung oder mit der Beendigung der Tätigkeit als Belegarzt an dem Krankenhaus, für welches er anerkannt war. Die Landesverbände der Krankenkassen und die Verbände der Ersatzkassen sind vom Ende der Anerkennung zu benachrichtigen. Ist ein Ruhen der vertragsärztlichen Zulassung angeordnet, ruht auch die belegärztliche Tätigkeit.

(5) Die Anerkennung als Belegarzt ist durch die Kassenärztliche Vereinigung zurückzunehmen oder zu widerrufen, wenn ihre Voraussetzungen nicht oder nicht mehr vorliegen. Die Kassenärztliche Vereinigung kann die Anerkennung außerdem widerrufen, wenn entweder in der Person des Vertragsarztes ein wichtiger Grund vorliegt oder der Vertragsarzt seine Pflichten gröblich verletzt hat, sodass er für die weitere belegärztliche Tätigkeit ungeeignet ist. Die Entscheidung der Kassenärztlichen Vereinigung ist dem Vertragsarzt und den Landesverbänden der Krankenkassen und den Verbänden der Ersatzkassen mitzuteilen.

(6) Der Widerruf der Anerkennung kann auch von den Landesverbänden der Krankenkassen bei der Kassenärztlichen Vereinigung beantragt werden.

§ 41
Abgrenzung, Vergütung und Abrechnung der stationären vertragsärztlichen Tätigkeit

(1) Ambulant ausgeführte vertragsärztliche Leistungen werden einem Vertragsarzt nach den Grundsätzen der Vergütung für stationäre Behandlung honoriert, wenn der Kranke an demselben Tag in die stationäre Behandlung dieses Vertragsarztes (Belegarztes) genommen wird. Werden diese Leistungen bei Besuchen erbracht oder in dringenden Fällen, in denen nach ambulanter vertragsärztlicher Behandlung außerhalb des Krankenhauses die Krankenhauseinweisung erfolgt, so werden sie als ambulante vertragsärztliche Leistungen vergütet.

(2) Über die weitere Abgrenzung, Berechnung, Abrechnung und Vergütung treffen die Partner des Gesamtvertrages nähere Bestimmungen.

(3) Liegt für die Abrechnung stationärer vertragsärztlicher Leistungen eine gültige Krankenversichertenkarte nicht vor oder ist sie aus technischen Gründen nicht lesbar, finden die Regelungen des Ersatzverfahrens (§ 20) Anwendung.

(4) Vereinbart der Versicherte mit dem Belegarzt Privatbehandlung gem. § 18, besteht für den Vertragsarzt insoweit kein Vergütungsanspruch im Rahmen der vertragsärztlichen Versorgung.

(5) Nimmt ein Versicherter als Wahlleistungen Unterbringung und/oder Verpflegung in Anspruch, ohne dass eine Vereinbarung nach Abs. 4 abgeschlossen wurde, verbleibt es beim Vergütungsanspruch aus vertragsärztlicher Tätigkeit.

(6) Ein Belegarzt darf für eine Auftragsleistung, eine Konsiliaruntersuchung oder eine Mitbehandlung einen Vertragsarzt hinzuziehen, wenn das betreffende Fach an dem Krankenhaus nicht vertreten ist.

(7) Zugezogene Vertragsärzte rechnen ihre Leistungen auf einem vom behandelnden Belegarzt mit der Krankenversichertenkarte oder im Rahmen des Ersatzverfahrens ausgestellten und im Feld „bei belegärztlicher Behandlung" angekreuzten Überweisungsschein (Muster 6 bzw. Muster 10) ab.

(8) Die Verordnung von Arzneimitteln, Verbandstoffen, Heilmitteln und Hilfsmitteln sowie sonstiger Materialien für die stationäre Behandlung ist nicht zulässig.

11. Abschnitt
Abrechnung der vertragsärztlichen Leistungen

§ 42
Datenverarbeitungstechnisches Abrechnungs- und
Blankoformularbedruckungsverfahren

(1) Die Abrechnung vertragsärztlicher Leistungen soll gegenüber der Kassenärztlichen Vereinigung mittels EDV erfolgen. Sie ist dann möglich, wenn die eingesetzte Software von der Kassenärztlichen Bundesvereinigung auf der Basis der jeweiligen Abrechnungsdatenbeschreibung (ADT-Satzbeschreibung) zertifiziert ist. Jede zertifizierte Software erhält eine Prüfnummer.

(2) Für die Abrechnung vertragsärztlicher Leistungen mittels EDV ist die vorherige Genehmigung der Kassenärztlichen Vereinigung erforderlich. Diese Genehmigung erfolgt widerruflich und ist an den Einsatz der zertifizierten Softwareversion gebunden. Sie gilt auch für Folgeversionen der gleichen Software, sofern diese von der Prüfstelle der Kassenärztlichen Bundesvereinigung zertifiziert worden sind.

(3) In der Sammelerklärung zur Quartalsabrechnung gemäß § 35 Abs. 2 bestätigt der Arzt gegenüber seiner Kassenärztlichen Vereinigung, dass durch entsprechende organisatorische und technische Maßnahmen eine Erfassung jeder einzelnen Leistung zur Abrechnung erst nach deren vollständiger Erbringung erfolgt ist und ausschließlich die genehmigte Softwareversion Anwendung gefunden hat.

(4) Ab 1. Juli 1995 sind nur noch Quartalsabrechnungen zulässig, deren Dateien durch Einsatz eines von der Kassenärztlichen Bundesvereinigung herausgegebenen Prüfprogramms (KBV-Prüfmodul) – ggf. erweitert um besondere Regelungen der Kassenärztlichen Vereinigung – in der jeweils gültigen Version erzeugt wurden.

(5) Die Abrechnungsdatei wird in der Kassenärztlichen Vereinigung einer programmierten Eingangsprüfung unterzogen. Hierzu wird die bundeseinheitliche Fallaufbereitungssoftware der Kassenärztlichen Bundesvereinigung (FAS) einschließlich des KBV-Prüfmoduls eingesetzt. Alle Änderungen und Ergänzungen an den Originaldaten werden erkennbar protokolliert.

(6) Im Rahmen seiner Dokumentationspflicht hat der Arzt eine Sicherungskopie seiner Abrechnungsdatei acht Quartale aufzubewahren.

(7) Ab 1. Juli 1996 sind zur Abrechnung vertragsärztlicher Leistungen mittels EDV nur noch maschinell verwertbare Datenträger zulässig.

(8) Die EDV-gestützte Übermittlung patientenbezogener Labor- und Leistungsdaten zwischen Laborgemeinschaften und Arztpraxen darf ab 1. April 1996 nur noch mit Software durchgeführt werden, die von der Prüfstelle der Kassenärztlichen Bundes-

vereinigung auf Basis der standardisierten Datensatzbeschreibung (LDT-Labordaten-träger) zertifiziert worden ist. Jede zertifizierte Software erhält eine Prüfnummer.

(9) Die nach § 25 geforderte Übermittlung der Gebührennummern der Leistungen und die Höhe der Kosten in Euro kann EDV-gestützt erfolgen. In diesem Fall darf nur Software eingesetzt werden, die von der Prüfstelle der Kassenärztlichen Bundesvereinigung auf Basis der LDT-Datensatzbeschreibung zertifiziert worden ist.

(10) Die Erzeugung von Formularvordrucken im Rahmen der Blankoformularbedruckung ist dann möglich, wenn die eingesetzte Software von der Prüfstelle bei der Kassenärztlichen Bundesvereinigung auf Basis der jeweils aktuellen Spezifikationen zertifiziert ist. Jede zertifizierte Software erhält eine Prüfnummer. Der Einsatz der zertifizierten Software ist gebunden an die jeweils in die Zertifizierung einbezogenen Formularmuster und Druckertypen.

(11) Für die Erzeugung von Formularvordrucken im Rahmen der Blankoformularbedruckung ist die vorherige Genehmigung der Kassenärztlichen Vereinigung erforderlich. Ausschließlich Vertragsärzte, die mittels EDV abrechnen, können eine solche Genehmigung erhalten. Der Vertragsarzt gibt vor der ersten Anwendung der Blankoformularbedruckung gegenüber seiner Kassenärztlichen Vereinigung an, welche Softwareversion und welchen Druckertyp er einsetzen und welche Formularmuster er erzeugen möchte. Die Genehmigung erfolgt widerruflich und ist an den Einsatz der zertifizierten Softwareversion, insbesondere auch an die in die Zertifizierung einbezogenen Formularmuster und Druckertypen gebunden. Die Prüfnummer sowie ein Kennzeichen zur Identifizierung des Druckertypes sind auf das Formular maschinell zu übertragen.

(12) Die Prüfstelle der Kassenärztlichen Bundesvereinigung kann eine bereits zertifizierte Software einer erneuten Prüfung (außerordentliche Kontrollprüfung) unterziehen. Die außerordentliche Kontrollprüfung kann von einer Kassenärztlichen Vereinigung oder einer Krankenkasse beantragt werden. Ein bereits erteiltes Zertifikat kann in begründeten Fällen entzogen und eine erteilte Genehmigung widerrufen werden. Das gilt insbesondere dann, wenn der Verdacht besteht, dass die Kriterien für eine ordnungsgemäße Rechnungslegung des Vertragsarztes gegenüber der Kassenärztlichen Vereinigung nicht gewährleistet sind.

§ 43
Ausschuss zur EDV-Anwendung bei der Abrechnung

(1) Die Spitzenverbände der Krankenkassen und die Kassenärztliche Bundesvereinigung bilden einen paritätisch besetzten gemeinsamen Ausschuss zur Regelung kassenartenübergreifender vertraglicher, juristischer und technischer Fragen im Zusammenhang mit dem Einsatz von EDV in der Arztpraxis und dem Austausch von Daten auf Datenträgern zwischen Kassenärztlichen Vereinigungen und Krankenkassen.

(2) Die Vertragspartner stimmen in diesem Ausschuss insbesondere die Kriterien der Zertifizierung und Genehmigung für das EDV-technische Abrechnungsverfahren und das KBV-Prüfmodul gemäß § 42 ab.

§ 44
Sonstige Abrechnungsregelungen

(1) Nicht vollständig ausgefüllte Überweisungsscheine für ambulante vertragsärztliche Behandlung (Muster 6 bzw. 10 der Vordruckvereinbarung) können von der Abrechnung ausgeschlossen werden.

(2) Die Verwendung von Aufklebern, Stempeln und anderen Aufdrucken, mit denen katalogartig Diagnosen und/oder Leistungspositionen des BMÄ auf die Abrechnungsbelege (Krankenscheine, Überweisungsscheine usw.) aufgebracht werden, auch wenn im Einzelfall durch Kennzeichnung besondere Diagnosen und/oder Leistungspositionen ausgewählt werden, ist für die Abrechnung unzulässig.

(3) Ab 1. Januar 1995 sind die Diagnosen auf den Abrechnungsvordrucken und den Arbeitsunfähigkeitsbescheinigungen unter Verwendung der jeweils vorgeschriebenen Fassung der Internationalen Klassifikation der Krankheiten (ICD) zu verschlüsseln.

(4) Ab 1. Januar 1995 können Abrechnungen nur vergütet werden, wenn die in § 303 Abs. 3 SGB V geforderten Daten in dem jeweils zugelassenen Umfang maschinenlesbar oder auf maschinell verwertbaren Datenträgern angegeben oder übermittelt worden sind.

Dies gilt insbesondere für die in der Krankenversichertenkarte enthaltenen Daten (Bezeichnung der ausstellenden Krankenkasse, Name, Geburtsdatum des Versicherten, Anschrift, bei Versicherten von Betriebs- und Innungskrankenkassen das Wohnortkennzeichen, Versichertennummer, Versichertenstatus und Gültigkeitsdauer der Krankenversichertenkarte) sowie die Arztnummer, die – mit Ausnahme im Ersatzverfahren – maschinell auf die Vordrucke für die vertragsärztliche Versorgung zu übertragen sind, und die verschlüsselten Diagnosen.

(5) Die Kosten für Materialien, die gemäß A.I. 4. Allgemeine Bestimmungen des Einheitlichen Bewertungsmaßstabes (EBM) nicht in den berechnungsfähigen Leistungen enthalten sind und auch nicht über Sprechstundenbedarf bezogen werden können, werden gesondert abgerechnet.

Der Vertragsarzt wählt diese gesondert berechnungsfähigen Materialien unter Beachtung des Wirtschaftlichkeitsgebotes und der medizinischen Notwendigkeit aus.

Der Vertragsarzt hat als rechnungsbegründende Unterlagen die Originalrechnungen bei der rechnungsbegleichenden Stelle, die durch die Partner des Gesamtvertrages bestimmt wird, zur Prüfung einzureichen. Aus den eingereichten Rechnungen muss der Name des Herstellers bzw. des Lieferanten, die Artikelbezeichnung sowie die vom Hersteller bzw. Lieferanten festgelegte Artikelnummer hervorgehen.

Der Vertragsarzt ist verpflichtet, die tatsächlich realisierten Preise in Rechnung zu stellen und ggf. vom Hersteller bzw. Lieferanten gewährte Rückvergütungen, wie Preisnachlässe, Rabatte, Umsatzbeteiligungen, Bonifikationen und rückvergütungsgleiche Gewinnbeteiligungen mit Ausnahme von Barzahlungsrabatten weiterzugeben.

Der Vertragsarzt bestätigt dies durch Unterschrift gegenüber der rechnungsbegleichenden Stelle.

Die Partner der Gesamtverträge können abweichende Regelungen treffen, insbesondere für einzelne gesondert berechnungsfähige Materialien Maximal- oder Pauschalbeträge vereinbaren.

12. Abschnitt
Prüfung der Abrechnung und Wirtschaftlichkeit,
Sonstiger Schaden

§ 45
Abrechnung (sachlich-rechnerische Richtigstellung)

(1) Der Kassenärztlichen Vereinigung obliegt die Prüfung der von den Vertragsärzten vorgelegten Abrechnungen ihrer vertragsärztlichen Leistungen hinsichtlich der sachlich-rechnerischen Richtigkeit. Dies gilt insbesondere für die Anwendung des Regelwerks.

(2) Die Kassenärztliche Vereinigung berichtigt die Honorarforderung des Vertragsarztes bei Fehlern hinsichtlich der sachlich-rechnerischen Richtigkeit. Die Gesamtverträge regeln das Nähere über das Antragsrecht der Krankenkassen für nachgehende sachlich-rechnerische Berichtigungen, insbesondere die dazu vorgesehenen Fristen.

§ 46
Plausibilitätskontrollen

Der Kassenärztlichen Vereinigung obliegt auch die Prüfung der Rechtmäßigkeit der ärztlichen Abrechnung durch Plausibilitätskontrollen nach den in den Gesamtverträgen vereinbarten Verfahren (z. B. durch Stichproben). Gegenstand der Prüfungen ist insbesondere die Überprüfung des Umfangs der je Tag abgerechneten Leistungen im Hinblick auf den damit verbundenen Zeitaufwand. Darüber hinaus sollen gezielte Plausibilitätskontrollen insbesondere dann durchgeführt werden, wenn ein Prüfgremium, eine Krankenkasse oder eine Kassenärztliche Vereinigung begründete Zweifel an der Rechtmäßigkeit der Abrechnung eines Vertragsarztes haben. In den Gesamtverträgen ist auch zu regeln, wie die Landesverbände über die Ergebnisse der Plausibilitätskontrollen informiert werden.

§ 47
Wirtschaftlichkeitsprüfung

(1) Die vertragsärztliche Tätigkeit wird im Hinblick auf die Wirtschaftlichkeit der vertragsärztlichen Versorgung durch Prüfungseinrichtungen nach § 106 SGB V überwacht.

(2) Bei der Prüfung der vertragsärztlichen Behandlungs- und Verordnungsweise ist die Wirtschaftlichkeit der gesamten Tätigkeit des Vertragsarztes zu berücksichtigen.

§ 48
Feststellung sonstigen Schadens durch Prüfungseinrichtungen
und die Kassenärztliche Vereinigung

(1) Der sonstige durch einen Vertragsarzt verursachte Schaden, der einer Krankenkasse aus der unzulässigen Verordnung von Leistungen, die aus der Leistungspflicht der gesetzlichen Krankenversicherung ausgeschlossen sind, oder aus der fehlerhaften Ausstellung von Bescheinigungen entsteht, wird durch die Prüfungseinrichtungen nach § 106 SGB V festgestellt.

(2) Auf Antrag der Krankenkasse kann mit Zustimmung des Vertragsarztes der Schadenersatzanspruch auch durch die Kassenärztliche Vereinigung festgestellt und im Wege der Aufrechnung gegen den Honoraranspruch erfüllt werden.

(3) Macht eine Krankenkasse einen Schaden geltend, der ihr dadurch entstanden ist, dass sie der Vertragsarzt auf den Abrechnungs- oder Verordnungsunterlagen fälschlicherweise als Kostenträger angegeben hat, so ist auf Antrag dieser Krankenkasse ein Schadenersatzanspruch durch die Kassenärztliche Vereinigung festzustellen. Voraussetzung dafür ist, dass die Krankenkasse

1. einen Schaden, der die Bagatellgrenze gemäß § 51 überschreitet, nachweist,
2. versichert, dass der zuständige Kostenträger durch eigene Ermittlungen der Krankenkasse nicht festgestellt werden kann,
3. vorsorglich den Ausgleichsanspruch gegen den zuständigen Kostenträger an die Kassenärztliche Vereinigung abtritt.

Lag der Leistungserbringung oder -verordnung eine Krankenversichertenkarte zugrunde, so ist ein Schadenersatzanspruch gegen den Vertragsarzt grundsätzlich ausgeschlossen, es sei denn, die Entstehung des Schadens lag in diesen Fällen im Verantwortungsbereich des Vertragsarztes.

§ 49
Prüfung und Feststellung von Schadenersatzansprüchen durch Schlichtungsstellen

(1) Schadenersatzansprüche, welche eine Krankenkasse gegen einen Vertragsarzt aus der schuldhaften Verletzung vertragsärztlicher Pflichten geltend macht und für deren Prüfung und Feststellung nicht die Verfahren nach §§ 45, 47 und 48 vorgeschrieben sind, werden durch eine bei der Kassenärztlichen Vereinigung zu errichtende Schlichtungsstelle geprüft und dem Grunde und der Höhe nach aufgrund eines Vorschlags der Schlichtungsstelle durch die Kassenärztliche Vereinigung in einem Bescheid festgestellt. Dies gilt insbesondere für Schadenersatzansprüche, welche eine Krankenkasse auf den Vorwurf der Abrechnung nicht erbrachter Leistungen oder eines Verstoßes gegen das Gebot der persönlichen Leistungserbringung stützt.

(2) Die Schlichtungsstelle ist paritätisch aus Vertretern der Kassenärztlichen Vereinigung und der Landesverbände der Krankenkassen zu besetzen. Über die Zusammensetzung der Schlichtungsstelle im Einzelnen werden Regelungen im Gesamtvertrag geschlossen.

(3) Der Schlichtungsvorschlag ergeht mit der Mehrheit der Mitglieder der Schlichtungsstellen. Der Schlichtungsvorschlag ist für die Beteiligten bindend. Der Vertragsarzt ist zur Teilnahme an den Schlichtungsverhandlungen verpflichtet; kommt er dieser Pflicht nicht nach, so ist ihm Gelegenheit zu einer schriftlichen Stellungnahme zu geben.

(4) Wird die Schlichtungsstelle nicht angerufen oder kommt ein Schlichtungsvorschlag nicht zustande, ist das Schlichtungsverfahren gescheitert. In diesem Falle bleibt der Krankenkasse die gerichtliche Durchsetzung ihres Anspruchs unbenommen.

§ 50
Schadenersatzansprüche wegen Behandlungsfehler

Schadenersatzansprüche, welche eine Krankenkasse aus eigenem oder übergeleitetem Recht gegen einen Vertragsarzt wegen des Vorwurfs der Verletzung der ärztlichen

Sorgfalt bei der Untersuchung oder Behandlung erhebt, sind nicht Gegenstand der Verfahren vor den Prüfungseinrichtungen oder den Schlichtungsstellen. Ansprüche der Versicherten und der Krankenkassen richten sich nach Bürgerlichem Recht (§§ 66 und 76 Abs. 4 SGB V, § 116 SGB X). Die Krankenkasse kann in diesen Fällen eine Schlichtung beantragen. Die Kassenärztliche Vereinigung bestellt im Einvernehmen mit der Krankenkasse unabhängige med. Sachverständige, die den Fall beurteilen. Für den Fall, dass die Sachverständigen einen Behandlungsfehler feststellen, sollen die Kassenärztliche Vereinigung, die Antrag stellende Krankenkasse und der betroffene Arzt unter Hinzuziehung seines Haftpflichtversicherers eine einvernehmliche Regelung treffen.

§ 51
Bagatellgrenze

Unbeschadet bestehender gesamtvertraglicher Regelungen können Schadenersatzansprüche nach §§ 48 und 49 nicht gestellt werden, wenn der Schadensbetrag pro Vertragsarzt, Krankenkasse und Quartal 25,60 Euro) unterschreitet. Für die Fälle nach § 45 können die Gesamtverträge eine entsprechende Grenze bestimmen.

§ 52
Durchsetzung festgestellter Schadenersatzansprüche

(1) Über die Erfüllung von nachgehenden Berichtigungsansprüchen sowie Schadenersatzansprüchen aus Feststellungen der Prüfgremien treffen die Vertragspartner der Gesamtverträge und die Vertragspartner der Prüfvereinbarung nähere Regelungen.

(2) Sie haben hierbei folgende Grundsätze zu berücksichtigen:

Die Kassenärztliche Vereinigung erfüllt Schadenersatzanforderungen der Krankenkassen durch Aufrechnung gegen Honorarforderungen des Vertragsarztes, wenn in einem erstinstanzlichen Urteil eines Sozialgerichts die Forderung bestätigt wird. Soweit eine Aufrechnung nicht möglich ist, weil Honorarforderungen des Vertragsarztes gegen die Kassenärztliche Vereinigung nicht mehr bestehen, tritt die Kassenärztliche Vereinigung den Anspruch auf Regress- und Schadenersatzbeträge an die Krankenkasse zur unmittelbaren Einziehung ab.

§ 53
Haftung der Kassenärztlichen Vereinigung aus der Gesamtvergütung

Die Kassenärztliche Vereinigung haftet den Krankenkassen aus der Gesamtvergütung für Erstattungsansprüche wegen Überzahlung als Folge unberechtigter oder unwirtschaftlicher Honorarforderungen der Vertragsärzte, wenn und soweit dadurch die Gesamtvergütung erhöht wird. Erhöht sich die Gesamtvergütung nicht, fallen aus Feststellungen über unberechtigte oder unwirtschaftliche Honorarforderungen entstandene Kürzungs- oder Erstattungsbeträge in die Honorarverteilung.

13. Abschnitt
Allgemeine Regeln zur vertragsärztlichen Gesamtvergütung und ihren Abrechnungsgrundlagen

§ 54
Vertragsärztliche Gesamtvergütung

(1) Die für die vertragsärztliche Versorgung von den Krankenkassen zu entrichtende Gesamtvergütung wird an die Kassenärztliche Vereinigung mit befreiender Wirkung gezahlt. Die nach § 28 Absatz 4 SGB V i. V. m. § 18 geleisteten Zuzahlungen sind Bestandteil der Gesamtvergütung.

(2) Die Krankenkassen entrichten die Gesamtvergütung nach Maßgabe der Gesamtverträge und der in Formblatt 3 festgelegten Kriterien an die Kassenärztlichen Vereinigungen. Den Inhalt des Formblattes 3 vereinbaren die Vertragspartner. Die nach § 83 SGB V zu entrichtende Gesamtvergütung verringert sich in der Höhe der Summe der von den Leistungserbringern einbehaltenen Zuzahlungen nach § 28 Absatz 4 SGB V i. V. m. § 18. Die Kassenärztlichen Vereinigungen übermitteln den Krankenkassen quartalsweise eine Aufstellung der einbehaltenen Zuzahlungen.

(3) Die Währungsumstellung von DM auf Euro wird von den Vertragspartnern zum 1. 1. 2002 vorgenommen. Zahlungen sind bis zum 31. 12. 2001 in Deutscher Mark und ab dem 1. 1. 2002 in Euro zu leisten. Die mit der Währungsumstellung verbundenen weiter gehenden Erfordernisse werden in einer besonderen Vereinbarung geregelt.

§ 55
Abrechnungsunterlagen und Datenträgeraustausch

Die Aufbereitung der Abrechnungsunterlagen sowie das Nähere über den Datenträgeraustausch sind in einer besonderen vertraglichen Vereinbarung geregelt (Anlage 6).

§ 56
Prüfung der Abrechnungsunterlagen und der Kontenführung

(1) Die Kassenärztlichen Vereinigungen sind berechtigt, bei den Krankenkassen

1. die Unterlagen, die Grundlage für die Vergütungsregelungen waren, insbesondere die Unterlagen für die Ausgangsgrundlohnsummen bis zum Ablauf von drei Jahren seit Abschluss der letzten Honorarfeststellung zu prüfen,

2. die Abrechnung über die Gesamtvergütung und die dazu gehörenden Unterlagen bis zum Ablauf des auf den Eingang der Abrechnung folgenden Kalenderjahres zu prüfen,

3. Auskunft zu verlangen über die Kontenführung für Ausgaben durch ärztlich verordnete Arzneimittel und Heilmittel, soweit und solange für diesen Bereich eine Budgetierung wirksam ist.

(2) Die Verbände der Krankenkassen sind berechtigt, bei der Kassenärztlichen Vereinigung

1. die Unterlagen, die Grundlage für die Vergütungsregelung waren, bis zum Ablauf von drei Jahren seit Abschluss der letzten Vergütungsregelung sowie die Unterlagen, die Grundlage für die Ermittlung des Leistungsbedarfs werden, zu prüfen,

2. sich durch Einsicht in die Abrechnung und die dazugehörigen Unterlagen über die Verteilung der Gesamtvergütung zu unterrichten.

(3) Über die Regelwerke der KVen – soweit sie sich auf die Abrechnung nach dem BMÄ beziehen – werden die Krankenkassen auf deren Verlangen informiert.

(4) Das Nähere zu Abs. 1, 2 und 3 wird im Gesamtvertrag geregelt.

(5) Die Behandlungsausweise werden den Krankenkassen nach erfolgter Abrechnung zur Verfügung gestellt. Näheres wird im Gesamtvertrag vereinbart.

14. Abschnitt
Besondere Rechte und Pflichten des Vertragsarztes, der Kassenärztlichen Vereinigungen und der Krankenkassen

§ 57
Dokumentation

(1) Der Vertragsarzt hat die Befunde, die Behandlungsmaßnahmen sowie die veranlassten Leistungen einschließlich des Tages der Behandlung in geeigneter Weise zu dokumentieren.

(2) Die ärztlichen Aufzeichnungen sind vom Vertragsarzt mindestens 10 Jahre nach Abschluss der Behandlung aufzubewahren, soweit nicht andere Vorschriften – z. B. die Verordnung über den Schutz vor Schäden durch Röntgenstrahlen (Röntgenverordnung – RöV) – eine abweichende Aufbewahrungszeit vorschreiben.

§ 58
Mitteilung über die Krankheitsursache

Liegen Anhaltspunkte dafür vor, dass die Krankheit eine Berufskrankheit im Sinne der Unfallversicherung oder deren Spätfolgen oder die Folge – Spätfolge – eines Arbeitsunfalles, eines sonstigen Unfalles, einer Körperverletzung, einer Schädigung im Sinne des Bundesversorgungsgesetzes oder eines Impfschadens im Sinne des Bundesseuchengesetzes ist, so hat der Vertragsarzt das der Krankenkasse mitzuteilen. Wenn Arbeitsunfähigkeit bescheinigt oder Krankenhauspflege verordnet wird, erfolgt die Mitteilung auf dem betreffenden Vordruck.

§ 59
Verzeichnis der an der vertragsärztlichen Versorgung teilnehmenden Ärzte

(1) Die Kassenärztliche Vereinigung stellt den Krankenkassen ihres Bezirkes und deren Landesverbänden regelmäßig ein Verzeichnis der an der vertragsärztlichen Versorgung teilnehmenden Ärzte auf maschinell verwertbaren Datenträgern zur Verfügung.

Das Verzeichnis enthält die Namen der Ärzte (Institute) sowie Angaben über deren Gebietsbezeichnung (Gebietsbezeichnung des ärztlichen Leiters des Instituts), Praxisstelle, Sprechzeiten und Fernsprechnummer. Ärzte, die berechtigt sind, bestimmte Leistungen zu erbringen, können besonders gekennzeichnet werden. Näheres zu dem Verzeichnis vereinbaren die Partner des Gesamtvertrages.

(2) Die Krankenkassen stellen dieses Verzeichnis den Versicherten zur Einsichtnahme zur Verfügung.

§ 60
Verstöße gegen vertragsärztliche Pflichten, Disziplinarverfahren

(1) Bei Disziplinarverfahren wegen Verstoßes gegen vertragsärztliche Pflichten finden die Disziplinarordnungen der Kassenärztlichen Vereinigungen (§ 81 Abs. 5 SGB V) Anwendung.

(2) Die Kassenärztliche Vereinigung unterrichtet in Fällen, in denen auf Anregung einer Krankenkasse oder eines Landesverbandes der Krankenkassen gegen einen Vertragsarzt wegen Verletzung vertragsärztlicher Pflichten ein Disziplinarverfahren eingeleitet wurde, die Krankenkasse oder deren Landesverband über die Einleitung und über das Ergebnis des Verfahrens. Die Kassenärztliche Vereinigung unterrichtet die Landesverbände auch über Disziplinarmaßnahmen, die von ihr beantragt worden sind, soweit das Verhältnis des Vertragsarztes zu den Krankenkassen berührt wird.

(3) Die Befragung von Versicherten durch eine Krankenkasse in Bezug auf die Behandlung durch einen Vertragsarzt ist zulässig, wenn die notwendige Aufklärung des Sachverhaltes ohne eine Befragung nicht möglich ist. Die Krankenkasse soll dies der Kassenärztlichen Vereinigung vor einer Befragung mitteilen. Bei der Befragung ist darauf zu achten, dass sie gezielt und individualisiert erfolgt und dass durch Form und Art der Befragung Ansehen und Ruf des Vertragsarztes nicht geschädigt werden. Die Kassenärztliche Vereinigung wird über das Ergebnis der Befragung unterrichtet. Das Nähere regeln die Partner der Gesamtverträge.

§ 61
Statistische Auswertung der Maßnahmen zur Krankheitsfrüherkennung

Die Kassenärztliche Bundesvereinigung und die Spitzenverbände der Krankenkassen tauschen die Ergebnisse der statistischen Auswertung bei den Früherkennungsmaßnahmen aus.

15. Abschnitt
Medizinischer Dienst

§ 62
Auskünfte und Gutachten

(1) Der Medizinische Dienst der Krankenversicherung (MDK) gibt auf Anforderung der Krankenkassen in den gesetzlich bestimmten Fällen oder, wenn es nach Art, Schwere, Dauer oder Häufigkeit der Erkrankung oder nach dem Krankheitsverlauf erforderlich ist, eine gutachtliche Stellungnahme ab. Er hat das Ergebnis der Begutachtung der Krankenkasse und dem Vertragsarzt sowie die erforderlichen Angaben über den Befund der Krankenkasse mitzuteilen. Er ist befugt, den an der vertragsärztlichen Versorgung teilnehmenden Ärzten und den sonstigen Leistungserbringern, über deren Leistungen er eine gutachtliche Stellungnahme abgegeben hat, die erforderlichen Angaben über den Befund mitzuteilen. Der Versicherte kann der Mitteilung über den Befund an den Vertragsarzt widersprechen.

(2) Haben die Krankenkassen nach § 275 Abs. 1–3 SGB V eine gutachtliche Stellungnahme oder Prüfung durch den MDK veranlasst, sind die Leistungserbringer verpflichtet, Sozialdaten auf Anforderung des MDK unmittelbar an diesen zu übermitteln, soweit dies für die gutachtliche Stellungnahme und Prüfung erforderlich ist.

(3) Das Gutachten des MDK zur Beurteilung der Arbeitsunfähigkeit ist vorbehaltlich der Bestimmung in Abs. 4 verbindlich.

(4) Bestehen zwischen dem behandelnden Arzt und dem MDK Meinungsverschiedenheiten über eine Leistung, über die der MDK eine Stellungnahme abgegeben hat, das Vorliegen von Arbeitsunfähigkeit oder über Maßnahmen zur Wiederherstellung der Arbeitsfähigkeit, kann der behandelnde Arzt unter Darlegung seiner Gründe bei der Krankenkasse ein Zweitgutachten beantragen. Kann die Krankenkasse die Meinungsverschiedenheiten nicht ausräumen, soll der MDK mit dem Zweitgutachten einen Arzt des Gebietes beauftragen, in das die verordnete Leistung oder die Behandlung der vorliegenden Erkrankung fällt.

16. Abschnitt
In-Kraft-Treten, Kündigung

§ 63
In-Kraft-Treten, Außer-Kraft-Treten, Übergangsregelung

(1) Dieser Vertrag tritt am 1. Januar 1995 als allgemeiner Inhalt der unter seinen Geltungsbereich fallenden Gesamtverträge in Kraft.

(2) Gleichzeitig treten außer Kraft

1. der Bundesmantelvertrag vom 28. September 1990,
2. unbesetzt.

(3) Als Anlage dieses Bundesmantelvertrages gelten bis auf Weiteres

1. unbesetzt
2. die Vereinbarung über Vordrucke für die kassenärztliche Versorgung vom 28. August 1991 in der Fassung vom 22. Dezember 1992,
3. die Vereinbarung über Vordrucke für die vertragsärztliche Versorgung vom 11. Februar 1993 (Vordrucke zur Krankenversichertenkarte),
4. die Vereinbarung über Qualitätssicherung
   – zur Herzschrittmacher-Kontrolle vom 12. Dezember 1991,
   – in der Kernspintomographie vom 10. Februar 1993,
   – zu Langzeit-elektrokardiographischen Untersuchungen vom 12. Dezember 1991,
   – zur diagnostischen Radiologie und Nuklearmedizin und zur Strahlentherapie vom 10. Februar 1993,
   – zur Ultraschalldiagnostik vom 10. Februar 1993
   – sowie zu zytologischen Untersuchungen zur Diagnostik der Karzionome des weiblichen Genitale vom 12. Februar 1992 in der Fassung vom 8. September 1992,
5. der Vertrag über badeärztliche Behandlung vom 31. Juli 1975 in der Fassung vom 2. Juni 1993,
6. die Vereinbarung über die Abrechnung von Fremdfällen vom 19. März 1975,
7. die Vereinbarung über die Einführung der Krankenversichertenkarte vom 22. Juli 1992.

Soweit dort auf Bestimmungen der bisherigen Fassung des Vertrages verwiesen wird, treten an deren Stelle die entsprechenden oder vergleichbaren Bestimmungen der Neufassung des Vertrages.

§ 64
(unbesetzt)

§ 65
Kündigung

(1) Dieser Vertrag kann von der Kassenärztlichen Bundesvereinigung, von jedem beteiligten Bundesverband der Krankenkassen oder der See-Krankenkasse insgesamt oder in Teilen gekündigt werden. Die Kündigungsfrist beträgt sechs Monate zum Schluss eines Kalenderjahres. Die Kündigung hat durch eingeschriebenen Brief an alle Partner dieses Vertrages zu erfolgen. Die Kündigung eines Bundesverbandes oder der See-Krankenkasse berührt die Weitergeltung des Vertrages für die übrigen Vertragspartner nicht.

(2) Für Anlagen dieses Vertrages können jeweils gesonderte Kündigungsmöglichkeiten mit besonderen Kündigungsfristen vereinbart werden.

(3) Der die Kündigung aussprechende Partner hat das Bundesschiedsamt über die Kündigung unverzüglich durch eingeschriebenen Brief zu unterrichten.

Protokollnotizen zum Bundesmantelvertrag – Ärzte

1. Zu § 19 Abs. 6

Das zum 1. Januar 2003 vereinbarte neue Verfahren zum Übertragen von Daten aus mobilen Lesegeräten wird bis zum 30. September 2003 für Vertragsärzte ausgesetzt, die hierfür noch nicht über entsprechende Lesegeräte verfügen. In diesen Fällen kann die Übertragung von Daten aus mobilen Lesegeräten entsprechend der bis zum 31. Dezember 2002 gültigen Regelung vorerst weiter erfolgen.

2. Zu § 40 Abs. 3

Die Vertragspartner gehen davon aus, dass bei der Herstellung des Einvernehmens über die Anerkennung als Belegarzt die Feststellung im jeweiligen Krankenhausplan über das Bestehen oder die Errichtung einer Belegabteilung bzw. die entsprechende pflegesatzrechtliche Entscheidung zugrunde zu legen ist. Sie bekräftigen ihre gemeinsame Absicht zur Förderung eines leistungsfähigen und wirtschaftlichen Belegarztwesens.

3. Zu § 44 Abs. 3 und 4

Die Vertragspartner sind sich darin einig, dass die Regelungen des § 44 Abs. 3 und – soweit sich die Regelungen auf die Diagnoseverschlüsselung mittels ICD beziehen – Abs. 4 bis zum In-Kraft-Treten der angekündigten gesetzlichen Neuregelungen, längstens bis zum 31. Dezember 1995, nicht anzuwenden sind.

4. Zu § 57 Abs. 1

Die Vertragspartner gehen davon aus, dass der Vertragsarzt im eigenen Interesse zur Rechtfertigung seiner Abrechnung auch die von ihm erbrachten Leistungen im erforderlichen Umfang aufzeichnet. Die Leistungserfassung ist jedoch nicht Bestandteil ärztlicher Aufzeichnungen nach der Berufsordnung und unterliegt daher nicht der zehnjährigen Aufbewahrungsfrist.

5. Zu § 63 Abs. 3 Nr. 6

Die Vertragspartner werden die Vereinbarung über die Abrechnung von Fremdfällen zwischen Kassenärztlichen Vereinigungen und Krankenkassen bis spätestens zum 31. Dezember 1995 überarbeiten.

Protokollnotiz zur Umsetzung der Zuzahlungen gemäß § 28 Abs. 4 SGB V des Bundesmantelvertrages-Ärzte (Stand: 1. Juli 2004)

Die Partner der Bundesmantelverträge stimmen darin überein, dass der Beschluss des Bundesschiedsamtes vom 8. Dezember 2003 bei Inanspruchnahme ärztlicher und psychotherapeutischer Behandlung in einem Kalendervierteljahr durch den Versicherten zurzeit nicht umgesetzt wird. Sobald zu dieser Rechtsfrage eine Entscheidung des Sozialgerichtes Köln (Az S19KA27/04) vorliegt, werden die Partner der Bundesmantelverträge erneute Beratungen aufnehmen.

Bis zum 31. Dezember 2004 wird eine Quittung für die Zuzahlung bei Inanspruchnahme von ärztlichen Leistungen im Notfall oder organisierten Notfalldienst vereinbart. Für die Übergangzeit bis zum 31. Dezember 2004 ist bei der Inanspruchnahme von ärztlichen Leistungen im Notfall die Quittung (Muster 99 der Vordruckvereinbarung) mit dem handschriftlichen Vermerk „Notfall" oder „Organisierter Notfalldienst" zu ergänzen.

170

Zulassungsverordnung für Vertragsärzte (Ärzte-ZV)

vom 28. 5. 1957 (BGBl. I S. 572, ber. S. 608),
zuletzt geändert durch Art. 4 Abs. 69 G vom 5. 5. 2004 (BGBl. I S. 718)

Abschnitt I
Arztregister

§ 1

(1) Für jeden Zulassungsbezirk führt die Kassenärztliche Vereinigung neben dem Arztregister die Registerakten.

(2) Das Arztregister erfasst

a) die zugelassenen Ärzte und Psychotherapeuten,

b) Ärzte, die die Voraussetzungen des § 3 und Psychotherapeuten, die die Voraussetzungen des § 95 c des Fünften Buches Sozialgesetzbuch erfüllen und ihre Eintragung nach § 4 beantragt haben.

(3) Diese Verordnung gilt für Psychotherapeuten, medizinische Versorgungszentren und die dort angestellten Ärzte entsprechend.

§ 2

(1) Das Arztregister muss die Angaben über die Person und die berufliche Tätigkeit des Arztes enthalten, die für die Zulassung von Bedeutung sind.

(2) Das Arztregister ist nach dem Muster der Anlage zu führen.

§ 3[1]

(1) Die Eintragung in das Arztregister ist bei der nach § 4 zuständigen Kassenärztlichen Vereinigung zu beantragen.

(2) Voraussetzungen für die Eintragung sind

a) die Approbation als Arzt,

b) der erfolgreiche Abschluss entweder einer allgemeinmedizinischen Weiterbildung oder einer Weiterbildung in einem anderen Fachgebiet mit der Befugnis zum Führen einer entsprechenden Gebietsbezeichnung oder der Nachweis einer Qualifikation, die gemäß § 95 a Abs. 4 und 5 des Fünften Buches Sozialgesetzbuch anerkannt ist.

(3) Eine allgemeinmedizinische Weiterbildung im Sinne von Absatz 2 Buchstabe b ist nachgewiesen, wenn der Arzt nach landesrechtlichen Vorschriften zum Führen der Facharztbezeichnung für Allgemeinmedizin berechtigt ist und diese Berechtigung nach einer mindestens dreijährigen erfolgreichen Weiterbildung in der Allgemeinmedizin bei zur Weiterbildung ermächtigten Ärzten und in dafür zugelassenen Einrichtungen erworben hat.

(4) Die allgemeinmedizinische Weiterbildung muss unbeschadet ihrer mindestens dreijährigen Dauer inhaltlich mindestens den Anforderungen der Richtlinie des Rates

---

1) Gemäß Art. 15 des Gesetzes vom 22. 12. 1999 (BGBl. I S. 2626) wird mit Wirkung ab 1.1.2006 in § 3 Abs. 3 und 4 das Wort „dreijährigen" durch das Wort „fünfjährigen" ersetzt.

der EG vom 15. September 1986 über die spezifische Ausbildung in der Allgemeinmedizin (86/457/EWG) entsprechen und mit dem Erwerb der Facharztbezeichnung für Allgemeinmedizin abschließen. Sie hat insbesondere folgende Tätigkeiten einzuschließen:

a) mindestens sechs Monate in der Praxis eines zur Weiterbildung in der Allgemeinmedizin ermächtigten niedergelassenen Arztes,

b) mindestens sechs Monate in zugelassenen Krankenhäusern,

c) höchstens sechs Monate in anderen zugelassenen Einrichtungen oder Diensten des Gesundheitswesens, soweit der Arzt mit einer patientenbezogenen Tätigkeit betraut ist.

(5) Soweit die Tätigkeit als Arzt im Praktikum

a) im Krankenhaus in den Gebieten Innere Medizin, Chirurgie, Frauenheilkunde und Geburtshilfe, Kinderheilkunde oder Nervenheilkunde oder

b) in der Praxis eines niedergelassenen Arztes abgeleistet worden ist,

wird diese auf die Weiterbildung nach Absatz 2 Buchstabe b bis zur Höchstdauer von insgesamt 18 Monaten angerechnet.

§ 4

(1) Der Arzt ist in das Arztregister des Zulassungsbezirks einzutragen, in dem er seinen Wohnort hat. Sofern er keinen Wohnort im Geltungsbereich dieser Verordnung hat, steht ihm die Wahl des Arztregisters frei. Die Eintragung in ein weiteres Arztregister ist nicht zulässig.

(2) Der Antrag muss die zur Eintragung erforderlichen Angaben enthalten. Die Angaben sind nachzuweisen, insbesondere sind beizufügen

a) die Geburtsurkunde,

b) die Urkunde über die Approbation als Arzt,

c) der Nachweis über die ärztliche Tätigkeit nach bestandener ärztlicher Prüfung.

(3) Anstelle von Urschriften können ausnahmsweise amtlich beglaubigte Abschriften beigefügt werden.

(4) Können die in Absatz 2 bezeichneten Unterlagen nicht vorgelegt werden, sind die nachzuweisenden Tatsachen glaubhaft zu machen. Zur Glaubhaftmachung der Approbation als Arzt und der ärztlichen Tätigkeit (Abs. 2 Buchstaben b und c) genügt eine eidesstattliche Erklärung des Antragstellers allein nicht.

§ 5

(1) Verzieht ein im Arztregister eingetragener nicht zugelassener Arzt aus dem bisherigen Zulassungsbezirk, so wird er auf seinen Antrag in das für den neuen Wohnort zuständig Arztregister umgeschrieben.

(2) Wird ein Arzt zugelassen, so wird er von Amts wegen in das Arztregister umgeschrieben, das für den Vertragsarztsitz geführt wird.

(3) Die bisher registerführende Stelle hat einen Registerauszug und die Registerakten des Arztes der zuständigen registerführenden Stelle zu übersenden.

§ 6

(1) Die Zulassung eines Arztes ist im Arztregister kenntlich zu machen.

(2) Tatsachen, die für die Zulassung, ihr Ruhen, ihren Entzug oder ihr Ende von Bedeutung sind, werden von Amts wegen oder auf Antrag des Arztes, einer Kassenärztlichen Vereinigung, einer Krankenkasse, eines Landesverbandes der Krankenkassen oder der Verbände der Ersatzkassen in den Registerakten eingetragen. Der Arzt ist zu dem Antrag auf Eintragung zu hören, falls er die Eintragung nicht selbst beantragt hat.

(3) Unanfechtbar gewordene Beschlüsse in Disziplinarangelegenheiten (§ 81 Abs. 5 des Fünften Buches Sozialgesetzbuch), mit Ausnahme der Verwarnung, sind zu den Registerakten zu nehmen; sie sind nach Ablauf von fünf Jahren, nachdem der Beschluss unanfechtbar geworden ist, aus den Registerakten zu entfernen und zu vernichten.

§ 7

Der Arzt wird im Arztregister gestrichen, wenn

a) er es beantragt,
b) er gestorben ist,
c) die Voraussetzungen für seine Eintragung nach § 3 Abs. 2 Buchstabe a nicht oder nicht mehr gegeben sind,
d) die Voraussetzungen nach § 3 Abs. 2 Buchstabe b aufgrund falscher Angaben des Arztes irrtümlich als gegeben angenommen worden sind.

§ 8

(1) Über Eintragungen und Streichungen im Arztregister und in den Registerakten beschließt der Vorstand der Kassenärztlichen Vereinigung oder die durch die Satzung bestimmte Stelle.

(2) Der Arzt erhält über die seine Person betreffenden Eintragungen und Streichungen sowie über die Ablehnung seiner Anträge auf Eintragung oder Streichung einen schriftlichen Bescheid.

§ 9

(1) Die Kassenärztliche Vereinigung, die Krankenkassen, die Landesverbände der Krankenkassen und die Verbände der Ersatzkassen können das Arztregister und bei Darlegung eines berechtigten Interesses die Registerakten einsehen.

(2) Der Arzt kann selbst oder durch einen Bevollmächtigten bei berechtigtem Interesse das Arztregister und die seine Person betreffenden Registerakten einsehen.

(3) Den Zulassungs- und Berufungsausschüssen sind die Registerakten der am Zulassungsverfahren beteiligten Ärzte auf Anfordern zur Einsicht zu überlassen.

§ 10

(1) Die Kassenärztliche Bundesvereinigung führt das Bundesarztregister nach dem Muster der Anlage.

(2) Die Kassenärztlichen Vereinigungen teilen Eintragungen und Veränderungen in den Arztregistern der Kassenärztlichen Bundesvereinigung unverzüglich mit.

(3) Die Kassenärztliche Bundesvereinigung teilt Tatsachen, die für das Arztregister von Bedeutung sind, der zuständigen Kassenärztlichen Vereinigung unverzüglich mit.

Abschnitt II
Bildung und Abgrenzung der Zulassungsbezirke

§ 11

(1) Die Zulassungsbezirke werden von den Kassenärztlichen Vereinigungen und den Landesverbänden der Krankenkassen sowie den Verbänden der Ersatzkassen gemeinsam gebildet und abgegrenzt.

(2) Werden Zulassungsbezirke für Teile des Bezirks einer Kassenärztlichen Vereinigung gebildet, so sind bei der Abgrenzung in der Regel die Grenzen der Stadt- und Landkreise zu berücksichtigen.

(3) Die Kassenärztliche Vereinigung hat die Zulassungsbezirke unverzüglich in den für ihre amtlichen Bekanntmachungen zuständigen Blättern bekannt zu geben.

Abschnitt III
Bedarfsplanung

§ 12

(1) Durch die den Kassenärztlichen Vereinigungen im Einvernehmen mit den Landesverbänden der Krankenkassen und den Verbänden der Ersatzkassen obliegende Bedarfsplanung sollen zum Zwecke einer auch mittel- und langfristig wirksamen Sicherstellung der vertragsärztlichen Versorgung und als Grundlage für Sicherstellungsmaßnahmen umfassende und vergleichbare Übersichten über den Stand der kassenärztlichen Versorgung und die absehbare Entwicklung des Bedarfs vermittelt werden.

(2) Der Bedarfsplan ist für den Bereich einer Kassenärztlichen Vereinigung aufzustellen und der Entwicklung anzupassen. Für die Bereiche mehrerer Kassenärztlicher Vereinigungen kann mit Zustimmung der beteiligten für die Sozialversicherung zuständigen obersten Landesbehörden auch ein gemeinschaftlicher Bedarfsplan aufgestellt werden, wenn besondere Verhältnisse dies geboten erscheinen lassen.

(3) Der Bedarfsplan hat nach Maßgabe der Richtlinien des Bundesausschusses der Ärzte und Krankenkassen und unter Beachtung der Ziele und Erfordernisse der Raumordnung und Landesplanung auf der Grundlage einer regionalen Untergliederung des Planungsbereichs nach Absatz 2 Feststellungen zu enthalten insbesondere über

- die ärztliche Versorgung auch unter Berücksichtigung der Arztgruppen,
- Einrichtungen der Krankenhausversorgung sowie der sonstigen medizinischen Versorgung, soweit sie Leistungen der vertragsärztlichen Versorgung erbringen und erbringen können,
- Bevölkerungsdichte und -struktur,
- Umfang und Art der Nachfrage nach vertragsärztlichen Leistungen, ihre Deckung sowie ihre räumliche Zuordnung im Rahmen der vertragsärztlichen Versorgung,
- für die vertragsärztliche Versorgung bedeutsame Verkehrsverbindungen.

Bei der Abgrenzung der regionalen Planungsbereiche sollen die Grenzen den Stadt- und Landkreisen entsprechen; Abweichungen für einzelne Arztgruppen sind zulässig.

(4) Der Bedarfsplan bildet auch die Grundlage für die Beratung von Ärzten, die zur Teilnahme an der vertragsärztlichen Versorgung bereit sind. Die Kassenärztlichen Vereinigungen sollen darauf hinwirken, dass die Ärzte bei der Wahl ihres Vertragsarztsit-

zes auf die sich aus den Bedarfsplänen ergebenden Versorgungsbedürfnisse Rücksicht nehmen.

§ 13

(1) Die Kassenärztlichen Vereinigungen haben andere Träger der Krankenversicherung und die kommunalen Verbände, soweit deren Belange durch die Bedarfsplanung berührt werden, zu unterrichten und bei der Aufstellung und Fortentwicklung der Bedarfspläne rechtzeitig hinzuzuziehen. Auch andere Sozialversicherungsträger und die Krankenhausgesellschaften sind zu unterrichten; sie können bei der Bedarfsplanung hinzugezogen werden.

(2) Die Bedarfspläne sind im Benehmen mit den zuständigen Landesbehörden aufzustellen und fortzuentwickeln; sie sind deshalb so rechtzeitig zu unterrichten, dass ihre Anregungen in die Beratungen einbezogen werden können.

(3) Die aufgestellten oder fortentwickelten Bedarfspläne sind der Landesausschüssen der Ärzte und Krankenkassen und den für die Sozialversicherung zuständigen obersten Landesbehörden zuzuleiten.

(4) Die Kassenärztlichen Vereinigungen, die Landesverbände der Krankenkassen und die Verbände der Ersatzkassen sollen die Erfahrungen aus der Anwendung der Bedarfspläne im Abstand von drei Jahren auswerten, das Ergebnis gemeinsam beraten und die in Absatz 3 genannten Stellen von der Auswertung und dem Beratungsergebnis unterrichten.

(5) Die Kassenärztliche Bundesvereinigung und die Spitzenverbände der Krankenkassen sollen die Kassenärztlichen Vereinigungen und die Landesverbände der Krankenkassen unterstützen. Die Kassenärztliche Bundesvereinigung, die Bundesverbände der Krankenkassen und die Verbände der Ersatzkassen sollen die Ergebnisse nach Absatz 4 auswerten, gemeinsam beraten sowie den Bundesausschuss der Ärzte und Krankenkassen und das Bundesministerium für Gesundheit und Soziale Sicherung von der Auswertung und dem Beratungsergebnis unterrichten.

§ 14

(1) Kommt das Einvernehmen bei der Aufstellung und Fortentwicklung des Bedarfsplanes zwischen der Kassenärztlichen Vereinigung, den Landesverbänden der Krankenkassen und den Verbänden der Ersatzkassen nicht zustande, hat der Landesausschuss der Ärzte und Krankenkassen nach Anrufung durch einen der Beteiligten unverzüglich darüber zu beraten und zu entscheiden. Soweit die Hinzuziehung weiterer Beteiligter notwendig ist, gilt § 13 Abs. 1 und 2 entsprechend.

(2) Der Landesausschuss hat die für die Sozialversicherung zuständige oberste Landesbehörde über das Ergebnis der Beratung zu unterrichten.

Abschnitt IV
Unterversorgung

§ 15

Weist der Bedarfsplan einen Bedarf an Vertragsärzten für einen bestimmten Versorgungsbereich aus und werden über einen Zeitraum von mehr als sechs Monaten Vertragsarztsitze dort nicht, besetzt, so hat die Kassenärztliche Vereinigung spätestens nach Ablauf dieses Zeitraums Vertragsarztsitze in den für ihre amtlichen Bekanntmachungen vorgesehenen Blättern auszuschreiben.

§ 16

(1) Der Landesausschuss der Ärzte und Krankenkassen hat von Amts wegen zu prüfen, ob in einem Planungsbereich eine ärztliche Unterversorgung besteht oder droht. Die Prüfung ist nach den tatsächlichen Verhältnissen unter Berücksichtigung des Zieles der Sicherstellung und auf der Grundlage des Bedarfsplans vorzunehmen; die in den Richtlinien des Bundesausschusses der Ärzte und Krankenkassen zur Beurteilung einer Unterversorgung vorgesehenen einheitlichen und vergleichbaren Grundlagen, Maßstäbe und Verfahren sind zu berücksichtigen.

(2) Stellt der Landesausschuss eine bestehende oder unmittelbar drohende Unterversorgung fest, so hat er der Kassenärztlichen Vereinigung aufzugeben, binnen einer von ihm zu bestimmenden angemessenen Frist die Unterversorgung zu beseitigen. Der Landesausschuss kann bestimmte Maßnahmen empfehlen.

(3) Dauert die bestehende oder unmittelbar drohende Unterversorgung auch nach Ablauf der Frist an, hat der Landesausschuss festzustellen, ob die in § 100 Abs. 2 des Fünften Buches Sozialgesetzbuch bestimmten Voraussetzungen für Zulassungsbeschränkungen gegeben sind und zur Beseitigung der bestehenden oder unmittelbar drohenden Unterversorgung mit verbindlicher Wirkung für einen oder mehrere Zulassungsausschüsse Zulassungsbeschränkungen anzuordnen. Die betroffenen Zulassungsausschüsse sind vor der Anordnung zu hören.

(4) Für die Dauer der bestehenden oder, unmittelbar drohenden Unterversorgung sind als Beschränkungen zulässig:
a) Ablehnung von Zulassungen in Gebieten von Zulässungsbezirken, die außerhalb der vom Landesausschuss als unterversorgt festgestellten Gebiete liegen;
b) Ablehnung von Zulassungen für bestimmte Arztgruppen in den in Buchstabe a bezeichneten Gebieten.

(5) Der Zulassungsausschuss kann im Einzelfall eine Ausnahme von einer Zulassungsbeschränkung zulassen, wenn die Ablehnung der Zulassung für den Arzt eine unbillige Härte bedeuten würde.

(6) Der Landesausschuss hat spätestens nach jeweils sechs Monaten zu prüfen, ob die Voraussetzungen für die Anordnung von Zulassungsbeschränkungen fortbestehen. Absatz 3 Satz 2 gilt entsprechend.

(7) Die Anordnung und Aufhebung von Zulassungsbeschränkungen ist in den für amtliche Bekanntmachungen der Kassenärztlichen Vereinigungen vorgesehenen Blättern zu veröffentlichen.

Abschnitt IV a
Überversorgung

§ 16 a
(aufgehoben)

§ 16 b

(1) Der Landesausschuss hat von Amts wegen zu prüfen, ob in einem Planungsbereich eine ärztliche Überversorgung vorliegt. Überversorgung ist anzunehmen, wenn

der allgemeine bedarfsgerechte Versorgungsgrad um 10 vom Hundert überschritten ist. Hierbei sind die in den Richtlinien des Bundesausschusses der Ärzte und Krankenkassen vorgesehenen Maßstäbe, Grundlagen und Verfahren zu berücksichtigen.

(2) Stellt der Landesausschuss fest, dass eine Überversorgung vorliegt, so hat er mit verbindlicher Wirkung für einen oder mehrere Zulassungsausschüsse nach Maßgabe des § 103 Abs. 2 des Fünften Buches Sozialgesetzbuch Zulassungsbeschränkungen anzuordnen.

(3) Der Landesausschuss hat spätestens nach jeweils sechs Monaten zu prüfen, ob die Voraussetzungen für die Anordnung von Zulassungsbeschränkungen fortbestehen. Entfallen die Voraussetzungen, so hat der Landesausschuss mit verbindlicher Wirkung für die Zulassungsausschüsse die Zulassungsbeschränkungen unverzüglich aufzuheben. Absatz 2 Satz 2 gilt entsprechend.

(4) Die Anordnung und Aufhebung von Zulassungsbeschränkungen ist in den für amtliche Bekanntmachungen der Kassenärztlichen Vereinigungen vorgesehenen Blättern zu veröffentlichen.

§ 16 c
(aufgehoben)

Abschnitt V
Voraussetzungen für die Zulassung

§ 17
(aufgehoben)

§ 18

(1) Der Antrag muss schriftlich gestellt werden. In dem Antrag ist anzugeben, für welchen Vertragsarztsitz und unter welcher Arztbezeichnung die Zulassung beantragt wird. Dein Antrag sind beizufügen

a) ein Auszug aus dem Arztregister, aus dem der Tag der Approbation, der Tag der Eintragung in das Arztregister und gegebenenfalls der Tag der Anerkennung des Rechts zum Führen einer bestimmten Gebiets-, Teilgebiets- oder Zusatzbezeichnung hervorgehen müssen,

b) Bescheinigungen über die seit der Approbation ausgeübten ärztlichen Tätigkeiten.

(aufgehoben)

(2) Ferner sind beizufügen

a) ein Lebenslauf,

b) ein polizeiliches Führungszeugnis,

c) Bescheinigungen der Kassenärztlichen Vereinigungen, in deren Bereich der Arzt bisher niedergelassen oder zur Kassenpraxis zugelassen war, aus denen sich Ort und Dauer der bisherigen Niederlassung oder Zulassung und der Grund einer etwaigen Beendigung ergeben,

d) eine Erklärung über im Zeitpunkt der Antragstellung bestehende Dienst- oder Beschäftigungsverhältnisse unter Angabe des frühestmöglichen Endes des Beschäftigungsverhältnisses,

e) eine Erklärung des Arztes, ob er rauschgiftsüchtig ist oder innerhalb der letzten fünf Jahre gewesen ist, ob er sich innerhalb der letzten fünf Jahre einer Entziehungskur wegen Trunksucht oder Rauschgiftsucht unterzogen hat und dass gesetzliche Hinderungsgründe der Ausübung des ärztlichen Berufs nicht entgegenstehen.

(3) Anstelle von Urschriften können amtlich beglaubigte Abschriften beigefügt werden.

(4) Können die in Absatz 1 Buchstabe b und in Absatz 2 Buchstabe c bezeichneten Unterlagen nicht vorgelegt werden, so ist der nachzuweisende Sachverhalt glaubhaft zu machen.

(5) (aufgehoben)

<h2 style="text-align:center">Abschnitt VI
Zulassung und Vertragsarztsitz</h2>

<h3 style="text-align:center">§ 19</h3>

(1) Über den Antrag befindet der Zulassungsausschuss durch Beschluss. Wegen Zulassungsbeschränkungen kann ein Antrag nur dann abgelehnt werden, wenn diese bereits bei Antragstellung angeordnet waren.

(2) Wird der Arzt zugelassen, so ist in dem Beschluss der Zeitpunkt festzusetzen, bis zu dem die vertragsärztliche Tätigkeit aufzunehmen ist. Liegen wichtige Gründe vor, so kann der Zulassungsausschuss auf Antrag des Arztes nachträglich einen späteren Zeitpunkt festsetzen.

(3) Wenn die vertragsärztliche Tätigkeit in einem von Zulassungsbeschränkungen betroffenen Planungsbereich nicht innerhalb von drei Monaten nach Zustellung des Beschlusses über die Zulassung aufgenommen wird, endet die Zulassung.

<h3 style="text-align:center">§ 20</h3>

(1) Für die Ausübung vertragsärztlicher Tätigkeit ist nicht geeignet ein Arzt, der wegen eines Beschäftigungsverhältnisses oder wegen anderer nicht ehrenamtlicher Tätigkeit für die Versorgung der Versicherten persönlich nicht in erforderlichem Maße zur Verfügung steht.

(2) Für die Ausübung vertragsärztlicher Tätigkeit ist nicht geeignet ein Arzt, der eine ärztliche Tätigkeit ausübt, die ihrem Wesen nach mit der Tätigkeit des Vertragsarztes am Vertragsarztsitz nicht zu vereinbaren ist.

(3) Ein Arzt, bei dem Hinderungsgründe nach den Absätzen 1 oder 2 vorliegen, kann unter der Bedingung zugelassen werden, dass der seiner Eignung entgegenstehende Grund spätestens drei Monate nach dem Zeitpunkt beseitigt wird, in dem die Entscheidung über die Zulassung unanfechtbar geworden ist.

<h3 style="text-align:center">§ 21</h3>

Ungeeignet für die Ausübung der Kassenpraxis ist ein Arzt mit geistigen oder sonstigen in der Person liegenden schwerwiegenden Mängeln, insbesondere ein Arzt, der innerhalb der letzten fünf Jahre vor seiner Antragstellung rauschgiftsüchtig oder trunksüchtig war.

§§ 22, 23
(aufgehoben)

§ 24

(1) Die Zulassung erfolgt für den Ort der Niederlassung als Arzt (Vertragsarztsitz).

(2) Der Vertragsarzt muss am Vertragsarztsitz seine Sprechstunde halten. Er hat seine Wohnung so zu wählen, dass er für die ärztliche Versorgung der Versicherten an seinem Vertragsarztsitz, zur Verfügung steht. Liegt der Vertragsarztsitz in einem unterversorgten Gebiet, gilt die Pflicht bei der Wohnungswahl nach Satz 2 nicht.

(3) Ein Vertragsarzt darf das Fachgebiet, für das er zugelassen ist, nur mit vorheriger Genehmigung des Zulassungsausschusses wechseln.

(4) Der Zulassungsausschuss hat den Antrag eines Vertragsarztes auf Verlegung seines Vertragsarztsitzes zu genehmigen, wenn Gründe der vertragsärztlichen Versorgung dem nicht entgegenstehen.

§ 25

Die Zulassung eines Arztes, der das 55. Lebensjahr vollendet hat, ist ausgeschlossen. Der Zulassungsausschuss kann von Satz 1 in Ausnahmefällen abweichen, wenn dies zur Vermeidung von unbilligen Härten erforderlich ist.

Abschnitt VII
Ruhen, Entziehung und Ende der Zulassung

§ 26

(1) Der Zulassungsausschuss hat das Ruhen der Zulassung eines Vertragsarztes zu beschließen, wenn die Voraussetzungen des § 95 Abs. 5 des Fünften Buches Sozialgesetzbuch erfüllt sind und Gründe der Sicherstellung der vertragsärztlichen Versorgung nicht entgegenstehen.

(2) Tatsachen, die das Ruhen der Zulassung bedingen können, haben der Vertragsarzt, die Kassenärztliche Vereinigung, die Krankenkassen sowie die Verbände der Ersatzkassen und die Landesverbände der Krankenkassen dem Zulassungsausschuss mitzuteilen.

(3) In dem Beschluss ist die Ruhenszeit festzusetzen.

(4) Über die ruhenden Zulassungen führt die Kassenärztliche Vereinigung (Registerstelle) ein besonderes Verzeichnis.

§ 27

Der Zulassungsausschuss hat von Amts wegen über die Entziehung der Zulassung zu beschließen, wenn die Voraussetzungen nach § 95 Abs. 6 des Fünften Buches Sozialgesetzbuch gegeben sind. Die Kassenärztliche Vereinigung und die Landesverbände der Krankenkassen sowie die Verbände der Ersatzkassen können die Entziehung der Zulassung beim Zulassungsausschuss unter Angabe der Gründe beantragen.

§ 28

(1) Der Verzicht auf die Zulassung wird mit dem Ende des auf den Zugang der Verzichtserklärung des Vertragsarztes beim Zulassungsausschuss folgenden Kalendervierteljahres wirksam. Diese Frist kann verkürzt werden, wenn der Vertragsarzt nachweist, dass für ihn die weitere Ausübung der vertragsärztlichen Tätigkeit für die gesamte Dauer oder einen Teil der Frist unzumutbar ist. Endet die Zulassung aus anderen Gründen (§ 95 d Abs. 3 und 5 und § 95 Abs. 7 des Fünften Buches Sozialgesetzbuch), so ist der Zeitpunkt ihres Endes durch Beschluss des Zulassungsausschusses festzustellen.

(2) Tatsachen, die das Ende der Zulassung bedingen, haben die Kassenärztliche Vereinigung, die Krankenkassen, die Landesverbände der Krankenkassen und die Verbände der Ersatzkassen dem Zulassungsausschuss mitzuteilen.

§§ 29, 30
(aufgehoben)

Abschnitt VIII
Ermächtigung

§ 31

(1) Die Zulassungsausschüsse können über den Kreis der zugelassenen Ärzte hinaus weitere Ärzte, insbesondere in Krankenhäusern und Einrichtungen der beruflichen Rehabilitation, oder in besonderen Fällen ärztlich geleitete Einrichtungen zur Teilnahme an der vertragsärztlichen Versorgung ermächtigen, sofern dies notwendig ist, um

a) eine bestehende oder unmittelbar drohende Unterversorgung abzuwenden oder
b) einen begrenzten Personenkreis zu versorgen, beispielsweise Rehabilitanden in Einrichtungen der beruflichen Rehabilitation oder Beschäftigte eines abgelegenen oder vorübergehenden Betriebes.

(2) Die Kassenärztliche Bundesvereinigung und die Spitzenverbände der Krankenkassen können im Bundesmantelvertrag Regelungen treffen, die über die Voraussetzungen des Absatzes 1 hinaus Ermächtigungen zur Erbringung bestimmter ärztlicher Leistungen im Rahmen der vertragsärztlichen Versorgung vorsehen.

(3) Die Kassenärztlichen Vereinigungen können unter den Voraussetzungen des Absatzes 1 auch Ärzte, die eine Approbation nach deutschen Rechtsvorschriften nicht besitzen, zur Teilnahme an der vertragsärztlichen Versorgung ermächtigen, soweit ihnen von der zuständigen deutschen Behörde eine Erlaubnis zur vorübergehenden Ausübung des ärztlichen Berufs erteilt worden ist.

(4) (aufgehoben)

(5) Die Kassenärztliche Bundesvereinigung und die Spitzenverbände der Krankenkassen haben im Bundesmantelvertrag Regelungen über die Ermächtigung von Ärzten zu treffen, die als Staatsangehörige eines der anderen Mitgliedstaaten der Europäischen Wirtschaftsgemeinschaft den ärztlichen Beruf im Inland zur vorübergehenden Erbringung von Dienstleistungen im Sinne des Artikels 60 des EWG-Vertrages ausüben dürfen.

(6) Der Antrag auf Ermächtigung ist schriftlich an den Zulassungsausschuss zu richten. Ihm sind die Approbationsurkunde sowie die in § 18 Abs. 2 Buchstabe e genannten Erklärungen beizufügen. § 18 Abs. 3 gilt entsprechend.

(7) Die Ermächtigung ist zeitlich, räumlich und ihrem Umfang nach zu bestimmen. In dem Ermächtigungsbeschluss ist auch auszusprechen, ob der ermächtigte Arzt unmittelbar oder auf Überweisung in Anspruch genommen werden kann.

(8) Ein Arzt darf nicht ermächtigt werden, wenn die in § 21 genannten Gründe ihn für die Teilnahme an der vertragsärztlichen Versorgung ungeeignet erscheinen lassen. Die Ermächtigung ist zurückzunehmen, wenn nachträglich bekannt wird, dass bei ihrer Erteilung Versagungsgründe im Sinne des Satzes 1 vorgelegen haben. Sie ist zu widerrufen, wenn nachträglich durch einen in der Person des Arztes liegenden Grund der mit der Ermächtigung verfolgte Zweck nicht erreicht wird. Die Sätze 1 bis 3 gelten entsprechend, wenn ärztlich geleistete Einrichtungen ermächtigt werden.

(9) Die Ermächtigung eines Arztes, der das 55. Lebensjahr vollendet hat, ist ausgeschlossen. Der Zulassungsausschuss kann von Satz 1 in Ausnahmefällen abweichen, wenn dies zur Sicherstellung der vertragsärztlichen Versorgung oder zur Vermeidung von unbilligen Härten erforderlich ist.

(10) Über die Ermächtigungen führt die Kassenärztliche Vereinigung (Registerstelle) ein besonderes Verzeichnis.

§ 31 a

(1) Die Zulassungsausschüsse können Krankenhausärzte mit abgeschlossener Weiterbildung mit Zustimmung des Krankenhausträgers zur Teilnahme an der vertragsärztlichen Versorgung der Versicherten ermächtigen. Die Ermächtigung ist zu erteilen, soweit und solange eine ausreichende ärztliche Versorgung der Versicherten ohne die besonderen Untersuchungs- und Behandlungsmethoden oder Kenntnisse von hierfür geeigneten Krankenhausärzten nicht sichergestellt wird.

(2) Der Antrag eines Krankenhausarztes auf Ermächtigung ist schriftlich an den Zulassungsausschuss zu richten, in dessen Bereich das Krankenhaus gelegen ist. Ihm sind die in § 31 Abs. 6 genannten Bescheinigungen und Erklärungen, die Urkunde, aus der sich die Berechtigung zum Führen einer Gebietsbezeichnung ergibt, sowie eine schriftliche Zustimmungserklärung des Krankenhausträgers beizufügen. § 18 Abs. 3 gilt entsprechend.

(3) § 31 Abs. 7 bis 10 gilt entsprechend.

Abschnitt IX
Vertreter, Assistenten, angestellte Ärzte und Gemeinschaftspraxis

§ 32

(1) Der Vertragsarzt hat die vertragsärztliche Tätigkeit persönlich in freier Praxis auszuüben. Bei Krankheit, Urlaub oder Teilnahme an ärztlicher Fortbildung oder an einer Wehrübung kann er sich innerhalb von zwölf Monaten bis zur Dauer von drei Monaten vertreten lassen. Eine Vertragsärztin kann sich in unmittelbarem zeitlichen Zusammenhang mit einer Entbindung bis zu einer Dauer von sechs Monaten vertreten lassen; die Vertretungszeiten dürfen zusammen mit den Vertretungszeiten nach Satz 2 innerhalb eines Zeitraums von zwölf Monaten eine Dauer von sechs Monaten nicht überschreiten. Dauert die Vertretung länger als eine Woche, so ist sie der Kassenärztlichen Vereinigung mitzuteilen. Der Vertragsarzt darf sich nur durch einen anderen Vertragsarzt oder durch einen, Arzt, der die Voraussetzungen des § 3 Abs. 2 erfüllt, vertreten lassen.

181

(2) Die Beschäftigung von Assistenten gemäß § 3 Abs. 3 bedarf der Genehmigung der Kassenärztlichen Vereinigung. Im Übrigen darf der Vertragsarzt einen Vertreter oder einen Assistenten nur beschäftigen, wenn dies im Rahmen der Aus- oder Weiterbildung oder aus Gründen der Sicherstellung der vertragsärztlichen Versorgung erfolgt; die vorherige Genehmigung der Kassenärztlichen Vereinigung ist erforderlich. Die Dauer der Beschäftigung ist zu befristen. Die Genehmigung ist zu widerrufen, wenn die Beschäftigung eines Vertreters oder Assistenten nicht mehr begründet ist; sie kann widerrufen werden, wenn in der Person des Vertreters oder Assistenten Gründe liegen, welche beim Vertragsarzt zur Entziehung der Zulassung führen können.

(3) Die Beschäftigung eines Assistenten darf nicht der Vergrößerung der Kassenpraxis oder der Aufrechterhaltung eines übergroßen Praxisumfanges dienen.

(4) Der Vertragsarzt hat Vertreter und Assistenten zur Erfüllung der vertragsärztlichen Pflichten anzuhalten.

§ 32 a

Der ermächtigte Arzt hat die in dem Ermächtigungsbeschluss bestimmte vertragsärztliche Tätigkeit persönlich auszuüben. Bei Krankheit, Urlaub oder Teilnahme an ärztlicher Fortbildung oder an einer Wehrübung kann er sich innerhalb von zwölf Monaten bis zur Dauer von drei Monaten vertreten lassen. Satz 2 gilt nicht für Ermächtigungen nach § 31 Abs. 1 Buchstabe b.

§ 32 b

(1) Der Vertragsarzt kann einen ganztags beschäftigten Arzt oder höchstens zwei halbtags beschäftigte Ärzte desselben Fachgebiets anstellen. Satz 1 gilt nicht für medizinische Versorgungszentren.

(2) Die Anstellung bedarf der Genehmigung des Zulassungsausschusses. Für den Antrag gelten § 4 Abs. 2 bis 4 und § 18 Abs. 2 bis 4 entsprechend. § 95 d Abs. 5 des Fünften Buches Sozialgesetzbuch gilt entsprechend.

(3) Der Vertragsarzt hat den angestellten Arzt zur Erfüllung der vertragsärztlichen Pflichten anzuhalten.

(4) Über die angestellten Ärzte führt die Kassenärztliche Vereinigung (Registerstelle) ein besonderes Verzeichnis.

§ 33

(1) Die gemeinsame Nutzung von Praxisräumen und Praxiseinrichtungen sowie die gemeinsame Beschäftigung von Hilfspersonal durch mehrere Ärzte ist zulässig. Die Kassenärztlichen Vereinigungen sind hiervon zu unterrichten. Nicht zulässig ist die gemeinsame Beschäftigung von Ärzten und Zahnärzten.

(2) Die gemeinsame Ausübung vertragsärztlicher Tätigkeit ist nur zulässig unter Vertragsärzten. Sie bedarf der vorherigen Genehmigung durch den Zulassungsausschuss. Die Kassenärztliche Vereinigung und die Landesverbände der Krankenkassen sowie die Verbände der Ersatzkassen sind vor Beschlussfassung zu hören. Die Genehmigung darf nur versagt werden, wenn die Versorgung der Versicherten beeinträchtigt wird oder landesrechtliche Vorschriften über die ärztliche Berufsausübung entgegenstehen.

182

Abschnitt X
Zulassungs- und Berufungsausschüsse

§ 34

(1) Der Zulassungsausschuss besteht aus sechs Mitgliedern, und zwar aus je drei Vertretern der Ärzte und der Krankenkassen sowie aus Stellvertretern in der nötigen Zahl.

(2) Die Vertreter der Krankenkassen werden von den Landesverbänden der Krankenkassen und den Verbänden der Ersatzkassen gemeinsam bestellt. Kommt es nicht zu einer gemeinsamen Bestellung, so werden die Vertreter aus der Reihe der von den Landesverbänden der Krankenkassen vorgeschlagenen Personen ausgelost.

(3) Die Amtsdauer der Mitglieder beträgt vier Jahre. Die Amtsdauer endet erstmals mit dem 31. Dezember 1961.

(4) Scheidet ein Mitglied vorzeitig aus, so erfolgt Neubestellung. Die Amtsdauer neu bestellter Mitglieder endet mit der Amtsdauer der übrigen Mitglieder nach Absatz 3.

(5) Ein Mitglied kann aus einem wichtigen Grund durch die Stelle abberufen werden, von der es bestellt ist. Das Ehrenamt des nicht zugelassenen Arztes endet mit seiner Zulassung.

(6) Die Niederlegung des Ehrenamtes hat gegenüber dem Zulassungsausschuss schriftlich zu erfolgen.

(7) Die Mitglieder der Ausschüsse haben Anspruch auf Erstattung ihrer baren Auslagen und auf eine Entschädigung für Zeitverlust nach den für die Mitglieder der Organe der bestellenden Körperschaften geltenden Grundsätzen. Der Anspruch richtet sich gegen die bestellenden Körperschaften.

(8) Die Kosten der Zulassungsausschüsse werden, soweit sie nicht durch Gebühren gedeckt sind, je zur Hälfte von der Kassenärztlichen Vereinigung einerseits und den Landesverbänden der Krankenkassen sowie den Verbänden der Ersatzkassen andererseits – von letzteren entsprechend der Anzahl der Versicherten ihrer Mitgliedskassen – getragen.

(9) Für die Stellvertreter gelten die Vorschriften für die Mitglieder entsprechend.

§ 35

(1) Der Berufungsausschuss besteht aus einem Vorsitzenden mit der Befähigung zum Richteramt und aus je drei Vertretern der Ärzte und der Krankenkassen. Stellvertreter sind in der nötigen Zahl zu bestellen.

(2) Die Vorschriften des § 34 gelten entsprechend.

(3) Mitglieder eines Zulassungsausschusses können nicht gleichzeitig Beisitzer in dem für den Zulassungsausschuss zuständigen Berufungsausschuss sein.

Abschnitt XI
Verfahren vor den Zulassungs- und Berufungsausschüssen

1.
Zulassungsausschuss für Ärzte

§ 36

Der Zulassungsausschuss beschließt in Sitzungen. Zu den Sitzungen lädt der Vorsitzende unter Angabe der Tagesordnung ein.

§ 37

(1) Über Zulassungen und über die Entziehung von Zulassungen beschließt der Zulassungsausschuss nach mündlicher Verhandlung. In allen anderen Fällen kann der Zulassungsausschuss eine mündliche Verhandlung anberaumen.

(2) Die Kassenärztliche Vereinigung, die Landesverbände der Krankenkassen und die Verbände der Ersatzkassen sowie die an dem Verfahren beteiligten Ärzte sind unter Einhaltung einer Frist von zwei Wochen zur mündlichen Verhandlung zu laden; die Ladung ist zuzustellen. Es kann auch in Abwesenheit Beteiligter verhandelt werden, falls in der Ladung darauf hingewiesen ist.

§ 38

Über gebührenpflichtige Anträge wird erst nach Entrichtung der nach § 46 zu zahlenden Gebühr verhandelt. Wird die Gebühr nach Anforderung nicht innerhalb der gesetzten Frist eingezahlt, so gilt der Antrag als zurückgenommen, es sei denn, der Vorsitzende stundet die Gebühr. Die Zahlungsfrist und die Folgen ihrer Nichteinhaltung sind in der Anforderung zu vermerken.

§ 39

(1) Der Zulassungsausschuss erhebt die ihm erforderlich erscheinenden Beweise.

(2) Die vom Zulassungsausschuss herangezogenen Sachverständigen und Auskunftspersonen erhalten eine Vergütung oder Entschädigung entsprechend dem Justizvergütungs- und -entschädigungsgesetz.

§ 40

Die Sitzung ist nicht öffentlich. Sie beginnt nach dem Aufruf der Sache mit der Darstellung des Sachverhalts durch den Vorsitzenden oder das von ihm als Berichterstatter bestellte Mitglied. Der Vorsitzende leitet die Verhandlung, Beratung und Abstimmung. Der Vorsitzende hat dahin zu wirken, dass der Sachverhalt ausreichend geklärt wird. Jedes Mitglied des Zulassungsausschusses kann sachdienliche Fragen und Anträge stellen.

§ 41

(1) Beratung und Beschlussfassung erfolgen in Abwesenheit der am Verfahren Beteiligten. Die Anwesenheit eines von der Kassenärztlichen Vereinigung gestellten Schriftführers für den Zulassungsausschuss ist zulässig.

(2) Beschlüsse können nur bei vollständiger Besetzung des Zulassungsausschusses gefasst werden. Stimmenthaltung ist unzulässig.

(3) Über den Hergang der Beratungen und über das Stimmenverhältnis ist Stillschweigen zu bewahren.

(4) Das Ergebnis des Verfahrens ist in einem Beschluss niederzulegen. In dem Beschluss sind die Bezeichnung des Zulassungsausschusses, die an der Beschlussfassung beteiligten Mitglieder und der Tag der Beschlussfassung anzugeben. Der Beschluss ist mit Gründen zu versehen und vom Vorsitzenden und je einem Vertreter der Ärzte und der Krankenkassen zu unterzeichnen. Dem Beschluss ist eine Belehrung über die Zulässigkeit des Rechtsbehelfs, die einzuhaltende Frist und den Sitz des zuständigen Berufungsausschusses beizufügen.

(5) Den Beteiligten wird alsbald je eine Ausfertigung des Beschlusses zugestellt; eine weitere Ausfertigung erhält die Kassenärztliche Vereinigung für die Registerakten. Der Zulassungsausschuss kann beschließen, dass auch andere Stellen Abschriften des Beschlusses erhalten, wenn sie ein berechtigtes Interesse nachweisen.

(6) (aufgehoben)

§ 42

Über jede Sitzung ist eine Niederschrift anzufertigen. Sie soll die Namen der Sitzungsteilnehmer, die Anträge und wesentlichen Erklärungen der Beteiligten, das Ergebnis der Beweiserhebung und die Beschlüsse enthalten. Die Niederschrift ist von dem Vorsitzenden zu unterzeichnen.

§ 43

Die Akten des Zulassungsausschusses sind fünf Jahre, Niederschriften und Urschriften von Beschlüssen 20 Jahre aufzubewahren.

2.
Berufungsausschuss für Ärzte (Widerspruchsverfahren)

§ 44

Der Widerspruch ist schriftlich oder zur Niederschrift der Geschäftsstelle des Berufungsausschusses mit Angabe von Gründen beim Berufungsausschuss einzulegen. Er muss den Beschluss bezeichnen, gegen den er sich richtet.

§ 45

(1) Der Widerspruch gilt als zurückgenommen, wenn die Gebühr nach § 46 nicht innerhalb der gesetzten Frist entrichtet ist. Die Zahlungsfrist und die Folgen ihrer Nichteinhaltung sind in der Anforderung zu vermerken.

(2) Der Widerspruch kann ohne mündliche Verhandlung zurückgewiesen werden, wenn der Berufungsausschuss die Zurückweisung einstimmig beschließt.

(3) Die Vorschriften der §§ 36 bis 43 gelten entsprechend.

Abschnitt XII
Gebühren

§ 46

(1) Für das Verfahren werden nachstehende Gebühren erhoben:

a) bei Antrag auf Eintragung des Arztes in das Arztregister 25 Euro
b) bei Antrag des Arztes oder des medizinischen Versorgungszentrums auf Zulassung 25 Euro
c) bei sonstigen Anträgen, mit denen der Arzt, das medizinische Versorgungszentrum oder die sonstige ärztlich geleitete Einrichtung die Beschlussfassung des Zulassungsausschusses anstrebt 30 Euro
d) bei Einlegung eines Widerspruchs, durch den der Arzt, des medizinischen Versorgungszentrums oder der sonstigen ärztlich geleiteten Einrichtung die Änderung eines Verwaltungsaktes anstrebt 50 Euro

Die Gebühren sind mit der Stellung des Antrages oder Einlegung des Widerspruchs fällig. Wird einem Widerspruch ganz oder teilweise stattgegeben, so wird die nach Buchstabe d entrichtete Gebühr zurückgezahlt.

(2) Außer der Gebühr nach Absatz 1 werden als Verwaltungsgebühren erhoben:

a) nach unanfechtbar gewordener Zulassung 100 Euro
b) nach erfolgter Eintragung einer auf § 31 Abs. 1 bis 3 oder § 31 a Abs. 1 beruhenden Ermächtigung in das Verzeichnis nach § 31 Abs. 10 100 Euro
c) § 97 nach erfolgter Genehmigung der Anstellung eines Arztes in einem medizinischen Versorgungszentrum nach § 95 Abs. 2 des Fünften Buches Sozialgesetzbuch oder einer Einrichtung nach § 311 Abs. 2 des Fünften Buches Sozialgesetzbuch 100 Euro
d) nach erfolgter Eintragung einer auf § 32 b Abs. 2 beruhenden Genehmigung in das Verzeichnis nach § 32 b Abs. 4 100 Euro.

(3) Es sind zu zahlen

a) die Gebühren nach Absatz 1 Buchstabe a an die Kassenärztliche Vereinigung,
b) die Gebühren nach Absatz 1 Buchstaben b und c und Absatz 2 Buchstaben a und b an die Geschäftsstelle des Zulassungsausschusses,
c) die Gebühr nach Absatz 1 Buchstabe d an die Geschäftsstelle des Berufungsausschusses.

Abschnitt XIII
Übergangs- und Schlussbestimmungen

§ 47

(1) Diese Zulassungsordnung tritt am Ersten des auf die Verkündung folgenden Monats in Kraft.

(2) Die §§ 25 und 31 Abs. 9 gelten erst für Anträge von Psychotherapeuten, die nach dem 31. Dezember 1998 gestellt werden.

§ 48
(gegenstandslos)

§ 49

Neben § 22 Abs. 3 kann bei der Erstzulassung des Bewerbers eine im Zeitpunkt des In-Kraft-Tretens der Zulassungsordnung bestehende mehr als fünfjährige Niederlassung in freier Praxis am Ort des ausgeschriebenen Kassenarztsitzes berücksichtigt werden. Ebenso kann bis zum 31. Dezember 1962 eine durch Wehrdienst oder Kriegsgefangenschaft bedingte Verzögerung der Ausbildung zum Arzt oder der Aufnahme der Tätigkeit als Arzt berücksichtigt werden.

§ 50

Im Zeitpunkt des In-Kraft-Tretens dieser Zulassungsordnung ruhende Zulassungen sind von den Zulassungsausschüssen alsbald zu überprüfen.

§ 51

(1) (gegenstandslos)

(2) Die Beteiligungen angestellter oder im Beamtenverhältnis stehender leitender Krankenhausärzte, die aufgrund der bisherigen Bestimmungen an der kassenärztlichen Versorgung durch Überweisung beteiligt waren, sind durch den Zulassungsausschuss in Beteiligungen nach § 368 a Abs. 8 der Reichsversicherungsordnung umzuwandeln.

(3) Sonstige Beteiligungen sind durch Beschluss des Zulassungsausschusses in Beteiligungen nach § 368 c Abs. 2 Nr. 13 der Reichsversicherungsordnung in Verbindung mit § 30 dieser Zulassungsordnung umzuwandeln. Sind die Voraussetzungen für eine Beteiligung nicht gegeben, so ist die Beteiligung zu widerrufen.

(4) (gegenstandslos)

§ 52
(gegenstandslos)

§ 53

(1) Nach dem In-Kraft-Treten dieser Zulassungsordnung sind Arztregister nach dem in § 2 vorgeschriebenen Muster anzulegen.

(2) Ein beim In-Kraft-Treten dieser Zulassungsordnung bereits zugelassener oder an der kassenärztlichen Versorgung beteiligter Arzt ist in das für ihn zuständige Arztregister einzutragen; eines Antrages bedarf es nicht.

(3) Die in ein Arztregister nach altem Recht eingetragenen nicht zugelassenen und nicht beteiligten Ärzte werden auf ihren Antrag in das nach § 4 zuständige Arztregister eingetragen, wenn sie die Voraussetzungen des § 3 erfüllen. Ebenso werden auf Antrag in das zuständige Arztregister eingetragen Ärzte, die

a) nach dem für den Zulassungsbezirk bisher gültigen Landesrecht im Zeitpunkt des In-Kraft-Tretens dieser Zulassungsordnung die Voraussetzungen für die Zulassung erfüllt hatten oder

b) im Zeitpunkt ihrer Niederlassung in freier Praxis die im Bezirk ihrer Niederlassung geltenden Voraussetzungen für die Zulassung erfüllt hatten.

Die Anträge sind gebührenfrei.

187

(4) Für Ärzte, die beim In-Kraft-Treten dieser Zulassungsordnung in ein Arztregister nach bisherigem Recht eingetragen waren, ohne die Voraussetzungen des Absatzes 3 zu erfüllen, hat die bisherige Eintragung bis zur Eintragung in das neue Arztregister längstens für die Dauer von fünf Jahren die Wirkung einer Eintragung in ein Arztregister nach den Vorschriften dieser Zulassungsordnung. Diese Ärzte sind zur Bewerbung um ausgeschriebene Kassenarztsitze erst dann berechtigt, wenn sie die Voraussetzungen nach § 3 erfüllen.

§ 54
(aufgehoben)

§ 55

(1) Diese Verordnung gilt nach § 14 des Dritten Überleitungsgesetzes vom 4. Januar 1952 (BGBl. I S. 1) in Verbindung mit Artikel 3 Abs. 2 des Gesetzes über Kassenarztrecht auch im Land Berlin mit folgender Besonderheit: ...

(2) (gegenstandslos)

Anlage (zu § 2 Abs. 2)
Muster für das Arztregister

Das Arztregister hat folgende Angaben zu enthalten:

1. Laufende Nummer . . . .
2. Name und Titel . . . .
3. Vorname . . . .
4. Wohnort . . . .
5. Geburtsdatum und -ort . . . .
6. a) Wohnungsanschrift . . . .
   b) Praxisanschrift . . . .
7. Staatsangehörigkeit . . . .
8. Fremdsprachenkenntnisse . . . .
9. Datum des Staatsexamens . . . .
10. Datum der Approbation . . . .
11. Datum der Promotion . . . .
12. Datum der Facharztanerkennung und Fachgebiet . . . .
13. Niederlassung als
    prakt. Arzt . . . . ab
    Arzt für . . . . ab
14. Ausübung sonstiger ärztlicher Tätigkeit . . . .
15. Eingetragen am . . . .
16. Zugelassen am . . . .
17. Zulassung beendet am . . . .
18. Zulassung ruht seit . . . .
19. Zulassung entzogen am . . . .

20. Approbation entzogen am . . . .

21. Approbation ruht seit . . . .

22. Verhängung eines Berufsverbots am . . . .

23. Im Arztregister gestrichen am . . . .

24. Bemerkungen . . . .

Der Autor

Dr. jur. Martin H. Stellpflug, M.A. (Lond.)

Geboren am 03.01.1968 in Münster/Westf.

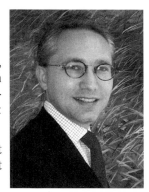

Studium an den Universitäten Marburg/Lahn, Canterbury, London und Freiburg/Br.; M.A. in Medical Law and Ethics, King´s College, London, 1991; 1. Staatsexamen: 1994, Promotion: 1996, 2. Staatsexamen: 1997.

Rechtsanwalt in Berlin seit 1997; Fachanwalt für Sozialrecht seit 2001; Partner der Sozietät Dierks & Bohle.

Beratungsschwerpunkte: Psychotherapeutenrecht, Vertragsarztrecht, Kooperationsrecht, Berufsrecht.

Justitiar der Bundespsychotherapeutenkammer, Mitglied der Deutschen Gesellschaft für Kassenarztrecht, Mitglied der Deutschen Gesellschaft für Medizinrecht.

Autor zahlreicher medizinrechtlicher Veröffentlichungen

Anschrift:

Dierks & Bohle, Rechtsanwälte
Walter-Benjamin-Platz 6, 10629 Berlin
Tel.: 030/327 787-0
Fax: 030/327 787-77
http://www.db-law.de

Stichwortverzeichnis

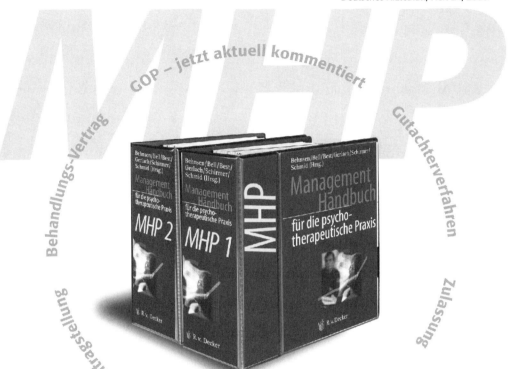
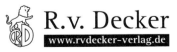

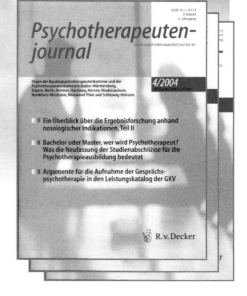
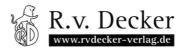